전문가와 함께하는
화장품 원데이클래스

머리말

천연이 좋다는 걸 알고 접하게 된 것도 15년을 훌쩍 넘어 버렸다. 세월 참 빠르다.

모든 것을 자연에서 찾아야겠다고 생각하게 된 건 내 피부가 주는 문제점 때문이었다. 다른 건 노력을 안 했을 뿐 딱히 어렵게 느껴진 건 없었는데 정말 속상하고 어려웠던 건 민감한 피부를 관리하는 방법이었다.

부족한 지식도 넉넉지 못한 형편도 딱히 불편할 건 없었는데 유년 시절부터 꽤나 나를 불편하고 의기소침하게 만들었던 건 바로 피부였다. 추운 날 밖에서 한참 뛰어 놀고 집으로 돌아오면 어머니께서 버선발로 뛰어 나와 걱정을 하실 정도로 얼굴이 붉게 얼어 있었다. 그러고 보니 유독 겨울에 더 빨간 볼을 하고 있었던 듯하다.

아무리 예쁘게 봐주려 해도 촌스럽기 그지없는 시골아이 모습 그대로였다. 그래서 별명도 늘 빨간 볼의 아이라는 이미지를 벗어버리진 못했다. 그나마 사춘기가 되면서 붉게 물든 볼은 평범한 빛깔을 찾아갔지만 사춘기가 지나고 성인이 되면서 면역력이 떨어지니 또 다시 피부에 반갑지 않은 이름들이 붙기 시작했다.

'민감성 피부', '악 건성', '지루성 피부염', '아토피'등등 피부과를 갈 때마다 달리 불리는 피부 질환에서 벗어나려 애써 보았지만 노력만큼의 결과를 가져오지 못 했다. 얼굴뿐만 아니라 약해지기 시작한 피부 이곳저곳에서 문제가 생기기 시작했다. 얼굴이 아닌 다른 곳은 옷으로 사람의 시선을 조금 피할 수 있었다지만 얼굴은 피할 수 있는 방법이 없었다. 심지어 조금 호전을 보이다가도 물만 갈아 마셔도 좁쌀처럼 올라오는 피부 트러블은 정말 속상했다. 게다가 가렵고 민감한 피부가 새 옷을 입었을 때면 더 민감하게 반응을 했고, 강아지를 씻기고 나서는 알레르기로 민감해진 피부가 며칠 동안 가라앉질 않았다. 계절 변화에도 민감해 동절기나 환절기엔 보다 더 신경이 부쩍 쓰였다. 병원에선 나이가 들면 점점 더 심해질 거라고 했다. 이런 문제성 피부를 극복하기 위해 내가 택한 것은 바로 합성을 버리고 천연을 선택하는 것이었다. 그렇다고 해서 천연비누를 쓰고 단번에? 천연화장품을 쓰고 단번에? 그건 아니다.

천연원료 중에도 내 피부에 맞는 것을 찾아야 했고 민감하다 못해 성난 내 피부를 감당해 낼 레시피를 찾아내야 했다. 그렇게 많은 시행착오 끝에 지금의 피부로 살아갈 수 있게 된 것이다. 이렇게 예민한 피부에 그 동안 감당 못할 화학제품을 많이도 썼으니 피부가 버럭 화를 낼 만도 하다. 그래도 지금은 화학제품의 독성에 대해 많은 사람들이 예민해져 있어 전보다 나아지고 있다고 믿는다.

부쩍 오가닉, 천연, 퓨어라는 단어 따위가 귀에 익은 걸 보면 말이다. 그래도 안심할 수 없다면 직접 천연 원료를 이해하고 만들어 쓰기를 권한다. 어찌 보면 머리부터 발끝까지 가족 구성원 모두가 엄마로부터 천연제품을 선물 받을 수 있다면 그 또한 행복이지 않겠는가. 엄마의 투박한 된장찌개 한 그릇이 배부르게만 하는 것이 아니라 위로와 격려가 담겨있는 것을 안다면 말이다. 이렇게 내 피부의 핸디캡을 극복하려고 애쓰다 보니 나는 어느새 천연제품의 유익함을 전하는 강사가 되어있었고 전문가를 양성하는 교육자가 되어있었다.

그리고 15년이 훨씬 지난 지금은 천연비누와 맞춤형 천연화장품을 제조하는 여성벤처기업인 (주)맘씨생활건강을 운영하고 있는 여성CEO의 길을 걷고 있다. 이 길을 걷기까지 많은 멘토들의 응원과 격려, 믿음 그리고 수강생이라는 이름으로 내게 다가와 스승이 된 사람들의 공이 크다. 이러다 보니 미디어 노출이 잦아지고 천연전문가로 주목을 받게 된 듯하다. 그렇다 하더라도 평범한 내가 책을 펴낸다는 건 정말이지 부담이었다. 내게 좋은 게 모두에게 좋을 수 있는지, 강의로써 전해야 할 섬세함들을 짧은 콘티로 설명해 낼 수 있을지에 이르기까지 고민해야 할 일이 한둘이 아니었다.

전문가인 나도 원재료가 바뀔 때마다, 작업 환경이 바뀔 때마다 다른 느낌들의 제품이 제작되는데 심지어 동일한 이름을 가졌다 하더라도 원료 공급처에 따라 또 다른 향과 다른 느낌이 드는데 이 책 한 권으로 완성도 있는 제품을 사람들이 만들어 낼 수 있을까, 라는 의구심도 조금은 가지게 된다.
책을 보는 것과 강의를 듣는 것은 사뭇 다를 터인데 내가 할 수 있는 건 쉽게 풀어 낼 수 있는 강의이지 글은 아닌데. 이런 두려움들이 출판의뢰가 들어오고 난 이래 줄곧 나를 주춤하게 만든 이유들이다. 그렇게 시작된 준비과정이 이년이 훌쩍 지나가 버렸다. 이렇듯 걱정이 앞섰지만 따듯하고 실용성 있는 레시피 책을 기다리고 있는 제자들과 아직 천연에 대한 궁금증은 많지만 여건이 허락되지 않아 강의를 들을 수 없는 분들과 자격증을 혹 취득하고도 다양한 레시피를 경험하지 못해 안타까워하는 분들에게 선물 같은 책이 되길 바라며 집필을 시작하려한다.

향기 백서

나의 레시피엔 오만하지 않은 향기가 있었으면 한다.
버려둔 건지 접어놓은 건지 모를
기억의 한편을 수줍은 듯 살짝 뒤적여 볼 수 있는
그런 소녀가 살아있었으면 한다.
단 한 번의 위로도 받지 못 하고
아름다움의 절정을 나조차 보지 못 한 그런 삶 속에
숨기고 숨겨서 겹겹이 쌓여진 이야기가
내 삶의 이야기였는지 소설의 한 장면이었는지
구분조차 할 수 없으면서도 그마저 의미를 두지 않았던
우리들의 삶. . .
미화되지 못한 거친 언어라 할지라도 아픈 그 곳을 어루만져 줄
그런 이야기가 담길 수 있었으면 한다.
오늘은 내일의 추억이 될 거라며 지난 일은 잊고 오늘을 열심히
뜻깊게 살라는 상투적인 말에 그대는 위로받아 본 적이 있는가?

그런 오늘이 가고. 오늘이 가고. 오늘 이 자리에 내가 있는데
한참을 그리 살아도 위로받지 못한 우리네 삶.
그 삶에 나의 레시피가 향기로운 쉼표가 되었으면 한다.
느끼고 위로하고 그리워하고 충분히 슬퍼하고 행복해 할 수 있을 때까지
재촉하지 않는 그런 쉼표가 될 수 있었으면 한다.
휴식과 위로가 필요한 그대..

천연에 마음 담아 그대에게
이 책을 받칩니다.

김현주 올림

저자 권고 사항

1. 만들고자 하는 화장품의 프로세스가 어렵게 느껴질 땐 다른 프로세스를 정독하신 후 작업하시면 이해하는데 도움이 될 수 있습니다.
2. 프로세스 과정을 조금씩 다르게 표현한 것은 작업의 다양성을 나타내기 위함입니다.
3. 수록된 레시피의 기대 효과는 일반적인 원료의 효능을 설명한 것으로 결과가 사람에 따라 다르게 나타날 수 있습니다.
4. 본 레시피를 통해 얻어지는 결과물은 화장품이지 결코 의약품이 될 수 없습니다.
5. 아무리 좋은 천연원료를 사용했다 하더라도 알레르기를 유발할 수 있으니 모든 제품은 사용 전에 패치테스트를 해야 합니다.
6. 레시피 과정 사진과 완성된 제품의 이미지 사진은 이해를 돕기 위한 사진으로 실제 작업과정에서 얻어지는 제품의 빛깔, 용량, 제형이 상이할 수 있습니다.
7. 작업 환경과 원료의 보관 상태에 따라 작업 과정 중 풀림 현상이나 엉킴 현상을 일으킬 수 있으니 처음 작업은 소량으로 진행하는 것이 좋습니다.
8. CP작업은 특히 모든 레시피의 프로세스를 정독하고 작업해야 좋은 작품을 만들어 낼 수 있습니다.
9. 아로마에센셜 오일은 임산부나 질환이 있는 사람은 전문가의 도움을 받고 사용하는 것이 좋습니다.
10. 청결하고 정돈된 상태에서 작업에 임해야 작업자도, 제품도 안전할 수 있습니다.

목차

– 레시피 순서

012	타마누 항염 연고
014	카렌듈라 버물리 밤
016	윗점 바디 up 크림
018	피톤치드 샤워코롱
020	티트리 무좀 스프레이
022	만자카니 여성청결제
024	연어 DNA추출 스킨
026	시나몬 퇴치제
028	갈락토미세스 로션
030	멜라슬로우 화이트닝 스킨
032	콤부차 추출 에센스
034	토마토 필링에센스
036	마데카소사이드겔 로션
038	콜라겐 탱탱크림
040	위치헤이즐 올인원(지성용)
042	아르간 로션
044	나노코엔자임 세럼
046	엘라스틴 헤어 에센스
048	알로에 선크림
050	로즈 아이크림
052	코코아 핸드크림
054	베타글루칸 안티에이징 로션
056	마치현 보습세럼
058	고체 향수 설레임
060	관절 마사지 오일
062	그린씨드 선바
064	페이스 마사지크림
066	피토화이트맥스 미백로션
068	감초 땀띠 스프레이
070	님 오일 무좀밤
072	마유 수분 폭탄크림
074	자초 고보습 립밤

076	동안 멀티 앰플	140	디퓨저 만들기(침실용)
078	데오도란트	142	룸스프레이 만들기(공부방용)
080	EGF 재생크림	144	감기예방을 위한 아로마 램프
082	가려움증완화 바디로션	146	천연 섬유 유연제
084	시어버터 미백 핸드크림	148	향기로운 만남을 위한 천연 탈취제
086	지성용 로션	150	천연 세탁세제(분말타입)
088	티트리 여드름 스킨	152	손세정제 스프레이 타입
090	초간단 보톡스 수분크림	154	피부 보호 알로에 손소독제
092	안티에이징 비타민크림	156	거품 손 세정제
094	모공수축 에센스	158	천연 주방세제
096	천연한방연고 완통고	160	입욕제: 버블바스붐
098	올인원 기능성 비비크림(지성용)	162	딥 클렌징 폼(건성용)
100	올인원 기능성 비비크림(건성용)	164	딥 클렌징비누_CP
102	굿바이 다크서클 아이크림	166	여드름엔 어성초비누_CP
104	아하(AHA)필링 젤	168	피부 수렴 녹차비누_CP
106	알로에베라 수딩젤	170	탄력회복 인삼비누_CP
108	호호바리포좀 보습 스킨	172	피부재생 상황버섯비누_CP
110	고보습 허니 미스트	174	아토피엔 파프리카비누_CP
112	베이비파우더	176	샤워엔 곡물비누_CP
114	각질관리 풋 크림	178	피지케어 참숯 비누_CP
116	네틀 두피케어 스프레이	180	미백엔 서시옥용산비누_CP
118	엘라스틴 바디워시	182	동안피부 진주비누_CP
120	로즈마리 탈모방지 샴푸	184	쿨링 페파민트비누_CP
122	가려움증, 비듬방지 샴푸	186	카네이션 MP비누 만들기
124	썸머 쿨링 샴푸		
126	탈모 방지 헤어트리트먼트		
128	어린이 딸기 치약		
130	자일리톨 천연치약		
132	시나몬 진드기 퇴치제 팅처법		
134	기억에 남을 향수 만들기(조향)	190	부록1
136	디퓨저 만들기(거실용)	222	부록2
138	디퓨저 만들기(사무실용)	231	부록3

레시피

나의 이야기엔 향기가 있었으면한다.
저 마다 다르게 느껴져도 기억에 남을
그 이야기가 위로가 되고 용기가 될 수 있었으면 한다.
- 향기백서

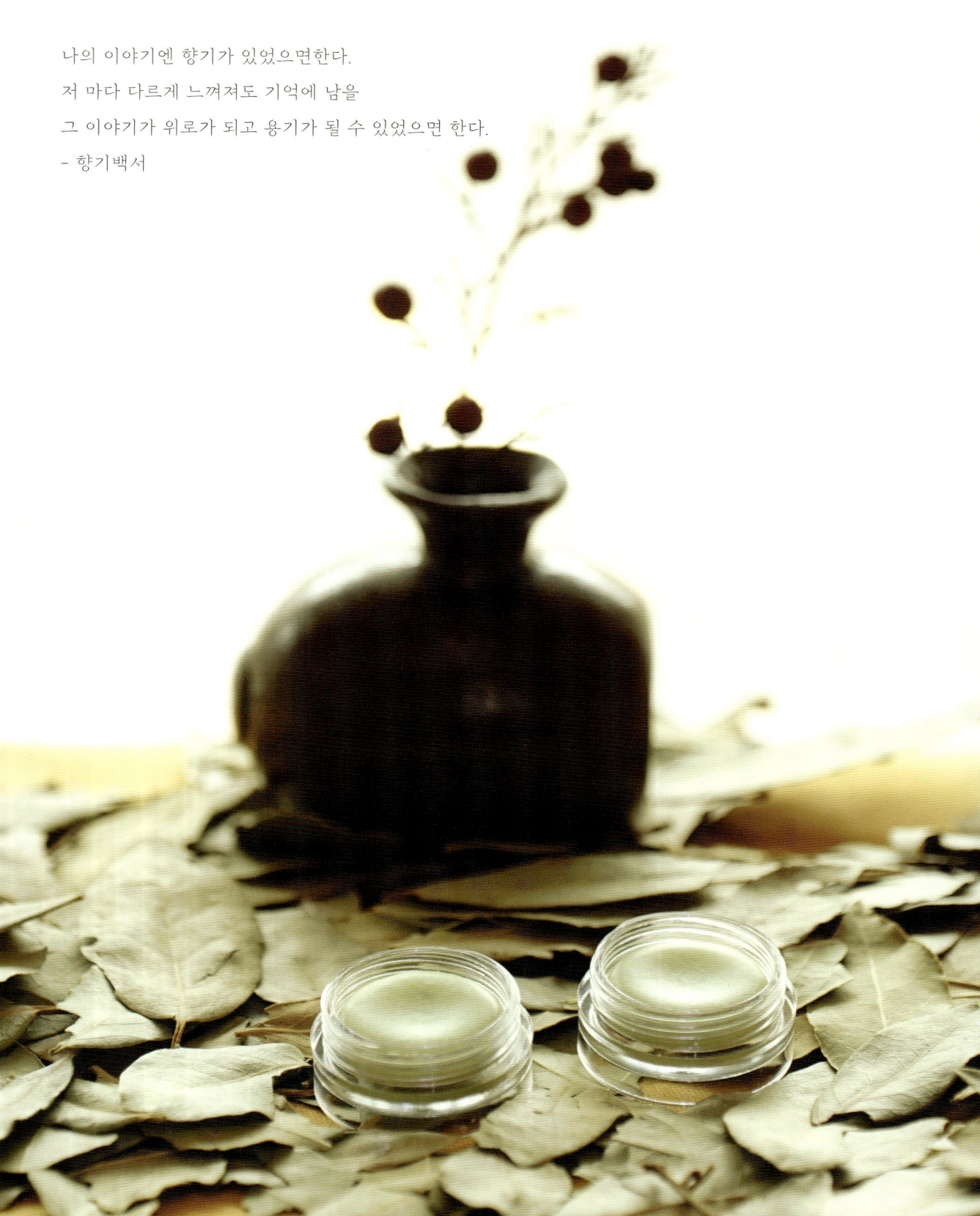

타마누 항염 연고

타마누 오일 효능
Calophyllic Acid라는 독특한 지방산과 Calophyllolide 라는 비 스테로이드 성분인 쿠마린 성분을 소량 함유하고 있어 아토피 피부의 가려움증 완화와 악건성 피부의 면역성 증진에 좋은 오일이다. 타마누 오일은 피부에 흡수가 빠르며 해독, 재생, 멸균, 보습에 탁월한 효과가 있는 오일이다.

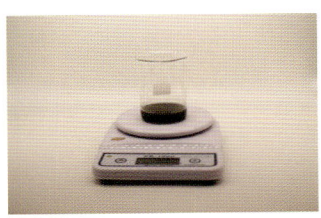

1 소독한 비커에 유상층을 모두 계량한다.

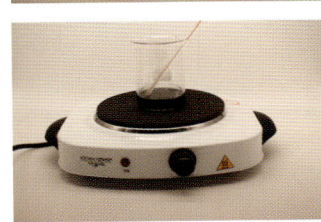

2 계량한 비커를 핫플레이트 위에 올리고 80도에서 왁스가 다 녹을 때 까지 잘 저어준다.

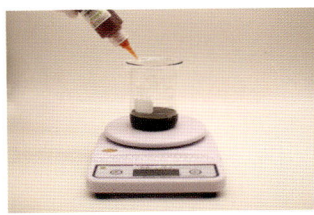

3 온도를 50도 이하로 낮춘 후 천연비타민E와 에센셜오일을 넣고 잘 저어준다.

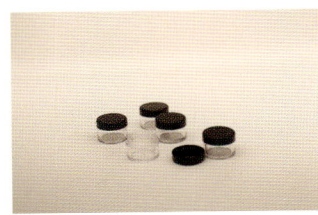

4 3을 소독한 용기에 담아 굳힌 뒤 사용한다.

[기대효과]
항염, 항균, 방부, 소독효과가 있을 수 있고 피부 면역력 증진과 가려움증 완화에 도움을 줄 수 있다.

[Recipe](약 30ml)
유상층
타마누오일 7g
호호바오일(정제) 4g
햄프씨드오일 3g
시어버터 3g
밀랍 5g
올리브왁스 5g

첨가물
천연비타민e 1g
지용성세라마이드 1g

Essential Oil
라벤더(유기농)0.5ml
티트리(유기농)0.5ml

[Tip]
- 타마누 오일이 준비되지 않았다면 햄프씨드 오일을 사용해도 효과적이다.
- 사용할 땐 면봉에 살짝 묻혀 사용하면 위생적으로 관리하며 사용할 수 있다.

지난 사랑을 생각해도 이제 눈물이 나질 않는다.
이 사랑이 지나가면 눈물이 나겠지...
-또 다시 찾아온 사랑

카렌듈라 버물리 밤

카렌듈라 효능
건조하고 거칠어진 피부의 손상을 효과적으로 치료할 수 있으며 피부재생, 항염, 진정효과가 우수해 아토피 피부에 사용하면 효능이 탁월하다. 뿐만 아니라 건성피부, 습진, 피부염, 상처 등에도 사용이 가능한 오일이다.

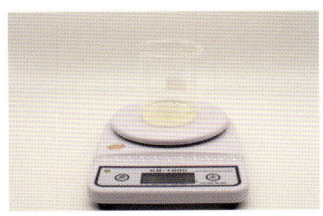

1 소독한 비커에 유상층과 멘톨 1g을 함께 계량한다.

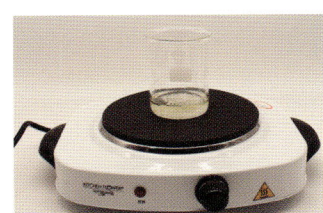

2 1을 핫플레이트에 올려 75도까지 가열해 녹여준다.

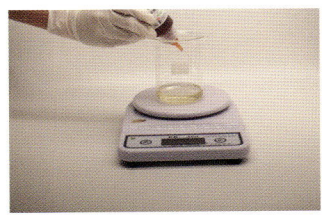

3 2의 온도를 50도 이하로 낮춘 후 천연비타민E와 Essential Oil을 넣고 잘 저어준다

4 소독한 용기에 담아 4시간 정도 굳힌 후 사용한다

[기대효과]
항염, 항균, 진정효과가 있어 벌레나 모기에 물린 뒤 국소부위에 발라주면 짧은 시간에 호전 반응을 볼 수 있다.

[Recipe] (약 150ml)

유상층
카렌듈라 오일 15g
호호바유(골드)15g
시어버터(유기농) 5g
밀랍(비정제) 10g

첨가물
멘톨 1g
천연비타민E 1g

Essential Oil
캐모마일저먼 1ml
티트리(유기농) 1ml
라벤더(유기농) 1ml

[Tip] · 카렌듈라 허브잎을 상온에서 캐리어오일에 인퓨즈드해 주로 사용한다.
· 이때 인퓨즈드 기간은 15일을 넘겨야 효과를 기대할 수 있다.

지난밤 일은 있었던 걸까?
없었던 걸까?
긴 시간 보지 못했던 것처럼 그대가 그립다.
- 그대이기에

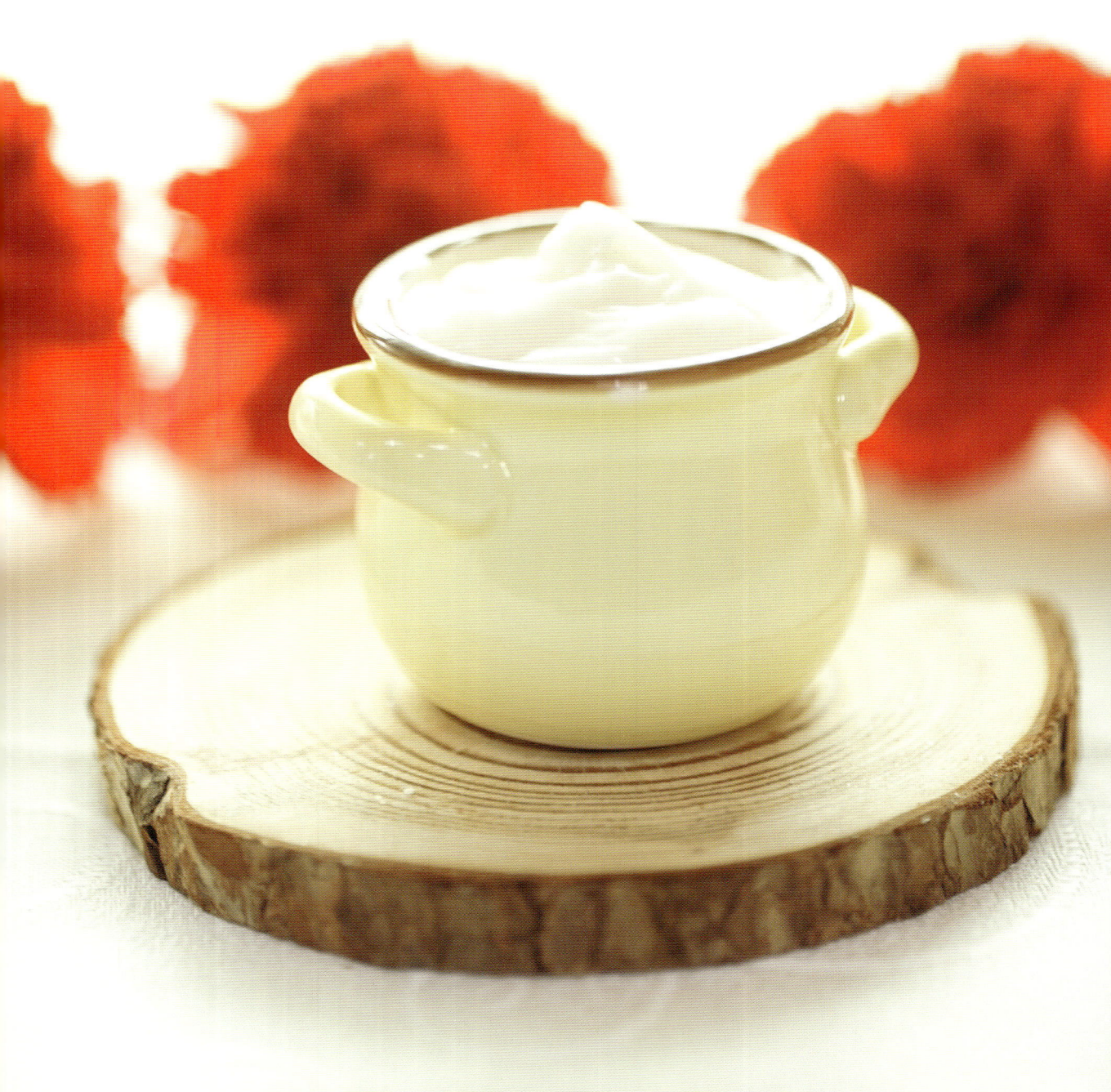

윗점 바디 up 크림

윗점오일 효능

불포화지방산인 리놀렌산, 올레산과 포화지방산을 함유하고 있으며 비타민E가 풍부해 천연 항산화제 역할을 한다. 또한 피부 보습 효과가 있어 갈라진 피부, 건조한 피부에 유용하고 세포재생 효과도 있어 흉터, 화상, 주름 완화에 효과적이다.

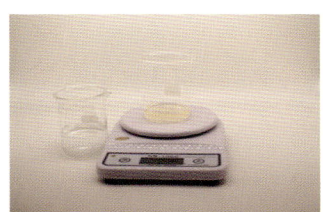

1 소독한 비커에 수상층과 유상층을 각각 계량한다.

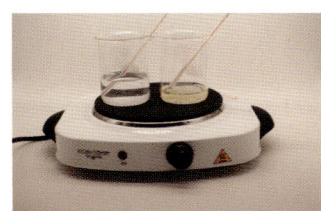

2 계량한 비커의 내용물을 가열해 비커의 온도를 둘 다 75도로 맞춘다.

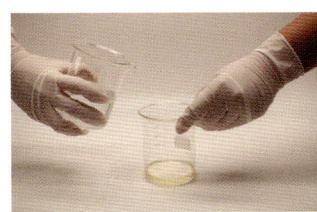

3 2의 수상층을 유상층에 부으면서 주걱을 이용해 교반시켜준다.

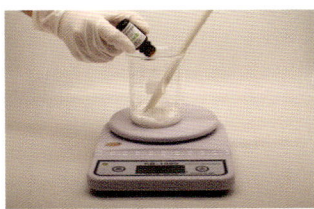

4 교반 후 50도 정도의 온도에서 첨가물과 에센셜 오일을 넣고 잘 저어 마무리해준다.

[기대효과]

샤워 후 마사지하듯 피부에 고루 발라주면 혈액순환에 도움을 주며 리프팅 효과를 기대할 수 있다.

[Recipe](약50ml)

수상층
위치헤이즐워터 40g
편백워터 33g

유상층
헤이즐넛오일 5g
윗점오일 5g
호호바(정제)3g
올리브유화왁스 6g

첨가물
천연비타민 2g
마린콜라겐 5g

Essential Oil
로즈우드 10방울
프랑킨센스 5방울

[Tip] 바디 up 크림을 아래서 위로 마사지하듯 피부를 달래가며 고루 발라주면 혈액 순환을 도와 다이어트 효과도 기대할 수 있다.

하루 종일 창 밖을 본다.
겨울인가 싶더니 봄인가 보다.
봄이 겨울보다 쓸쓸하다.
그대와의 이별이 깊어지나 보다.
- 봄은 겨울을 맞으러 나오는데..

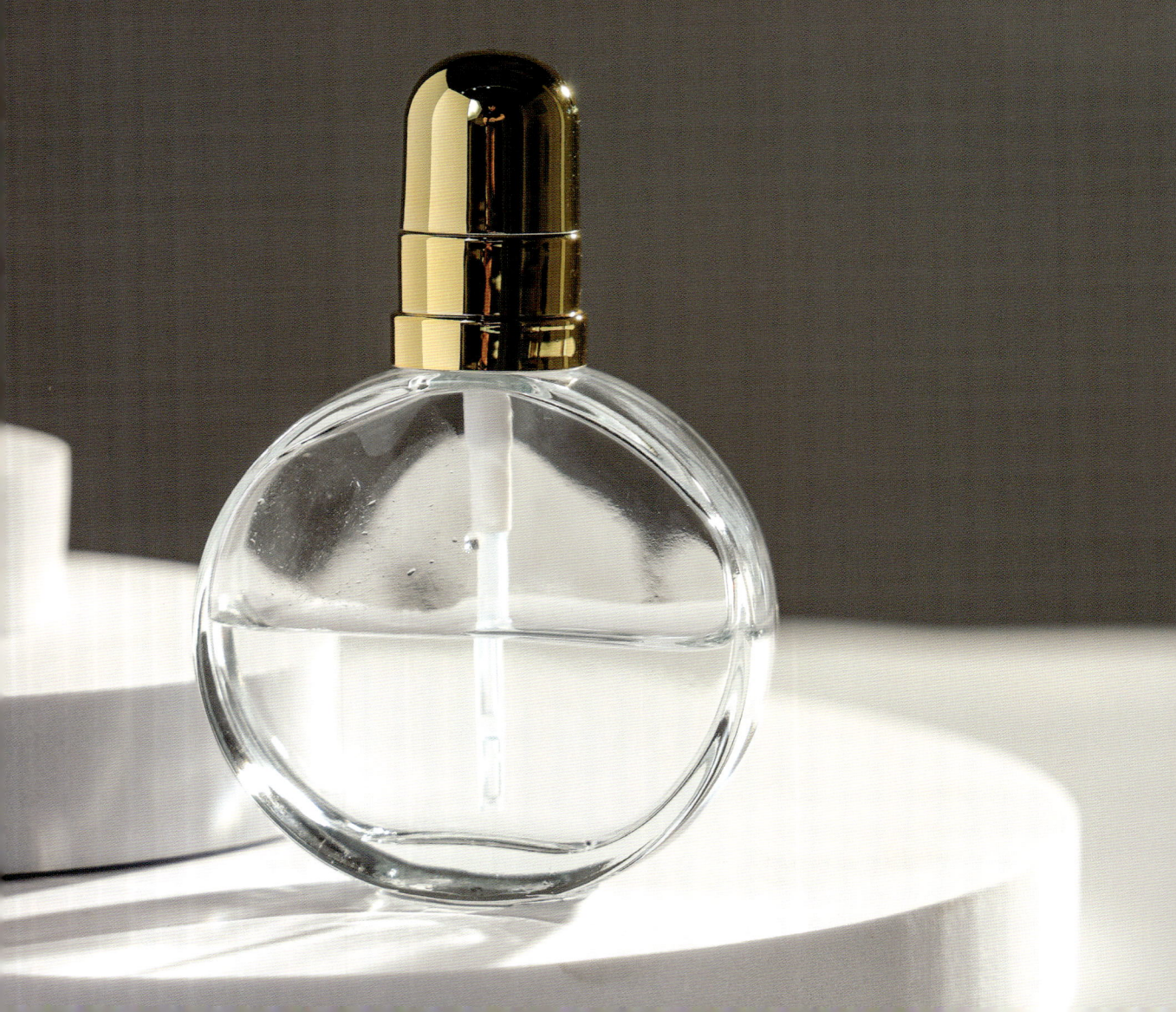

피톤치드 샤워코롱

편백오일 효능

편백 오일은 강력한 항균력을 가지고 있으며 공기정화, 심신안정, 불면증 해소 등 정신적, 육체적 스트레스 완화에 도움을 준다. 또한 건성피부의 가려움증 완화, 지성피부, 염증성피부의 상처회복에 도움을 주며 민감성피부 등 모든 피부에 사용이 가능하다.

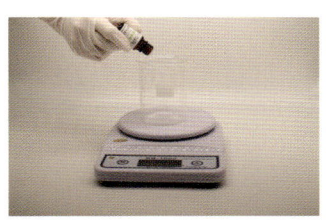

1. Essential Oil에 올리브리퀴드를 넣고 잘 섞어 가용화시켜 준다.

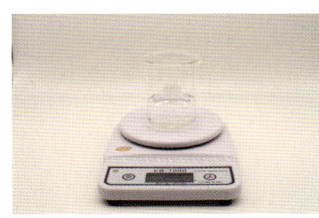

2. 1에 향수 희석제를 넣고 1분 이상 잘 저어준다.

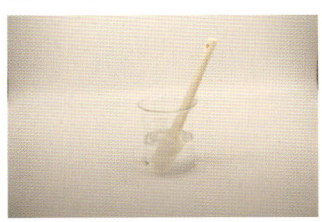

3. 2에 수상층을 넣고 1분 이상 잘 저어준다.

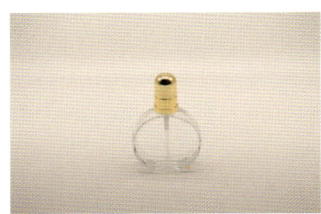

4. 마지막으로 3에 첨가물을 넣고 잘 저어 살균된 용기에 담아 1주 이상 숙성시킨 뒤 사용한다.

[기대효과]

향기롭고 보습감이 뛰어난 샤워코롱으로 심신안정에 도움을 주며 피부 염증 완화에도 도움을 줄 수 있다.

[Recipe](약100ml)

수상층
정제수 50g
편백워터 25g

첨가물
백년초보습제 5g
히아루론산 3g
향수 희석제 10g
올리브리퀴드 3g
나프리 2g

Essential Oil
편백 20dr
로즈우드 3dr
라벤더프랜치 5dr

[Tip] 편백에센셜 오일은 아로마테라피에도 많이 사용된다. 한두 방울의 편백 오일을 아로마 램프에 떨어뜨려 사용하면 효과적이다.

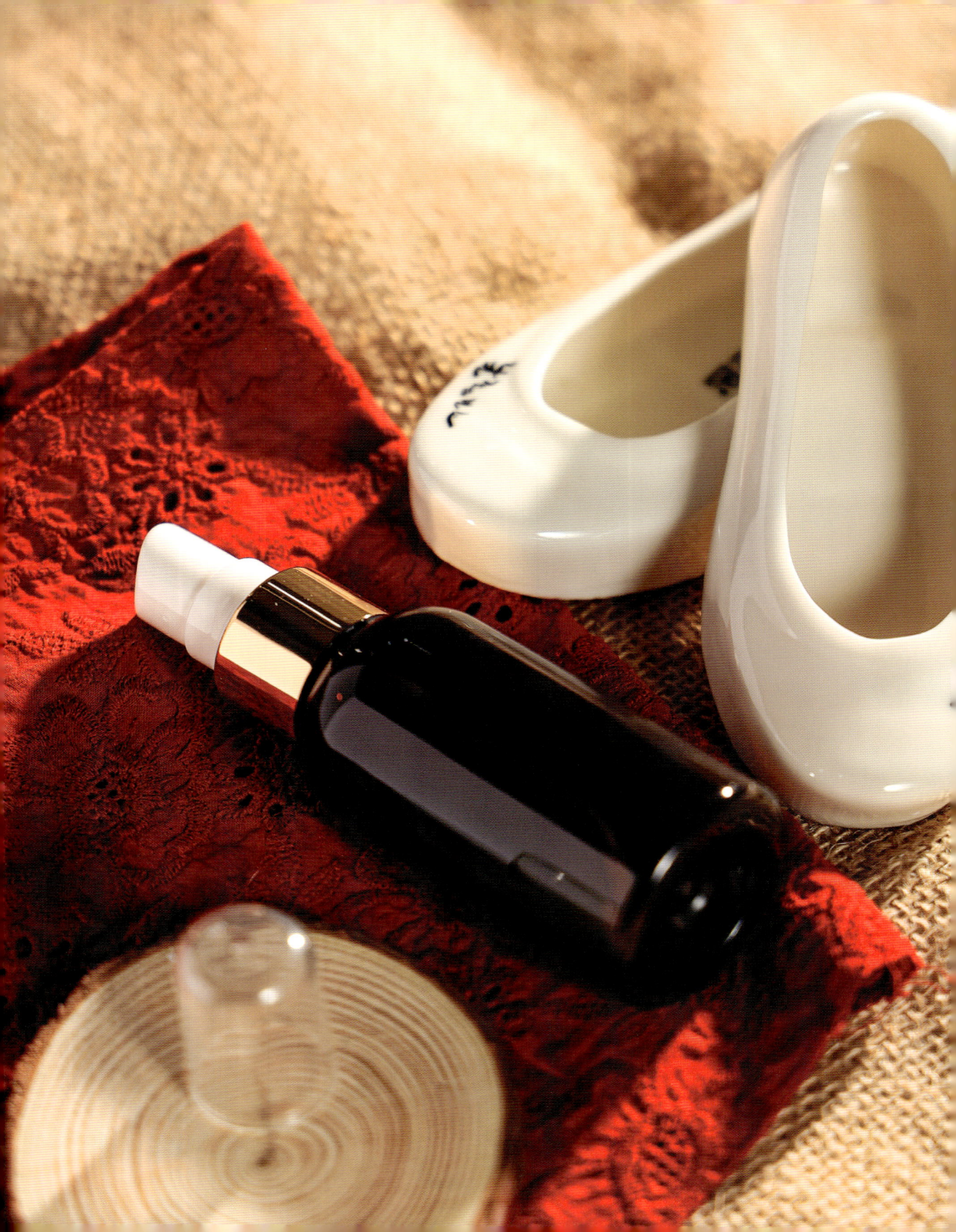

티트리 무좀 스프레이

티트리에센셜 효능

티트리 성분은 상처치유, 여드름, 각종 피부질환의 염증, 가려움증 완화에 효과적이며 무좀 완화에도 도움을 주어 족욕 시 캐리어오일에 티트리오일을 희석해 2~3방울을 떨어뜨려 사용하기도 한다.

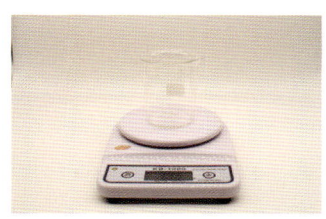

1 소독한 비커에 에센셜 오일을 계량한다.

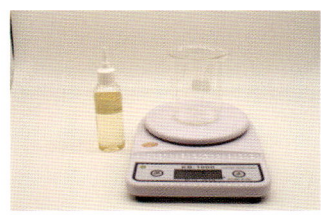

2 1에 솔루블라이저를 넣고 잘 저어 가용화시켜 준다.

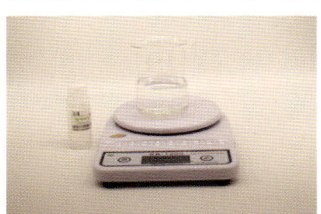

3 잘 섞어진 2에 수상층과 첨가물을 넣고 충분히 저어준다.

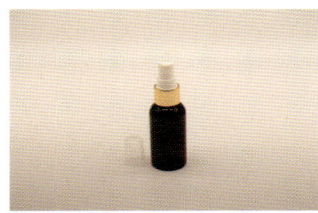

4 소독된 스프레이 용기에 넣고 하루 숙성 후 사용한다.

[기대효과]

무좀 걸린 발을 깨끗이 씻어 건조시킨 후 뿌리면 항세균, 항바이러스 효과를 기대 할 수 있다.

[Recipe](약100ml)

수상층
티트리워터 40g
편백워터 15g

첨가물
병풀추출물 5g
어성초 추출물 10g
마치현추출물 10g
판테놀 5g
갈락토미세스 2g
한방보존제 2g
프로폴리스 5g
솔루블라이저 2g

Essential Oil
티트리 2ml
라벤더프랜치 2ml

[Tip] 발을 깨끗이 씻고 건조한 상태에서 하루에 두세 번 정도 뿌려주면서 관리하면 효과적이다.

다 아는 줄 알았는데..
지나보니 아무것도 모른 채
너를 보냈다.
- 다시 그리움이야

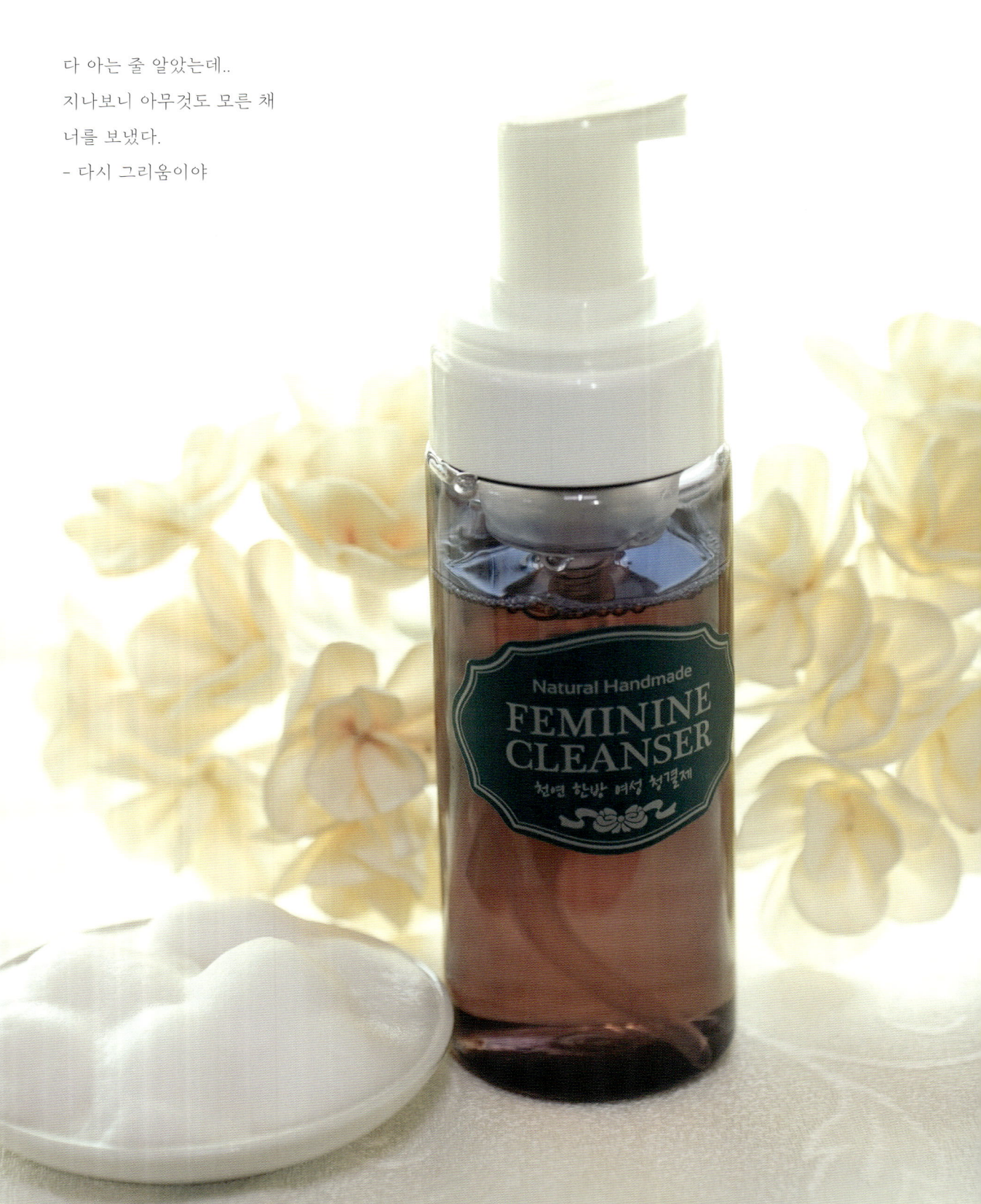

만자카니 여성청결제

만자카니 추출물 효능

다량 함유된 탄닌성분으로 적정 산도를 유지하고 곰팡이균 예방에 효과적이며 질염 완화,
박테리아 증식억제, 항진균효과가 뛰어나고 감염증 완화에 효과적이며 또한 분비물 조절에 도움을 줄 뿐
아니라 건조증 개선 및 치질, 남성의 낭증 치료에도 사용된다.

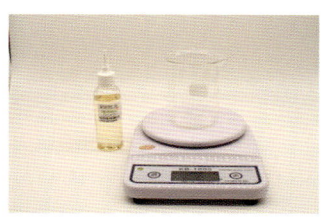

1 소독한 비커에 Essential Oil과 올리브리퀴드를 넣고 잘 저어 가용화시켜 준다.

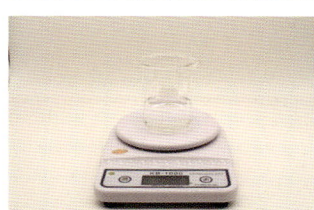

2 1에 베이스를 넣고 거품이 생기지 않도록 한쪽 방향으로 잘 저어 준다.

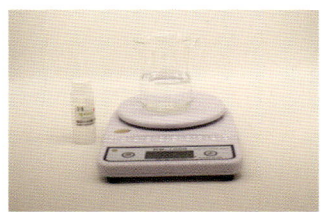

3 2에 첨가물을 넣고 잘 저어준다.

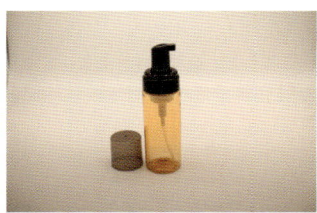

4 잘 살균된 거품용기에 담아 사용한다.

[기대효과]

자극적이지 않게 불쾌한 냄새를 제거해 주며 여성청결에 도움을 주고 월결통 완화에도 효과적일 수 있다.

[Recipe](약100ml)

베이스
애플워시 25g
LSA 50g

첨가물
당귀추출물 3g
감초추출물 3g
질경이추출물 3g
글리세린 3g
알란토인액상 2g
만자카니추출물 5g
프로폴리스 5g

Essential Oil
샌달우드 3dr
제라늄 3dr

[Tip] 냄새제거와 항염에 도움을 줄 수 있으며 지속적인 사용보다는 불쾌감이 느껴질 때 사용하는 것이 좋다. 사용 시 가볍게 씻도록 하고 Essential Oil이 첨가되기 때문에 임산부가 사용 시 전문가의 도움이 필요하다.

사랑을 느끼면서부터 아름다운 이별을 꿈꾼다.
사랑은 영원하질 않으니
이별만은 아름다운 기억으로 영원하길
- 사랑했기에

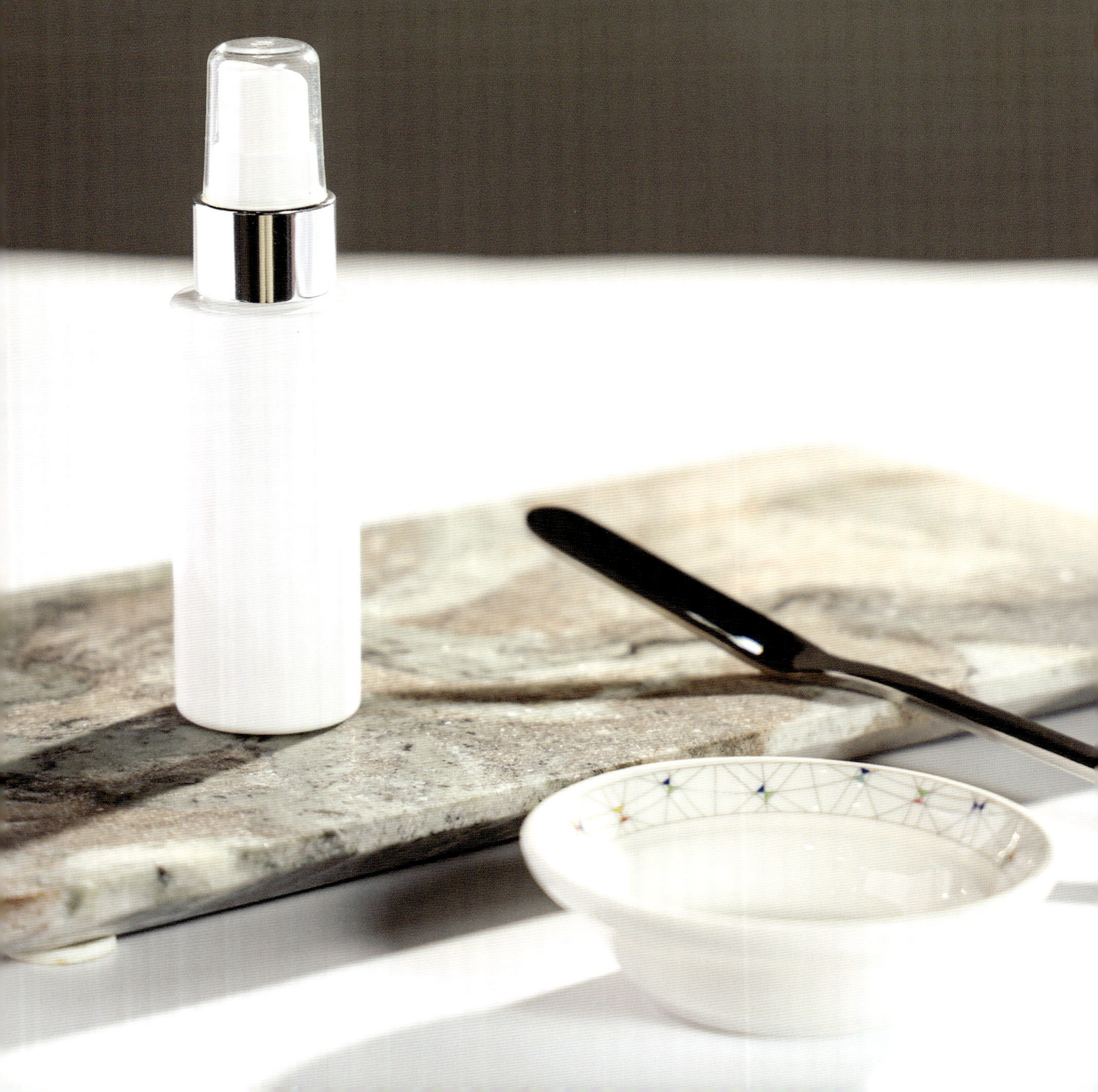

연어 DNA추출 스킨

연어DNA추출물 효능

연어의 정액에서 DNA를 추출한 기능성 원료로 신개념 조직 재생 물질인 PDRN 성분이 함유되어 있다. 인간과 유사한 DNA를 가지는 것으로 알려진 연어의 DNA는 세포 및 조직재생에 특별한 효과가 있어 염증완화, 상처치유, 피부재생에 도움을 줄 수 있다.

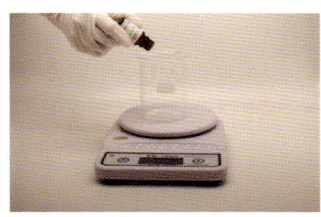

1 소독한 비커에 에센셜오일을 계량한다.

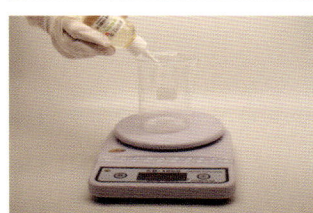

2 1에 올리브리퀴드를 넣고 2분 이상 저어 가용화 시켜준다.

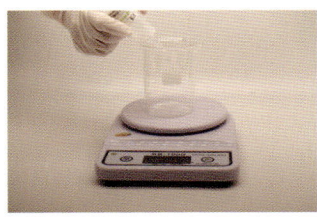

3 2에 첨가물을 한 가지씩 넣고 저어준다.

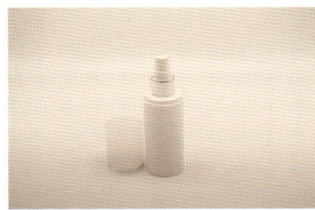

4 잘 살균된 용기에 담아 냉장보관하면 3개월 정도 사용이 가능하다.

[기대효과]

세포 및 조직의 재생과 염증 완화에 효과적이고 피부 보습 및 장벽 강화에 도움을 주어 노화방지에 효과적이다.

[Recipe](약100ml)

수상층
제라늄워터 45g
편백 워터 33g

첨가물
한방보존제 3g
꿀추출물 3g
히아루론산(저분자)2g
나노세라마이드 1g
연어DNA추출물 10g
올리브리퀴드 2g

Essential Oil
티트리(유기농) 3dr
샌달우드 2dr

[Tip] 연어DNA추출물은 화장품뿐만 아니라 MP비누 제작 시에도 2%까지 사용이 가능하다.

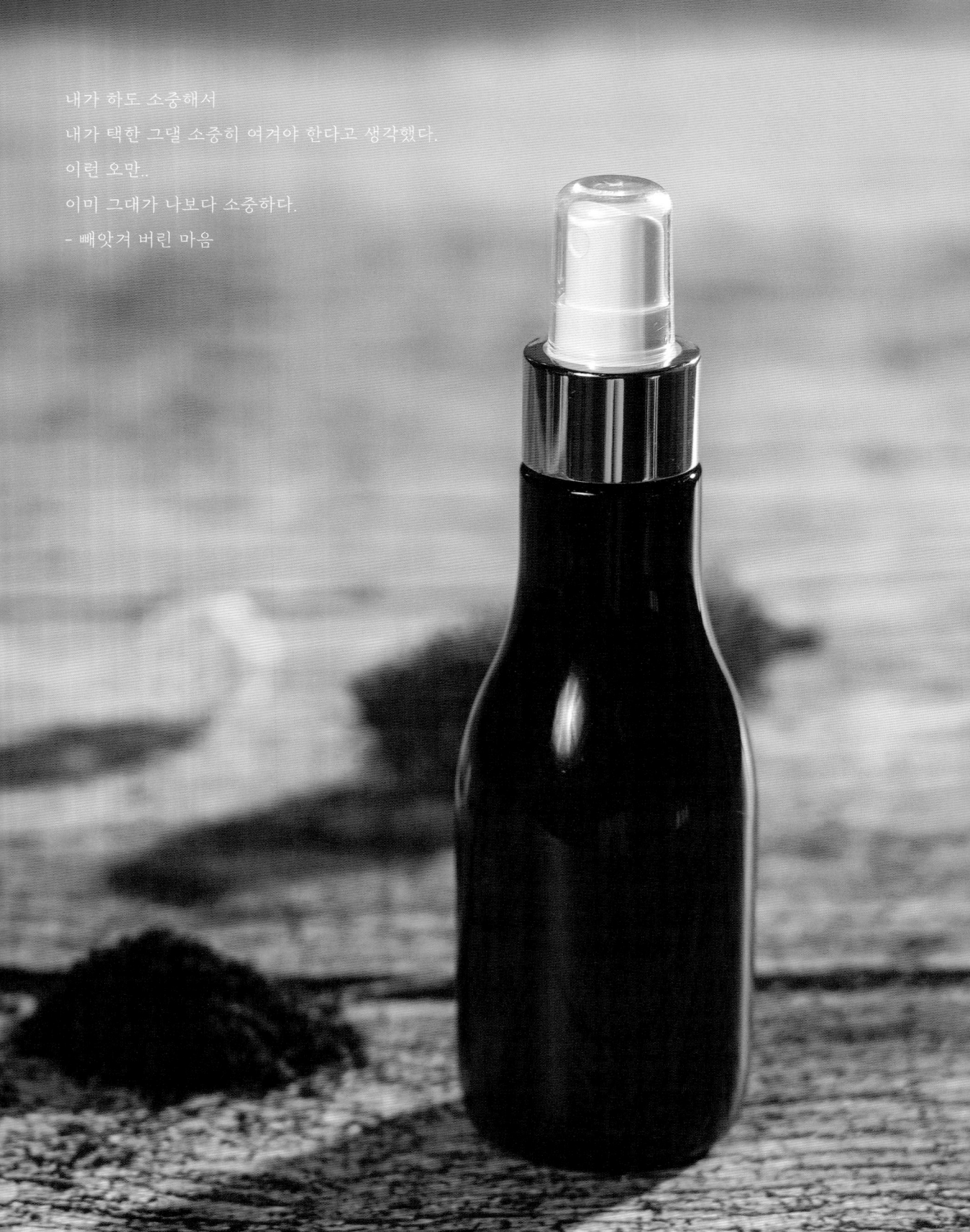

내가 하도 소중해서
내가 택한 그댈 소중히 여겨야 한다고 생각했다.
이런 오만..
이미 그대가 나보다 소중하다.
- 빼앗겨 버린 마음

시나몬 벌레 모기 기피제

시나몬 Essential Oil 효능

시나몬 오일은 항균작용과 공기 정화능력이 뛰어나 라벤더 에센셜 오일과 블렌딩하면 살충효과를 기대 할 수 있고 샌달우드와 블렌딩하면 우울증과 심신안정에 도움을 준다. 반면 주의할 점은 점막과 피부 자극이 강하므로 0.1% 이하의 낮은 농도로 희석해서 단기간 사용하는 것이 좋으며, 껍질에서 추출한 시나몬 바크 오일이 더 자극이 강하므로 적정량만 사용하는 것이 좋다.

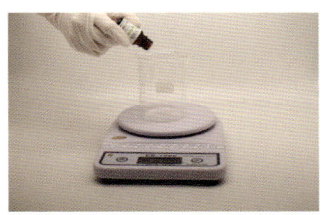

1 소독한 비커에 에센셜 오일을 계량한다.

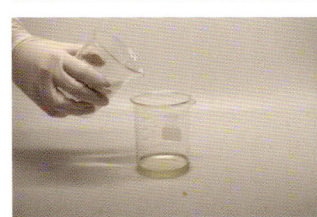

2 1에 올리브리퀴드를 넣고 2분 이상 저어 가용화 시켜준다.

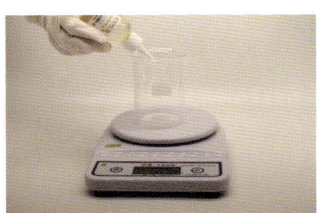

3 2에 에탄올을 넣고 저어준다.

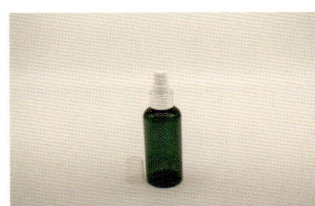

4 3에 정제수를 넣고 마무리해 스프레이 용기에 담아 사용한다.

[기대효과]

주변으로 날아드는 벌레나 모기 등 해충을 퇴치할 수 있어 사계절 건강한 야외 활동에 도움을 줄 수 있다

[Recipe](약100ml)

베이스
향수베이스 68g
정제수 25g

가용화제
올리브리퀴드 3g

Essential Oil
라벤더 0.5ml
티트리 0.5ml
시트로넬라 1ml
시나몬리프 1ml

[Tip]
· 유모차나, 소지품, 옷 등에 뿌리고 피부에 직접 닿지 않도록 주의해서 사용한다.
· 뇌전증, 신장질환 환자와 임산부, 민감한 피부에는 사용을 금한다.

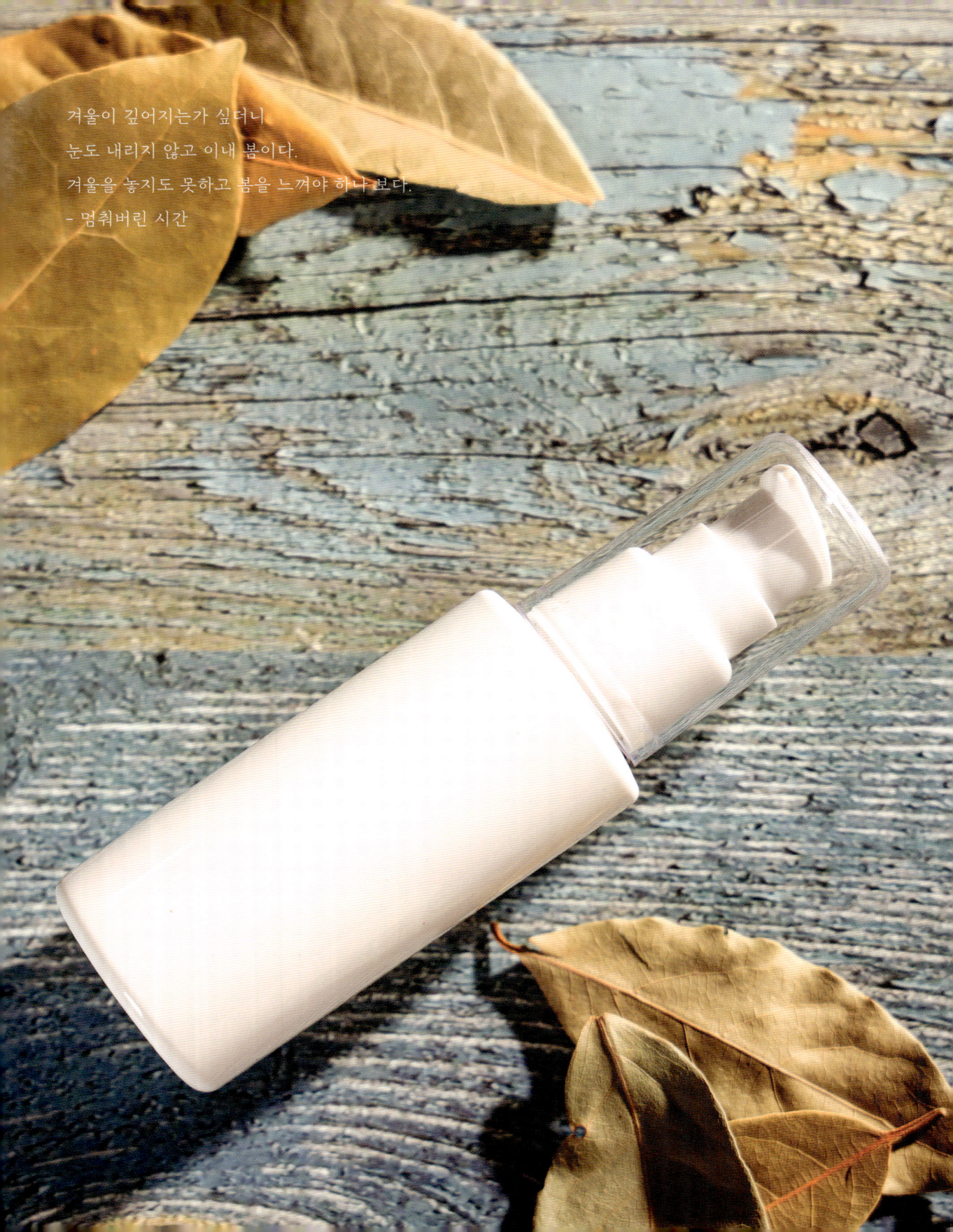

겨울이 깊어지는가 싶더니
눈도 내리지 않고 이내 봄이다.
겨울을 놓지도 못하고 봄을 느껴야 하나 보다.
- 멈춰버린 시간

갈락토미세스 로션

갈락토미세스 발효여과물 효능
갈락토미세스 발효여과물은 사케의 발효과정에서 나타나는 여러 가지 효모 중에서 피부 리듬을 회복시키는 효모인 갈락토미세스를 발견하여 가공한 화장품 원료로 바로 '피테라'라고 불리는 성분이다.
피테라 성분은 피부세포와 비슷한 천연보습인자를 함유하고 있어 피부를 촉촉하게 하고 유·수분 균형을 적절하게 맞추어 주며, 피지 분비를 줄여주어 번들거리지 않고 트러블도 완화시켜 준다고 알려져 있다.

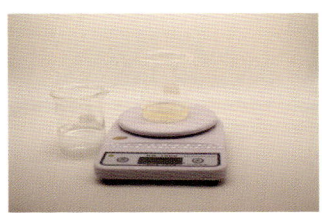

1 소독한 비커에 수상층과 유상층을 각각 계량한다.

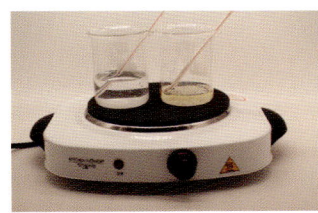

2 수상층과 유상층을 75도로 가열해준다.

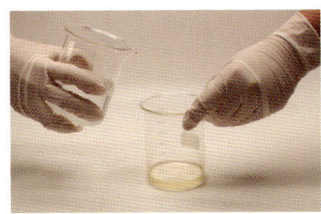

3 2의 비커온도가 60도 ~70도 사이에서 수상을 유상에 부으면서 블렌딩한다.

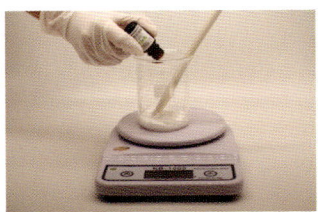

4 3의 온도가 50도 이하일 때 첨가물과 Essential Oil을 하나씩 넣고 저어가며 마무리해 준다.

[기대효과]
피지분비를 줄여주고 피부리듬을 회복시켜 주며 잔주름 완화에 도움을 주어 노화예방에 도움이 될 수 있다.

[Recipe](약100ml)
수상층
자스민워터 65g
로즈워터 5g
유상층
로즈힙오일(비정제) 5g
아르간오일(유기농) 5g
호호바오일 4g
올리브유화왁스 3g
몬타왁스68 1g
첨가물
천연비타민e 1g
나프리 2g
율무추출물 1g
Egf 1g
베타글루칸 1g
갈락토미세스 3g
히아루론산 2g
Essential Oil
로즈우드 3dr
프랑킨센스 1dr

[Tip] 재생 기능을 높이기 위해 에센셜 함량을 높이면 피부가 따가울 수 있다.

그댄 무엇에 가슴 떨리도록 설레이는가?
그 설레임에 내가 있는가?
- 내가 그대 사랑 되길

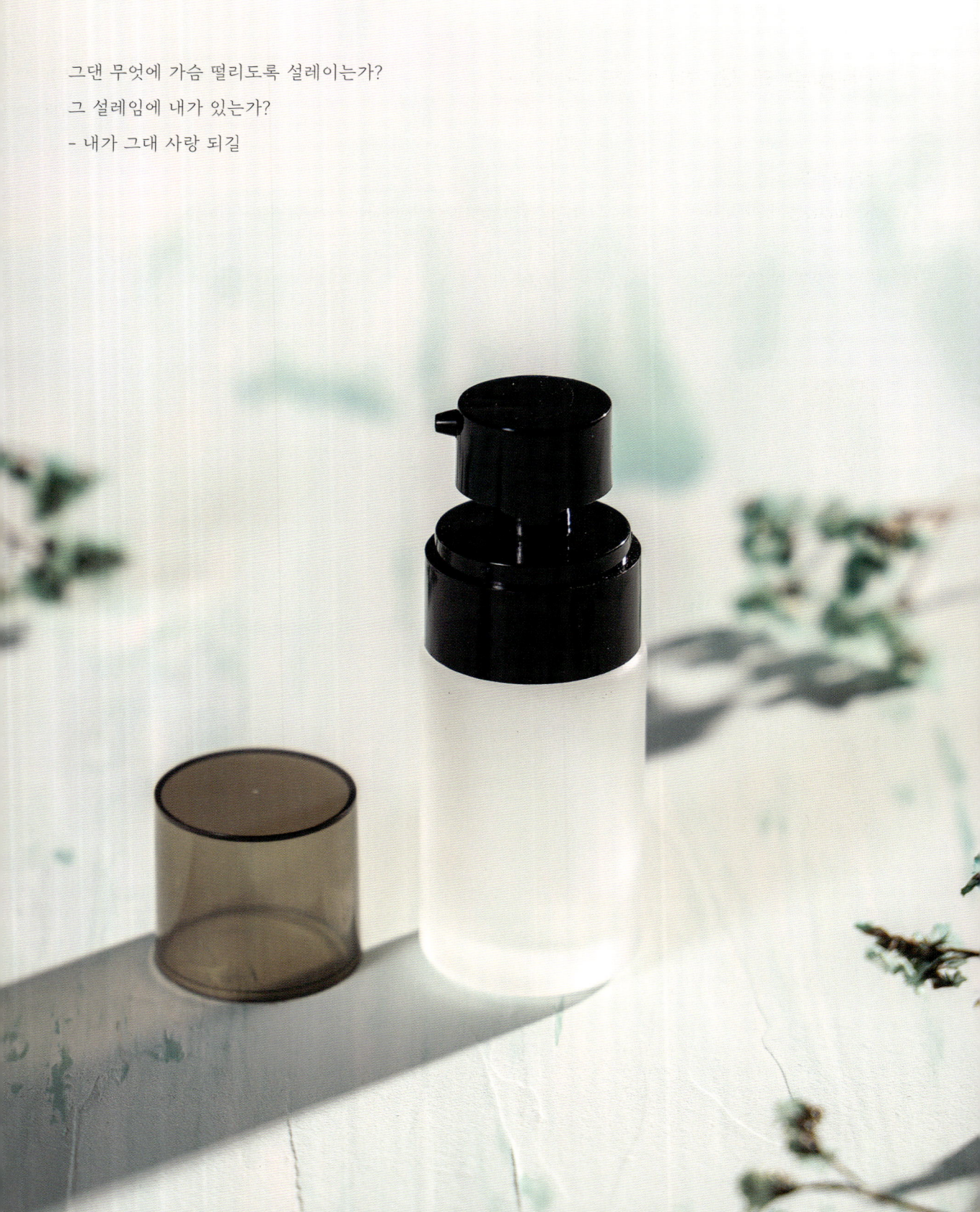

멜라슬로우 화이트닝 스킨

멜라슬로우 효능

Tyramine을 0.3% 함유하여 티로신의 활성을 46% 억제하고 멜라닌을 50%로 감소시킨다.

1% 사용시 멜라닌 합성을 32% 감소시키고 5%로 사용 시 검버섯의 색상 강도를 28% 감소시키는 등 미백 기능이 탁월하다.

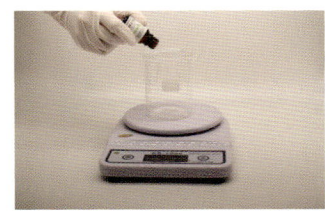

1. 소독한 비커에 Essential Oil을 계량한다.

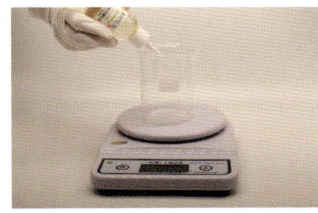

2. 1에 올리브리퀴드를 넣고 가용화시킨다.

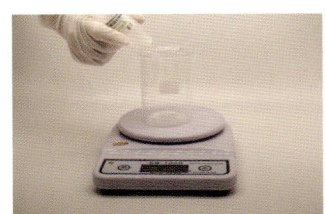

3. 2에 멜라슬로우를 넣고 2분 이상 충분히 저어준다.

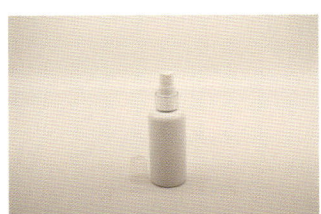

4. 3에 나머지 추출물을 넣고 잘 저어 마무리해준다.

[기대효과]

멜라닌 합성을 감소시켜 검버섯의 색상 강도를 줄이고 화이트닝 효과를 얻을 수 있다.

[Recipe](약100ml)

수상층
해양심층수 35g
알로에베라워터 40g

첨가물
나프리 3g
녹차추출물 3g
멜라슬로우 5g
알란토인액상 3g
꿀추출물 5g
올리브리퀴드 5g

Essential Oil
로즈우드 3dr
프랑킨센스 1dr

[Tip] 멜라슬로우를 수상층보다 반드시 먼저 첨가해 저어주고 사용 시 잘 흔들어서 사용하는 것이 안정적이다.

생을 다시 살 수 있다면..
다시 돌이킬 수 있다면
그 삶에 네가 없을까 두렵다.
- 의미 없는 회상

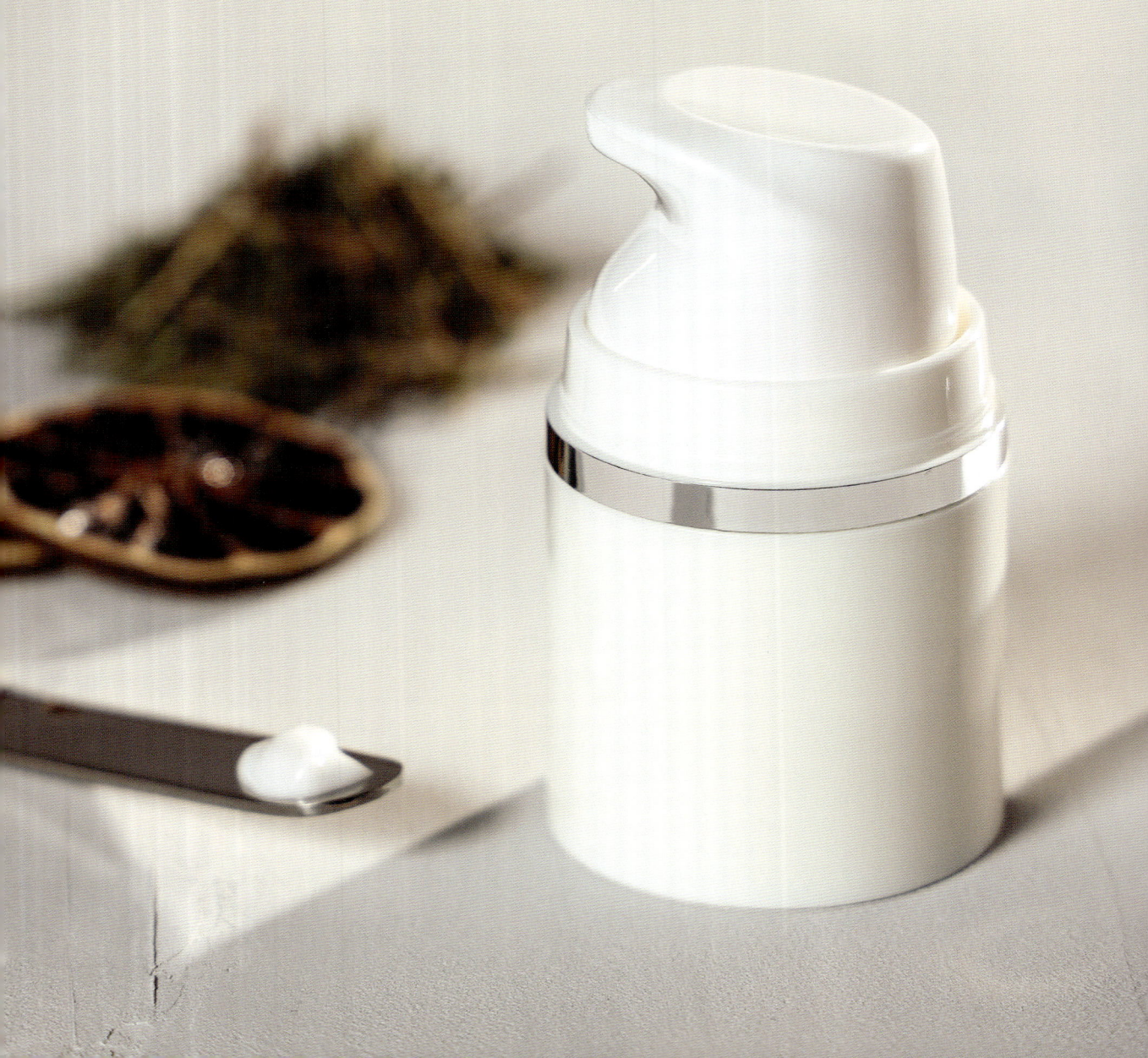

콤부차 추출 에센스

콤부차 추출물 효능
콤부차 추출물은 항산화 성분이 풍부한 발효 홍차로 만들어진 원료로 모공을 정화하여 피부결을 매끄럽게 관리해 주고 자외선, 미세먼지, 마스크착용 등 외부 환경으로 인해 민감해진 피부를 보호하고 약산성을 띠는 제품으로 피부의 PH 밸런스를 유지하는데 도움을 준다.

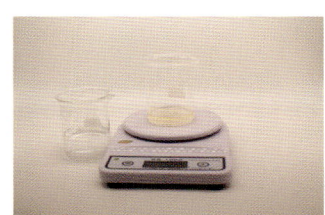

1 소독한 비커에 수상층과 유상층을 각각 계량한다.

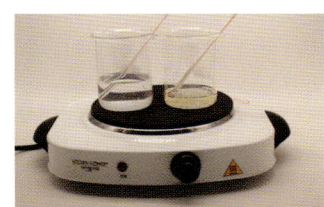

2 각각의 비커를 75도로 가열한다.

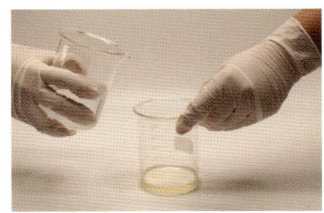

3 두 비커의 온도를 70정도로 맞춘 뒤 수상층을 유상층에 부으면서 주걱으로 저어 블렌딩해준다.

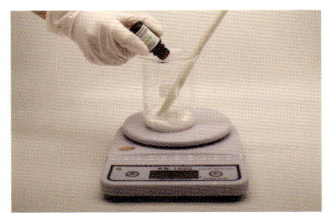

4 3의 온도가 50도 이하로 떨어지면 첨가물과 에센셜오일을 차례대로 넣어가며 잘 저어 마무리 해준다.

[기대효과]
피부를 약산성 피부로 만들어 건강하고 생기 있게 관리하는데 도움을 주며 디톡스 효과를 기대할 수 있다.

[Recipe](약50ml)
수상층
콤부차추출물 22g
로즈워터 10g

유상층
로즈힙오일(정제) 3g
아르간오일(유기농) 2g
호호바오일(정제) 2g
올리브유화왁스 1g
몬타왁스68 1g

첨가물
녹차추출물 3g
백년초보습제 4g

Essential Oil
라벤더(유기농) 1dr
팔마로사 2dr

[Tip] 콤부차 추출물은 약산성 제품으로 상처 부위에는 사용 비율을 줄여 사용하는 것이 좋다.

널 꿈꾸고 싶은데..
넌 꿈에서조차 인색하다.
넌 그 곳에 난 이곳에...
- 넌 이별 난 그리움

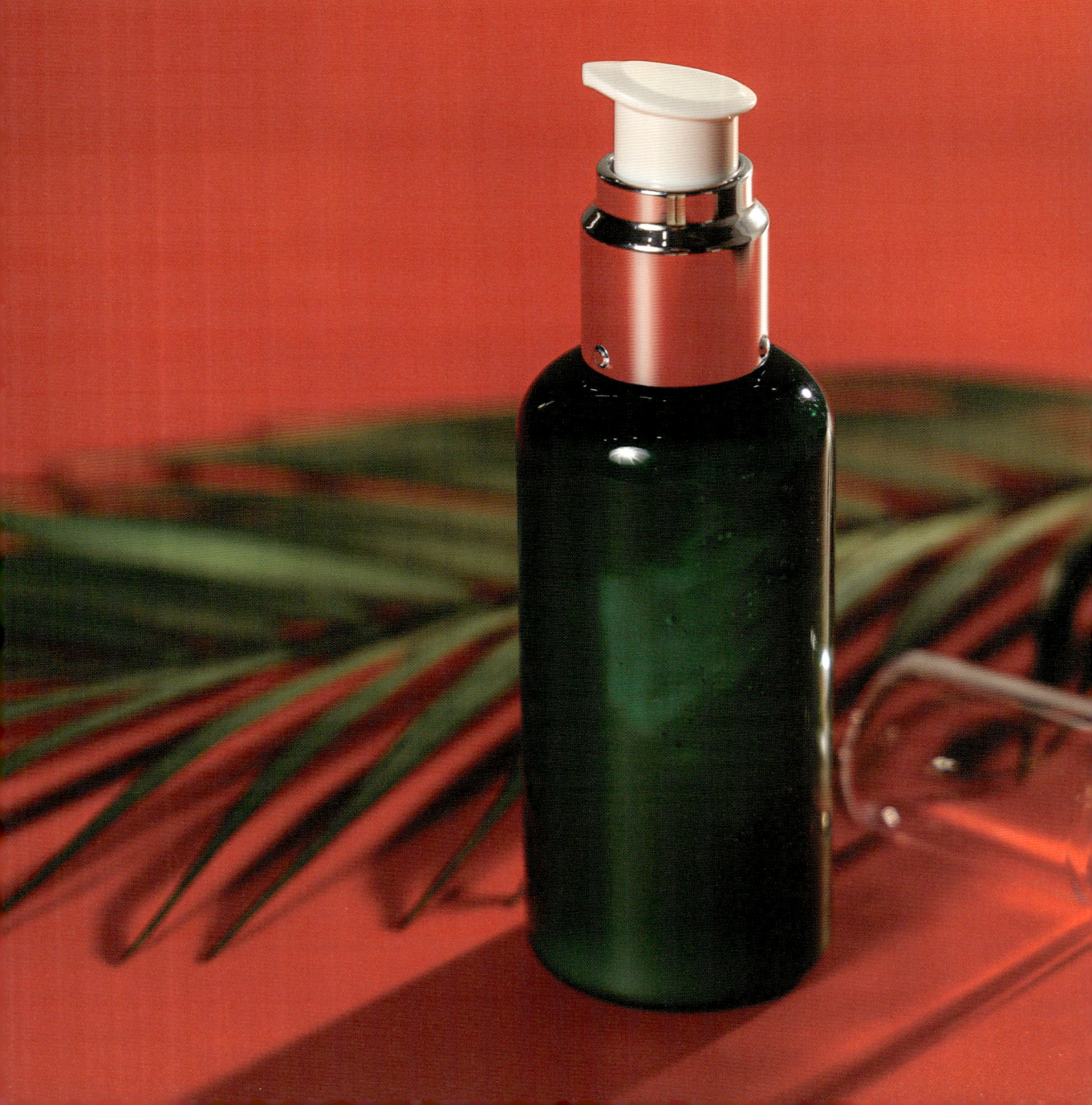

토마토 필링에센스

토마토 추출물 효능

토마토에는 비타민C가 풍부해 피부탄력과 잔주름 예방에 도움을 주고 멜라닌 색소가 생기는 것을 막아 기미 예방에도 효과적이다. 또한 토마토 성분의 하나인 리코펜은 노화방지 성분으로 활성산소를 억제해 피부를 탄력 있게 가꿔주며 여러 가지 유기산은 비타민A, 비타민C와 함께 작용하여 피부에 윤기를 주고 토마토 과일산은 피부 각질을 없애는데 도움을 준다.

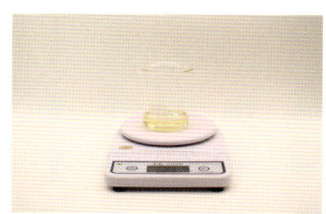

1 소독한 비커에 유상층을 계량한다.

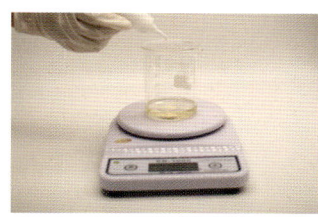

2 유상층에 상온 유화제를 넣고 3분 이상 저어준다.

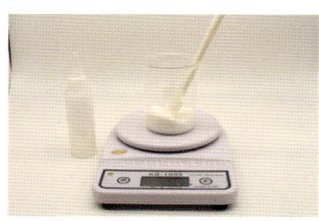

3 2에 수상층을 첨가해 점도가 생길 때까지 저어준다.

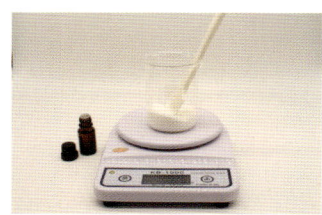

4 3에 첨가물과 Essential Oil을 한 가지씩 넣어가며 잘 저어 마무리해준다.

[기대효과]

필링효과와 피부미백 효과가 있으며 피부 재생에도 도움을 줄 수 있다.

[Recipe](약50ml)

수상층
토마토추출물 4g
알로에베라워터 30g

유상층
로즈힙오일(정제) 2g
아르간오일(유기농) 2g
호호바오일(정제) 2g
상온유화제 0.5g

첨가물
천연비타민e 1g
나프리 2g
멜라슬로우 2g
판테놀 2g
Egf 2g

Essential Oil
로즈우드 2dr
라벤더불가리안 2dr

[Tip] 토마토 추출물을 첨가할 경우 구연산과 토마토 과일산에 의해 피부가 따가울 수 있어 민감한 피부는 패치테스트 후 사용하는 것이 좋다.

황혼이 지면
기억은 희미해지고
아픔은 옅어지려나?
맞으러 나가 볼까?
- 이별 아픔

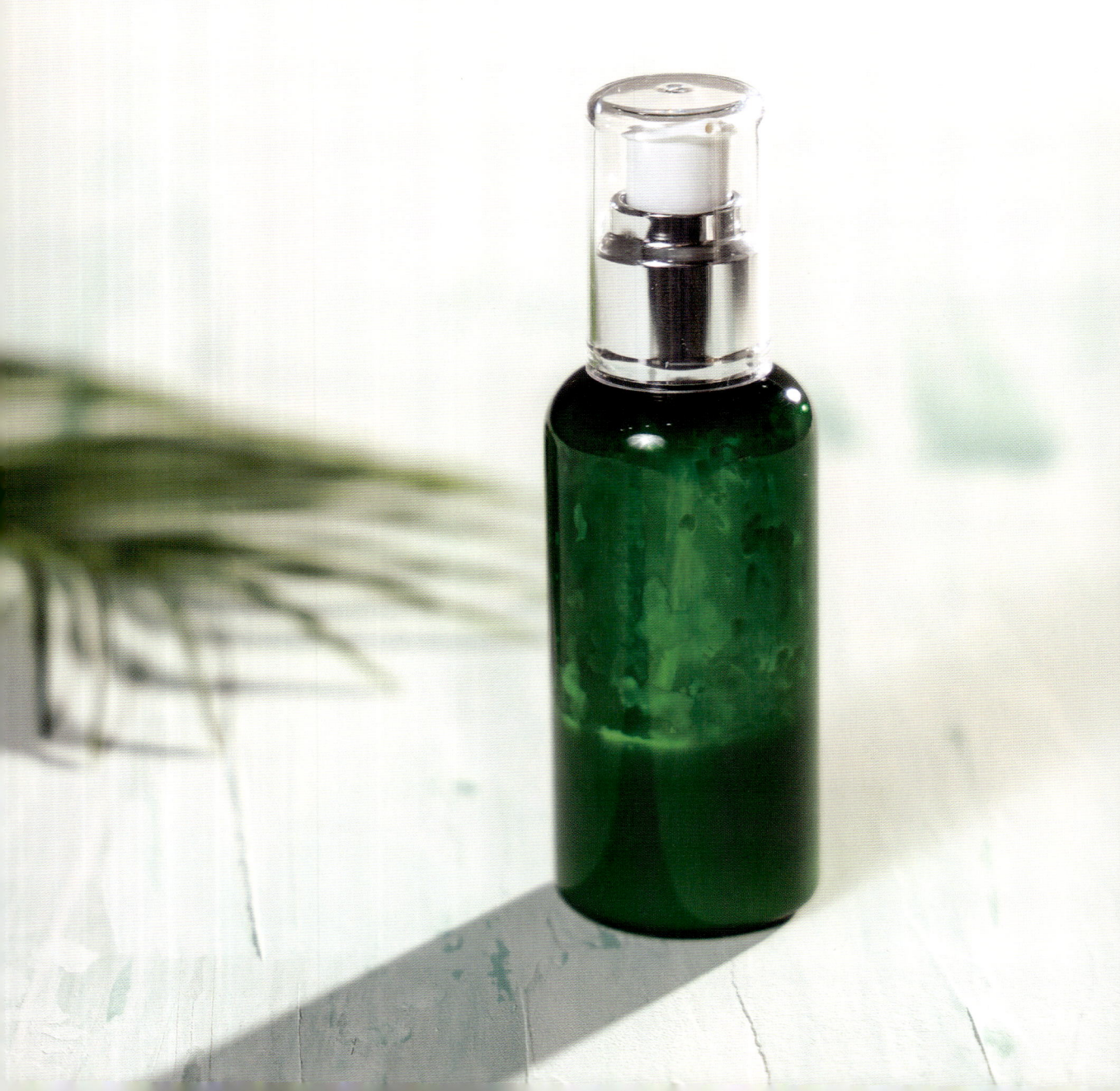

마데카소사이드겔 로션

병풀(마데카소사이드겔) 효능
상처 치료 연고의 원물로 유명한 병풀잎의 추출물에 병풀의 유효성분인 마데카소사이드, 아시아티코사이드를 첨가해 겔 타입으로 만들어진 신원재료로 피부손상, 자극진정, 피부장벽 개선에 도움을 주며 민감성 피부, 회복이 필요한 피부타입에 적합하다고 알려져 있다.

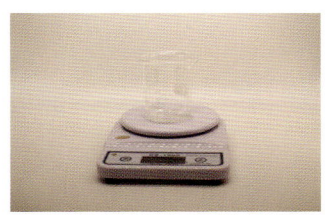

1 병풀겔(마데카소사이드겔)에 워터를 넣고 풀어 준다.

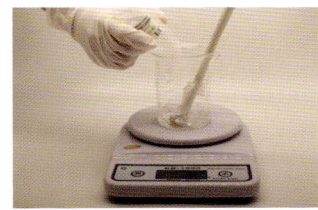

2 잘 풀어진 1에 첨가물을 하나씩 넣고 저어준다.

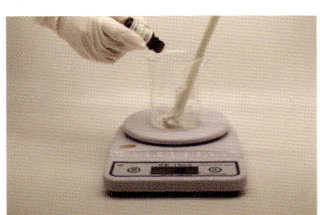

3 2에 에센셜 오일을 첨가해 잘 저어준다.

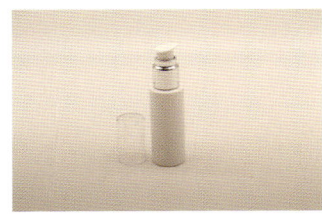

4 완성된 제품을 살균된 용기에 담아 냉장 보관하여 사용한다.

[기대효과]
피부 건조에서 오는 가려움증에 도움을 주고 피부 상처회복과 염증방지를 통한 트러블성 피부 관리에도 도움을 준다.

[Recipe](약60ml)
수상층
병풀겔 35g
알로에베라워터 5g

첨가물
히아루론산 4g
디판테놀 3g
한방추출물 3g
녹차추출물 3g
나노세라마이드 4g
프로폴리스 2g

Essential Oil
로즈우드 2dr
라벤더유기농 2dr

[Tip]
· 가용화 과정이나 가열 과정 없이 로션을 만들 수 있다.
· 원하는 점성은 겔의 양을 가감해서 맞춰가도록 한다.

살다가 살다가 지친 까닭은
삶이 고달파서가 아니라
내 것이 아닌 많은 것들을 알게 되어서다.
- 그대 떠날 즈음에

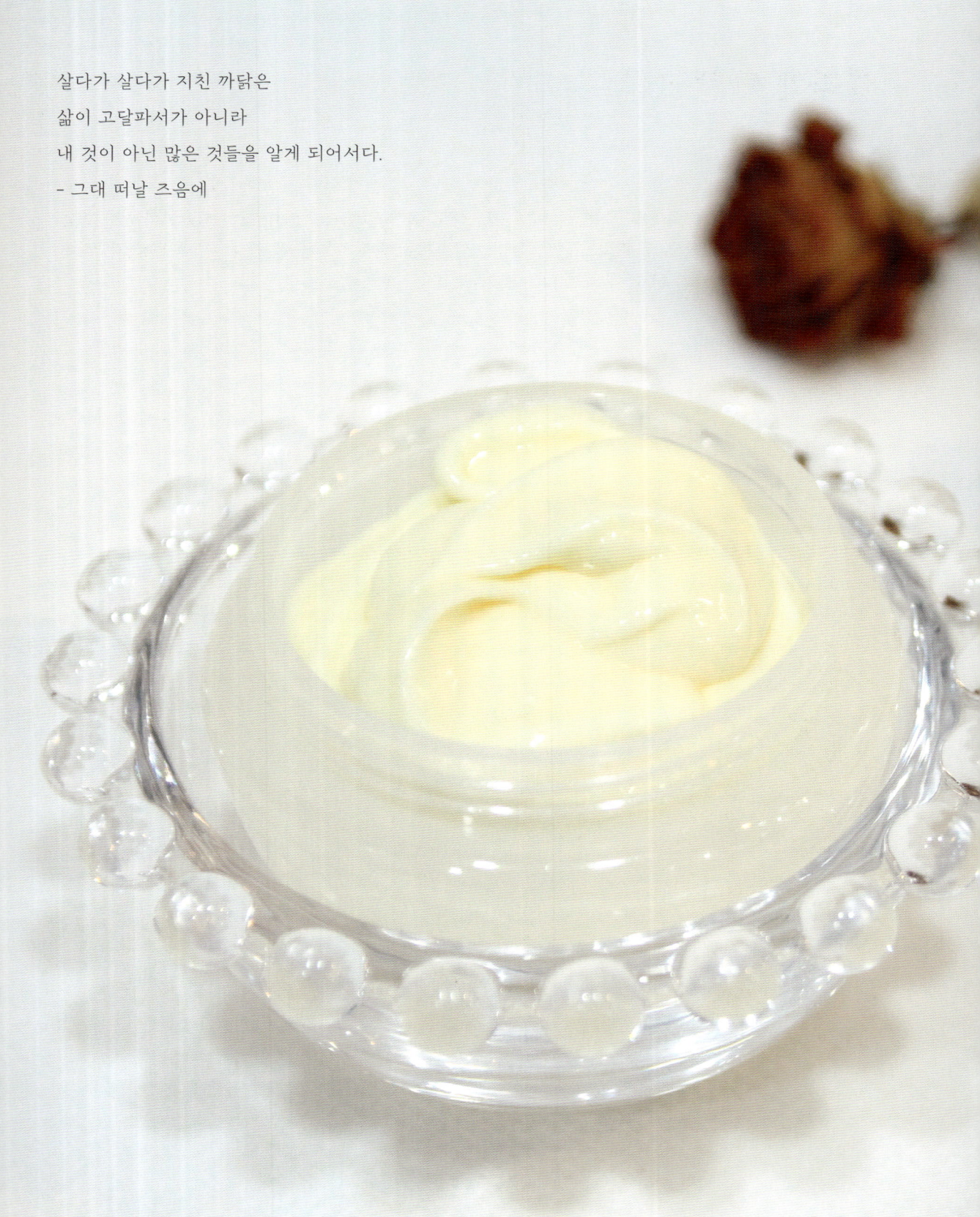

콜라겐 탱탱크림

콜라겐펩타이드 효능
콜라겐펩타이드는 콜라겐의 주요성분인 3가지아미노산(Hydroxyproline, Proline, Glycine)이 조합된 고순도의 펩타이드로 세포증식 효과 및 우수한 생합성 효과로 피부 탄력을 증가시켜주고 주름생성을 방지해주어 피부노화를 늦춰주며 알레르기 발생이 없는 원료이다.

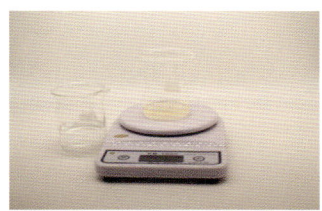

1 소독한 비커에 수상층과 유상층을 각각 계량한다.

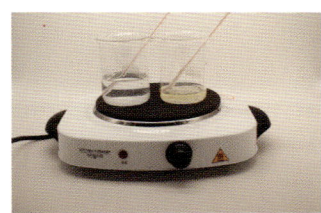

2 수상층과 유상층을 75도로 가열해준다.

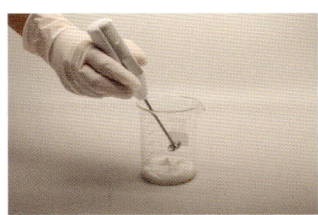

3 70도 정도에서 유상층에 수상층을 부으면서 교반시켜준다.

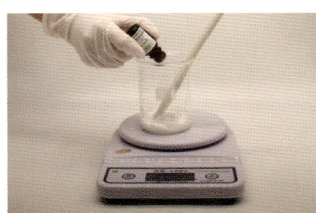

4 3의 온도가 50도 이하로 떨어지면 첨가물과 에센셜 오일을 한 가지씩 넣어가며 마무리해준다.

[기대효과]
피부재생과 탄력 잔주름 개선에 효과적이며 보습 효과가 뛰어나다.

[Recipe](약50ml)
수상층
로즈워터 15g
편백워터 8g

유상층
로즈힙오일 5g
유기농아르간오일 2g
호호바오일골드 4g
올리브유화왁스 3g
몬타왁스68 1g

첨가물
콜라겐펩타이드 5g
1.2헥산디올 2g
히아루론산(고분자) 2g
베타글루칸 2g

Essential Oil
샌달우드 3dr
로즈우드 1dr

[Tip] 알레르기 반응을 일으키지 않아 민감한 피부에 콜라겐을 대신해 사용하는 것을 추천한다.

빗소리가 들릴 때면 늘 혼자라는 생각이 들었다.
다시 생각해 보니 비가 오기 전부터 난 혼자였다.
그럼 언제부터였을까?
- 받아들이지 못하는 너

위치헤이즐 올인원(지성용)

위치헤이즐 워터 효능
위치헤이즐 플로럴워터는 수렴작용이 뛰어나 모공 관리와 피부 탄력을 유지시켜 주는데 도움을 주며 지성피부와 선케어 제품에 자주 사용된다. 주로 사용되는 제품으로는 애프터 쉐이브로션, 남성용 화장수 등이 있다.

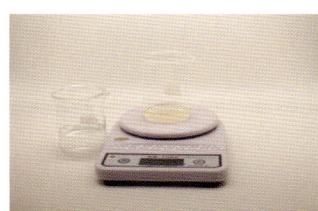

1 소독한 비커에 수상층과 유상층을 각각 계량한다.

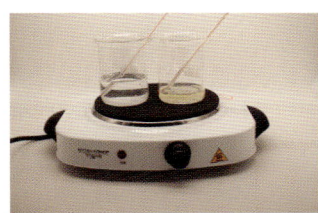

2 각각을 75도로 가열해준다.

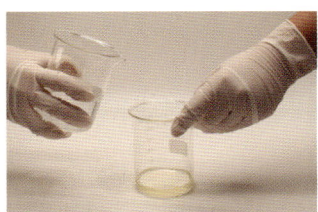

3 유상층과 수상층을 60~70도 정도로 맞춰 수상층을 유상층에 부으면서 교반시켜준다.

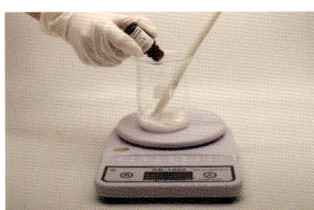

4 3의 온도가 50도 이하로 떨어지면 첨가물을 하나씩 넣어가며 저어주고 마지막에 Essential Oil을 첨가해 마무리해준다.

[기대효과]
지성용 위치헤이즐 올인원은 지성피부나 여드름 피부에 좋으며 미백과 보습력을 기대할 수 있고 끈적임이 적다.

[Recipe](약100ml)
수상층
위치헤이즐워터 40g
티트리워터 25g

유상층
녹차씨오일 2g
호호바오일 4g
로즈힙오일 2g
메도폼씨드오일 3g
올리벰800 2g
올리브유화왁스 2g
몬타왁스L 1g

첨가물
화이텐스추출물 3g
멜라슬로우 4g
알란토인(액상) 2g
베타글루칸 3g
히아루론산 3g
1,2 헥산디올 3g

Essential Oil
로즈마리 3dr
라벤더(유기농) 1dr

[Tip] 로즈마리 Essential Oil은 고혈압 환자나 간질 환자는 피해야 할 오일이므로 위와 같은 지병이 있을 시 로즈우드 Essential Oil로 대처하는 것이 좋다.

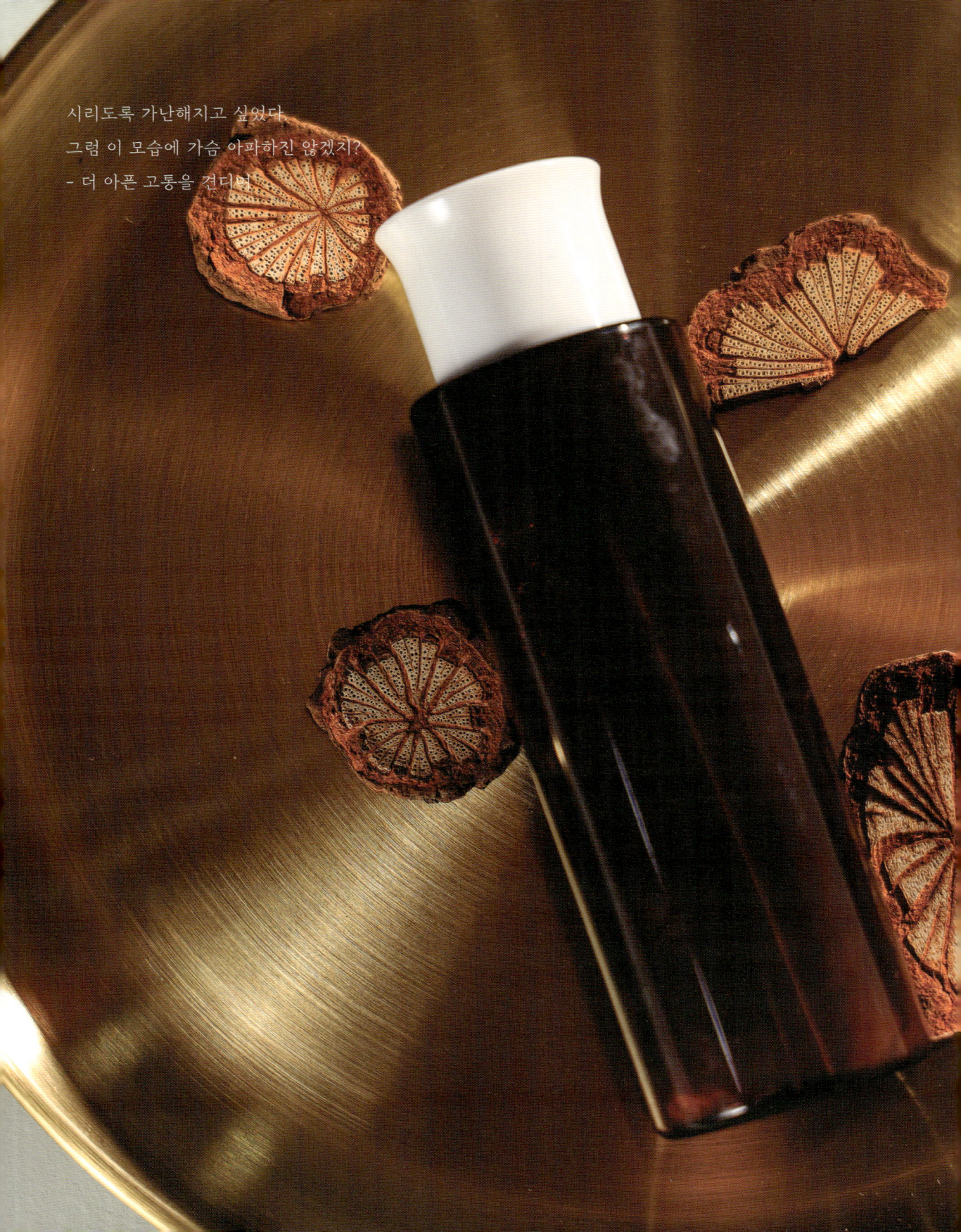

시리도록 가난해지고 싶었다
그럼 이 모습에 가슴 아파하진 않겠지?
- 더 아픈 고통을 견디며

아르간 로션

아르간 오일 효능

아르간 오일에는 비타민E가 다량 함유되어있어 노화방지, 화상, 여드름 등에도 효과적이며 항산화력이 강한 페롤산(ferulic acid)이 함유되어 있어 멜라닌 색소를 제거하고 기미, 주근깨의 생성을 억제해주며 유분기가 적어 지성피부의 유수분 관리 및 손상된 피부 관리에 도움을 준다.

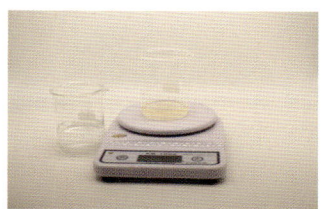

1. 소독한 비커에 수상층과 유상층을 각각 계량한다.

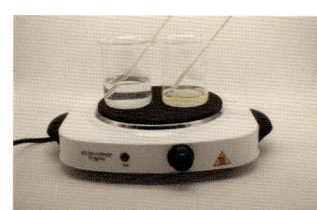

2. 각각의 비커를 75도로 가열한다.

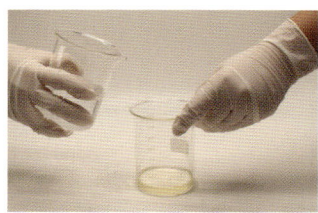

3. 가열한 비커의 온도가 60~70도가 될 때 수상층을 유상층에 부으면서 교반시켜 준다.

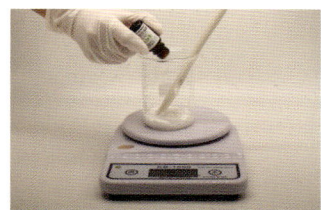

4. 3의 온도가 50도 이하로 떨어지면 첨가물을 하나씩 넣어가며 저어주고 마지막에 Essential Oil을 첨가해 마무리해준다.

[기대효과]
항산화 기능이 뛰어나 피부 노화를 늦추고 잔주름 개선에 도움을 줄 수 있다.

[Recipe](약100ml)

수상층
편백워터 40g
로즈워터 25g

유상층
아르간오일(유기농) 4g
호호바오일 4g
로즈힙오일 3g
코엔자임q10 2g
올리브 유화왁스 3g
몬타 왁스68 1g

첨가물
천연비타민e 2g
나노코엔자임q10 3g
나트로딕스 2g
Egf 2g
베타글루칸 3g
꿀추출물 3g
히아루론산 2g

Essential Oil
로즈우드 2dr
샌달우드 2dr

[Tip] 아르간오일은 두피관리나 손, 발톱 관리에도 효과적인 오일이다.

그대의 이야기가 듣고 싶어지고 그대의 노래가 듣고 싶어졌다.
이젠 그댈 볼 수 있었으면 좋겠다.
조금만 더 빨리 말해줄 걸
- 오월 어느 잿빛 푸르른 날에

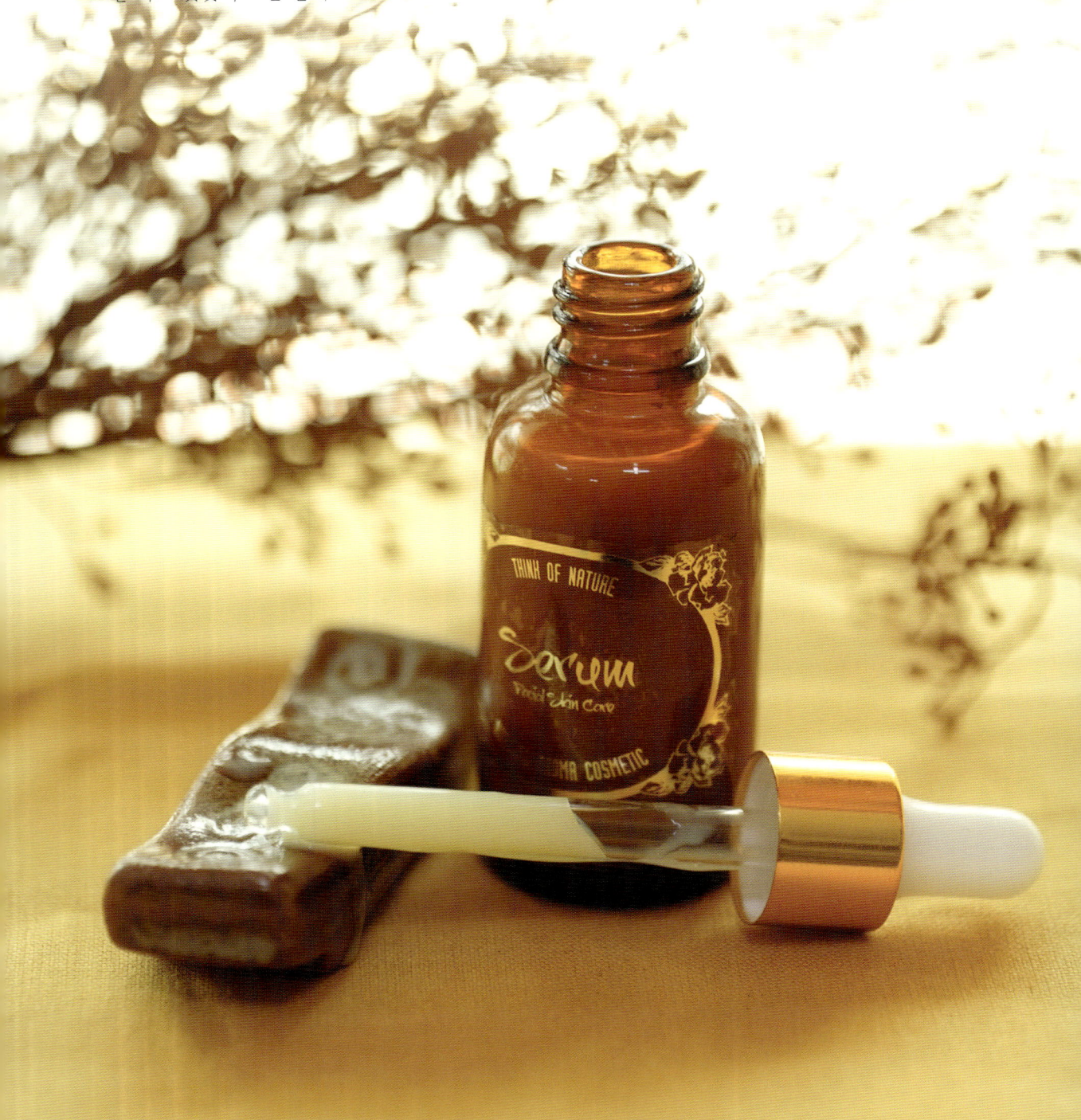

나노코엔자임 세럼

나노코엔자임 효능

비타민Q라고 불리는 코엔자임Q10은 대표적인 항산화 물질인 비타민E와 동등한 항산화력을 지닌 강력한 항산화물질로 세포막의 산화를 막고 활성산소에 대항하여 노화방지에 도움을 준다.
나노코엔자임Q10 역시 동일한 효능이 있으며 수상성 화장품에 첨가하기에 적합하다.

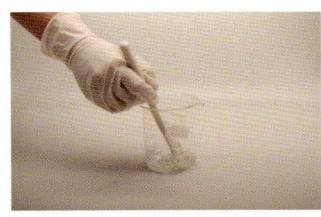

1 알로에베라겔에 워터를 넣고 주걱으로 저어 풀어준다.

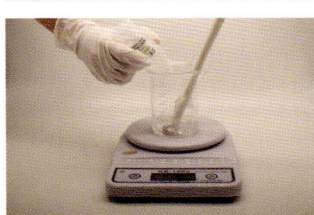

2 1에 첨가물을 한 가지씩 넣어가며 섞어준다.

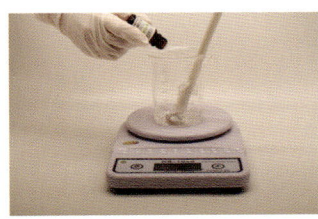

3 2에 Essential Oil을 첨가하고 저어준다.

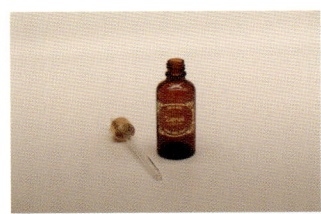

4 완성된 제품을 소독한 용기에 담아 냉장 보관하여 사용한다.

[기대효과]

미백과 항산화 기능이 뛰어나 노화 피부와 칙칙한 피부에 효과적이며 화장감이 가벼운 편이다.

[Recipe](약50ml)

수상층
알로에베라겔 30g
알로에베라워터 5g

첨가물
나프리 2g
서시옥용산추출물 1g
나노코엔자임Q10 3g
녹차추출물 3g
꿀추출물 2g
나노세라마이드 2g
히아루론산 1 g

Essential Oil
로즈우드 2dr
프랑킨센스 1dr

[Tip] 알로에베라겔은 제조사마다 풀리는 상태(점도)가 달라 알로에베라워터 양을 조절해야 한다.
알로에 성분은 알레르기 반응을 보이는 사람이 있으므로 패치테스트 후 사용하기를 권장한다.

가고 없는 그대의 남겨진 흔적들은 기억해 낼수록 가슴 시린 아픔이 되고
그 아픔 되살아나는 오월이 오면 그대 이름으로 분칠하고 나타나
떠난 그댈 입에 올리는 잔인한 사람들
마지막 모습일랑 지켜주지
- 그저 바램

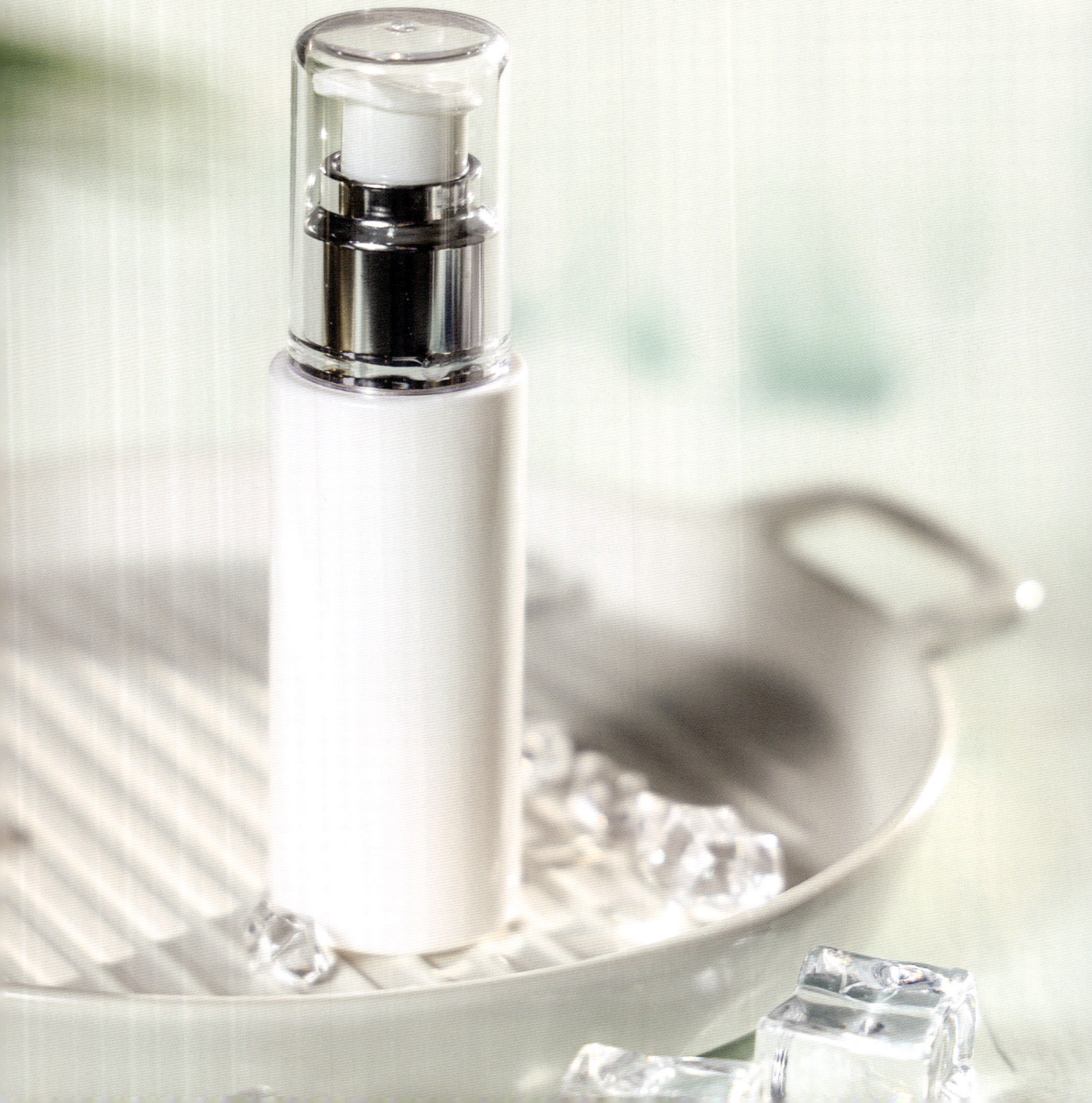

엘라스틴 헤어 에센스

카보폴프리젤 용도와 주의사항

카보폴을 젤리상태로 섞어 놓은 중화된 제품이며 젤 화가 필요할 때 첨가하기 쉽도록 되어있다.
카보폴을 사용 시 작업온도가 60도를 넘지 않도록 고온 작업을 피해야 하고 핸드블렌더나 믹서기를 사용하면 쉽게 젤화(점증)가 풀리기 때문에 주걱을 이용한 작업을 권장한다.

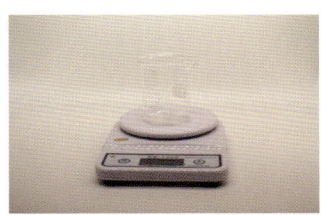

1 소독한 비커에 카보폴프리젤을 계량한다.

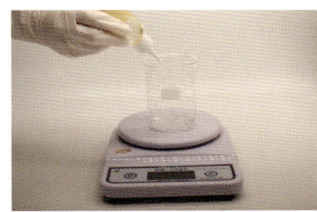

2 1에 유상층을 한가지씩 넣어가며 베이스를 풀어준다.

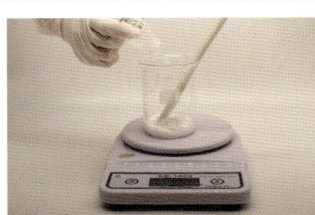

3 2에 첨가물을 한 가지씩 넣으면서 풀어준다.

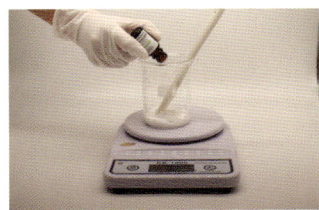

4 3에 아로마오일을 첨가해 마무리 해준다.

[기대효과]

손상된 머리카락을 회복시켜주고 머리카락의 엉킴을 방지해 윤기 있는 머리카락 관리에 도움을 준다.

[Recipe](약70ml)

베이스
카보폴프리젤 47g

유상층
동백오일 8g
호호바오일 3g
피마자오일 2g

첨가물
솔루블라이저 3g
마린엘라스틴 2g
실크아미노산 3g
천연비타민e 1g

Essential Oil
휘기에딥디크F.O 0.5ml
티트리E.O 0.5ml

[Tip] 두피를 말린 후 두드리면서 사용해 준다. 두피 끝에 많은 양이 도포될 수 있도록 해준다.

전화를 건다.
연결음이 들리고 ...
연결음이 들리고 ...
다시 전화를 건다 ...
- 들을 수 없는 목소리

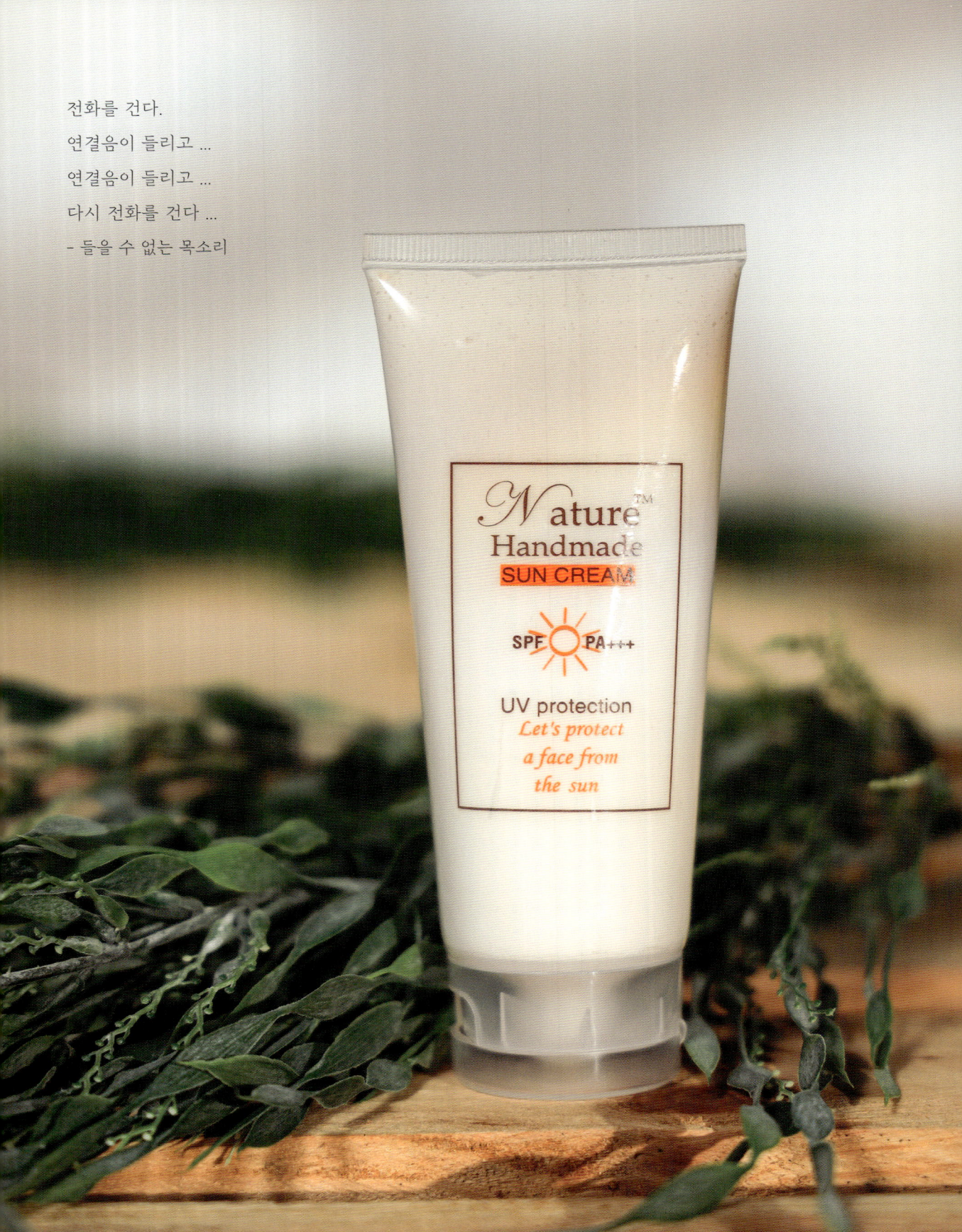

알로에 선크림

징크옥사이드 효능

UVA, UVB 산란효과가 있는 논케미컬 자외선 차단 성분으로 산화아연은 독성이 없고 물, 알코올에 녹지 않지만, 알칼리, 암모니아수 등에는 녹으며 자외선을 방지하고 은폐력은 적고 내광성, 내건성, 내열성이 커서 햇볕이나 다른 자극으로부터 보호막을 형성하며 수렴, 방부 항균작용을 한다. 선크림에 넣으면 UVA와 UVB 양쪽을 차단시켜주며 SPF 수치를 높여준다.

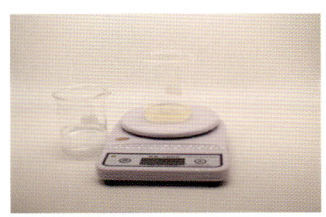

1 소독한 비커에 수상층과 유상층을 각각 계량한다.

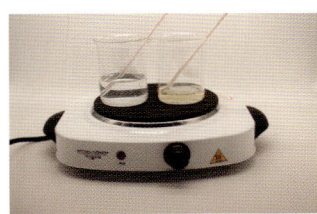

2 두 비커를 75도 이상으로 가열해 내용물이 다 녹도록 한다.

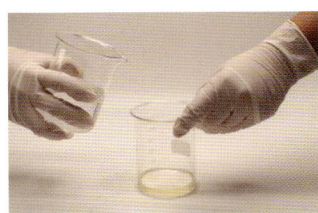

3 두 비커의 온도가 70도 일때 수상층을 유상층에 부으면서 블랜더를 이용해 5분 이상 돌려 교반시켜준다.

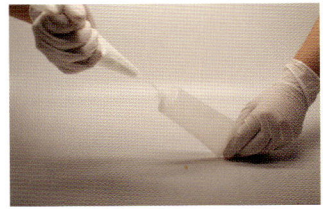

4 3에 첨가물을 넣어 마무리하고 짤 주머니를 이용해 튜브용기에 담아 사용한다.

[기대효과]
자외선 차단 효과와 피부 미백관리에 효과를 기대할 수 있다.

[Recipe](약100ml)
수상층
알로에베라워터 40g
녹차워터 20g

유상층
블랙세서미오일 4g
녹차씨오일 3g
호호바오일 3g
올리브유화왁스 3g
몬타왁스68 3g
올리브선케어왁스 3g
징크옥사이드 4g
티타늄옥사이드 4g

첨가물
나프리 2g
백년초 보습제 3g
디판테놀 3g
황금발효추출물 1g
멜라슬로우 1g
올리브리퀴드 2g

Essential Oil
라벤더 3dr
로즈마리 3dr

[Tip]
· 올리브리퀴드는 유화를 안정시키고 부드러운 느낌으로 발림감을 좋게한다.
· 올리브리퀴드양은 개인적인 취향에 따라 조절이 가능하다.

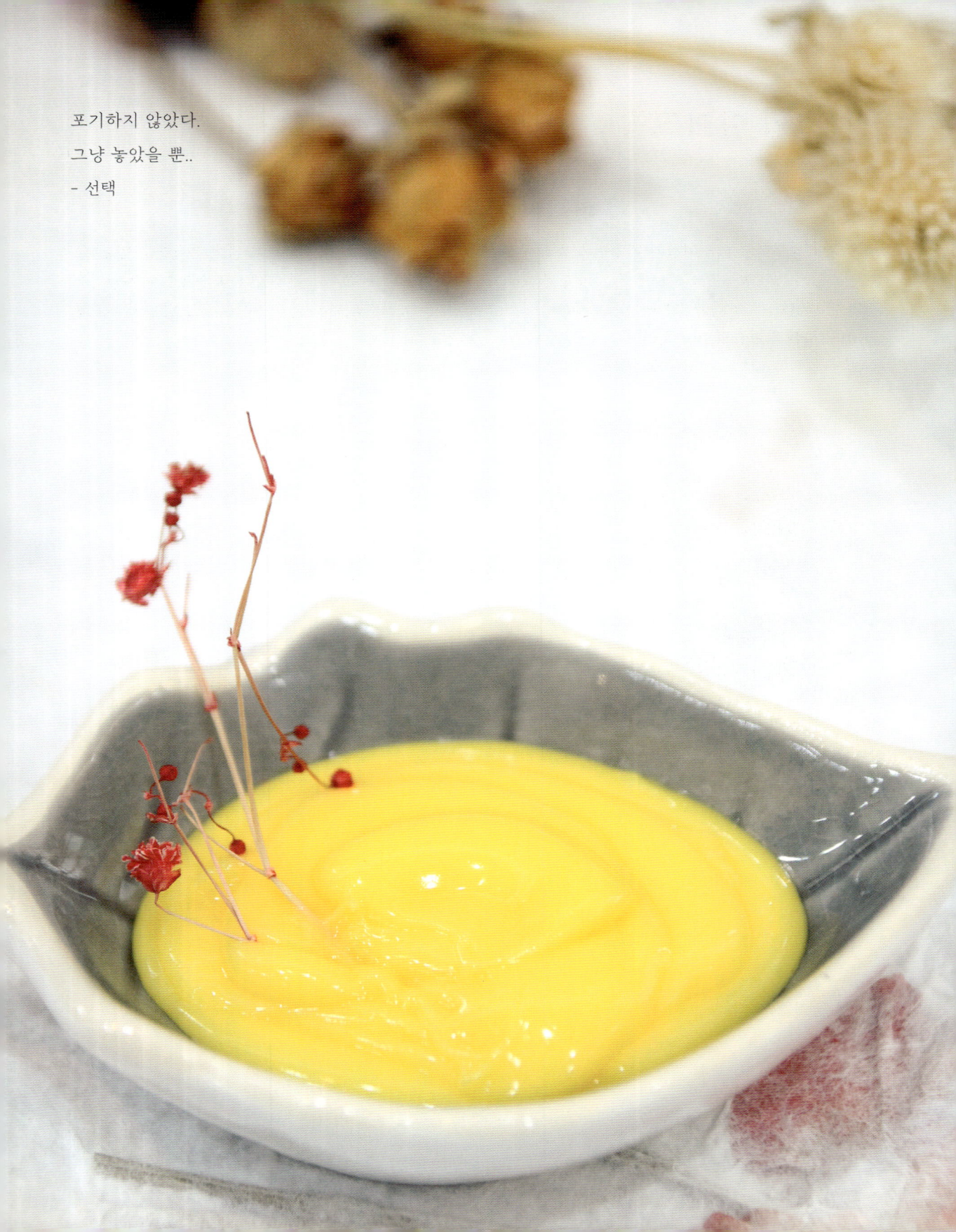

포기하지 않았다.
그냥 놓았을 뿐..
- 선택

로즈힙 아이크림

로즈힙 오일 효능

영양이 풍부하고 세포재생과 피부보습 효과로 로션, 크림 등 다양한 화장품 원료로 많이 사용되고 있으며 건조함과 가려움증 완화, 잔주름 예방을 위해서도 사용되고 두피관리 제품에 베이스 오일로도 사용된다. 또한 리놀렌산, 레티놀산(Retinoic acid), 프로비타A(provitamin A), 비타민 C를 함유하고 있어 피부노화를 방지하고 보습과 피부 탄력에 효과적이다.

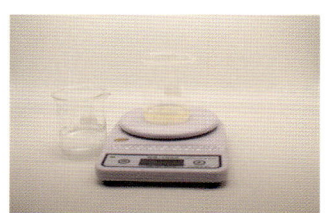

1 소독한 비커에 수상층과 유상층을 각각 계량한다.

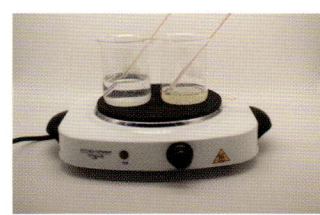

2 계량한 내용물이 75도가 되도록 가열한다.

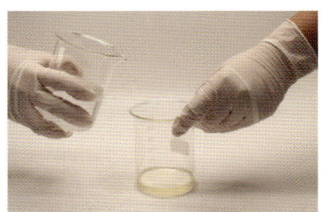

3 두 비커의 온도가 각각 70도가 되면 수상층을 유상층에 부으면서 주걱을 이용해 블렌딩한다.

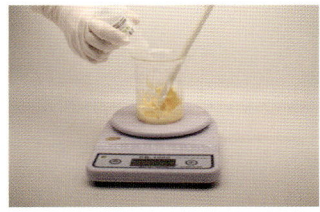

4 3의 온도가 50도 이하로 떨어지면 첨가물을 하나씩 넣어가며 저어주고 마지막에 Essential Oil을 첨가해 마무리해준다.

[기대효과]
자외선 차단 효과와 피부 미백관리에 효과를 기대할 수 있다.

[Recipe](약100ml)

수상층
로즈워터 40g
자스민워터 20g

유상층
로즈힙(비정제) 5g
아르간오일 3g
펌프킨시드오일 3g
베타카로틴오일 3g
호호바오일 3g
올리브유화왁스 5g
몬타왁스68 3g

첨가물
천연비타민e 2g
백년초 보습제 3g
갈락토미세스 2g
EGF 2g
FGF 2g
보톡스펩타이드 1g
올리브리퀴드 2g

Essential Oil
로즈 3dr
프랑킨센스 3dr

[Tip] 올리브리퀴드는 유화를 안정시키고 부드러운 느낌으로 발림감을 좋게 한다. 올리브리퀴드양은 개인적인 취향에 따라 조절이 가능하다.

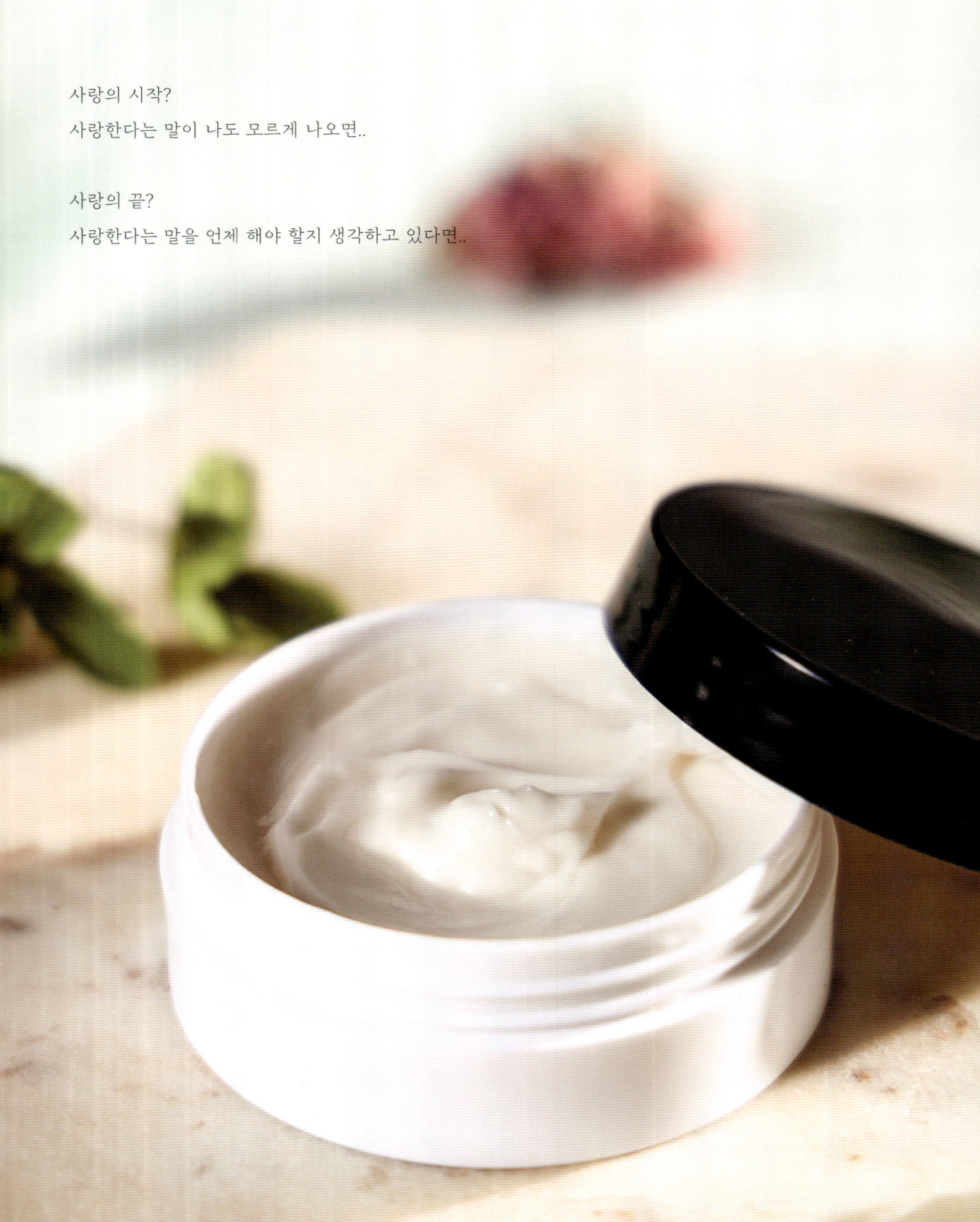

사랑의 시작?
사랑한다는 말이 나도 모르게 나오면..

사랑의 끝?
사랑한다는 말을 언제 해야 할지 생각하고 있다면..

코코아 핸드크림

코코아버터 효능

연화제, 안정제로 카카오의 볶은 씨에서 추출하며, 피부를 부드럽게 유지하기 위하여 코코아버터로 마사지하거나 손 관리를 하면 보습력을 찾을 수 있다. 은은한 향이 있어 향유, 로션, 비누의 재료로 쓰이며 아름다운 향기를 내고 비누를 단단하게 하는 역할을 한다.

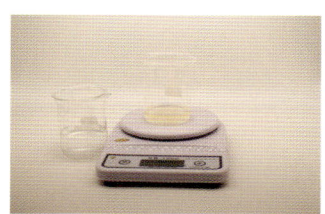

1 소독한 비커에 수상층과 유상층을 각각 계량한다.

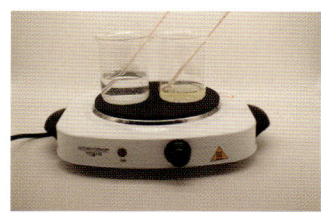

2 계량한 내용물이 75도가 되도록 가열한다.

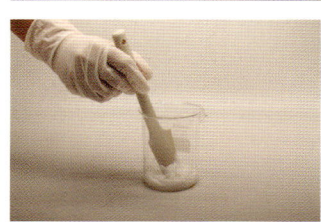

3 두 비커의 온도가 각각 70도가 되면 수상층을 유상층에 부으면서 주걱을 이용해 블렌딩한다.

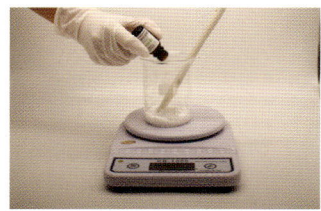

4 3의 온도가 50도 이하로 떨어지면 첨가물을 하나씩 넣어가며 저어주고 마지막에 Essential Oil을 첨가해 마무리해준다.

[기대효과]

수분감과 피부 재생력을 갖추고 있어 거칠어진 손의 재생을 도울 수 있으며 아토피 피부에 사용해도 효과적이다.

[Recipe](약100ml)

수상층
편백워터 50g
자스민워터 10g

유상층
코코아버터 7g
아르간오일(유기농) 5g
호호바오일 5g
올리브유화왁스 3g
몬타왁스68 2g

첨가물
천연비타민e 1g
나트로딕스 2g
병풀추출물 5g
솔비톨 5g
백년초보습제 3g
리피듀어 1g

Essential Oil
라벤더불가리안 4dr
티트리(유기농) 2dr

[Tip] · 솔비톨은 세정후에도 수분감이 남아있어 핸드크림 보습제로 사용하기에 적합하다.
· 코코아버터를 지성피부의 얼굴에 사용할 경우 여드름을 유발시킬 수 있다.

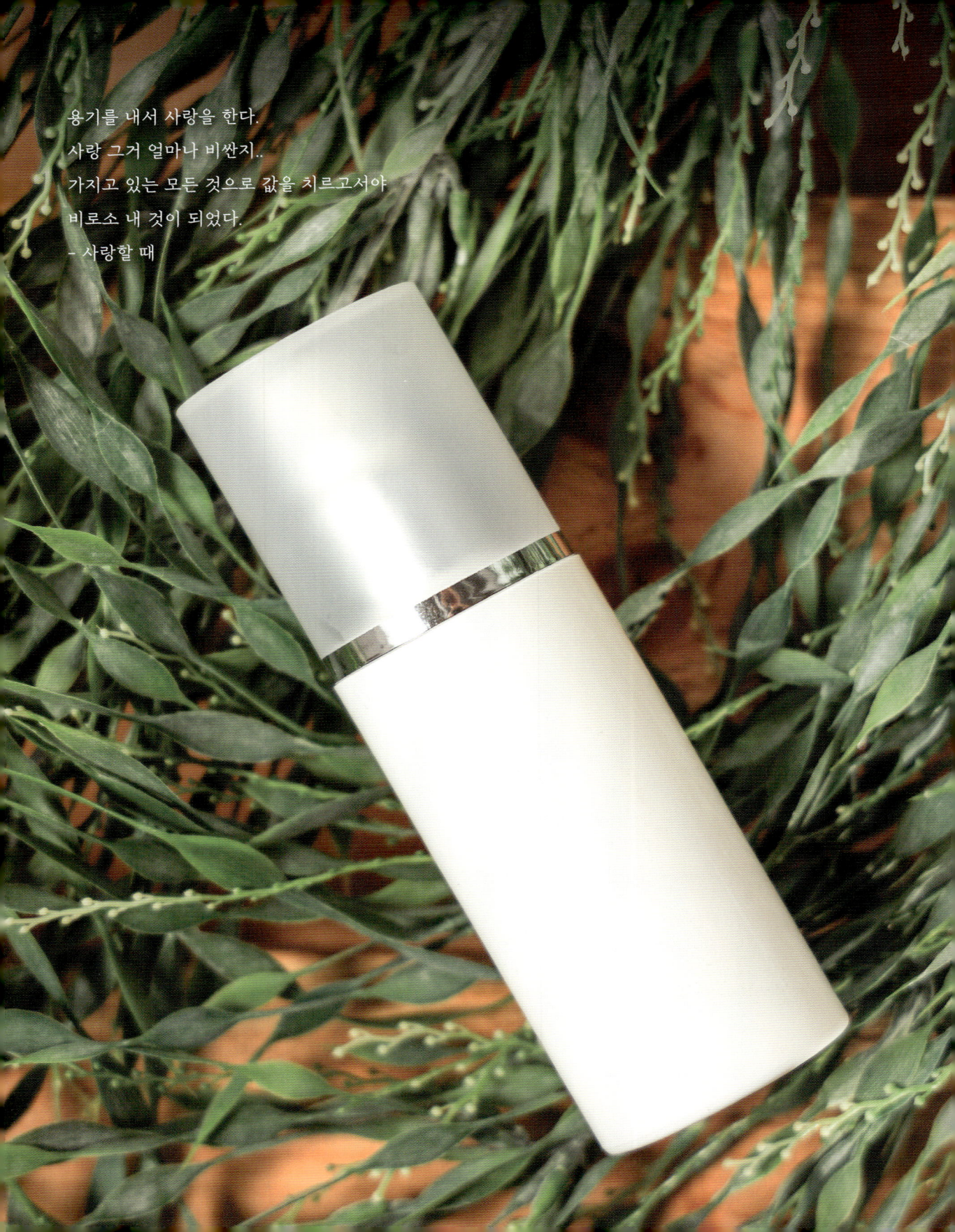

용기를 내서 사랑을 한다.
사랑 그거 얼마나 비싼지..
가지고 있는 모든 것으로 값을 치르고서야
비로소 내 것이 되었다.
- 사랑할 때

베타글루칸 안티에이징 로션

베타글루칸 효능

버섯, 효모등 미생물로부터 분리, 생산되는 미생물 유래의 베타글루칸, 곡물의 식이 섬유에서 추출, 생산되는 식물성 베타글루칸이 있으며 보습성분이 뛰어나 피부 탄력 강화 및 주름을 방지, 피부 처짐을 완화하며 피부 침투력이 좋아 탄력이 저하된 피부에 리프팅 효과를 주고 피부를 맑고 투명하게 관리할 수 있도록 도움을 준다.

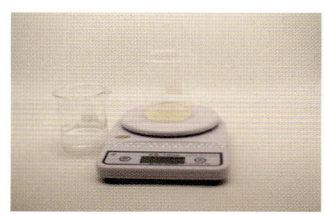

1 수상층과 유상층을 각각 비커에 계량한다.

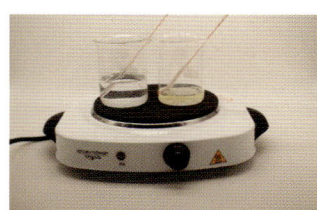

2 1을 각각 75도로 가열한다.

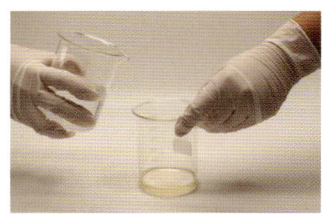

3 2를 70도 정도로 맞춘 뒤 수상층을 유상층에 부으면서 교반시켜준다.

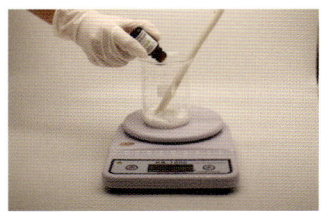

4 3의 온도가 50도 이하로 떨어지면 첨가물을 하나씩 넣어가며 저어주고 마지막에 Essential Oil을 첨가해 마무리해준다.

[기대효과]
보습감이 뛰어나고 피부탄력, 잔주름개선, 피부재생에 도움을 줄 수 있다.

[Recipe](약100ml)

수상층
자스민워터 65g
로즈워터 5g

유상층
로즈힙오일(비정제) 5g
아르간오일(유기농) 4g
호호바오일 3g
올리브유화왁스 3g
몬타왁스68 1g

첨가물
천연비타민e 1g
나프리 2g
브로콜리추출물 1g
Egf 2g
베타글루칸 2g
갈락토미세스 3g
히아루론산 2g

Essential Oil
로즈우드 3dr
프랑킨센스 1dr

[Tip] 재생 기능을 높이기 위해 Essential Oil 함량을 높이면 피부가 따가울 수 있다.

그대가 떠나니 내가 늙는다.
갑자기 늙는다.
그걸 내가 바란다.
- 그대 없이 사는 삶

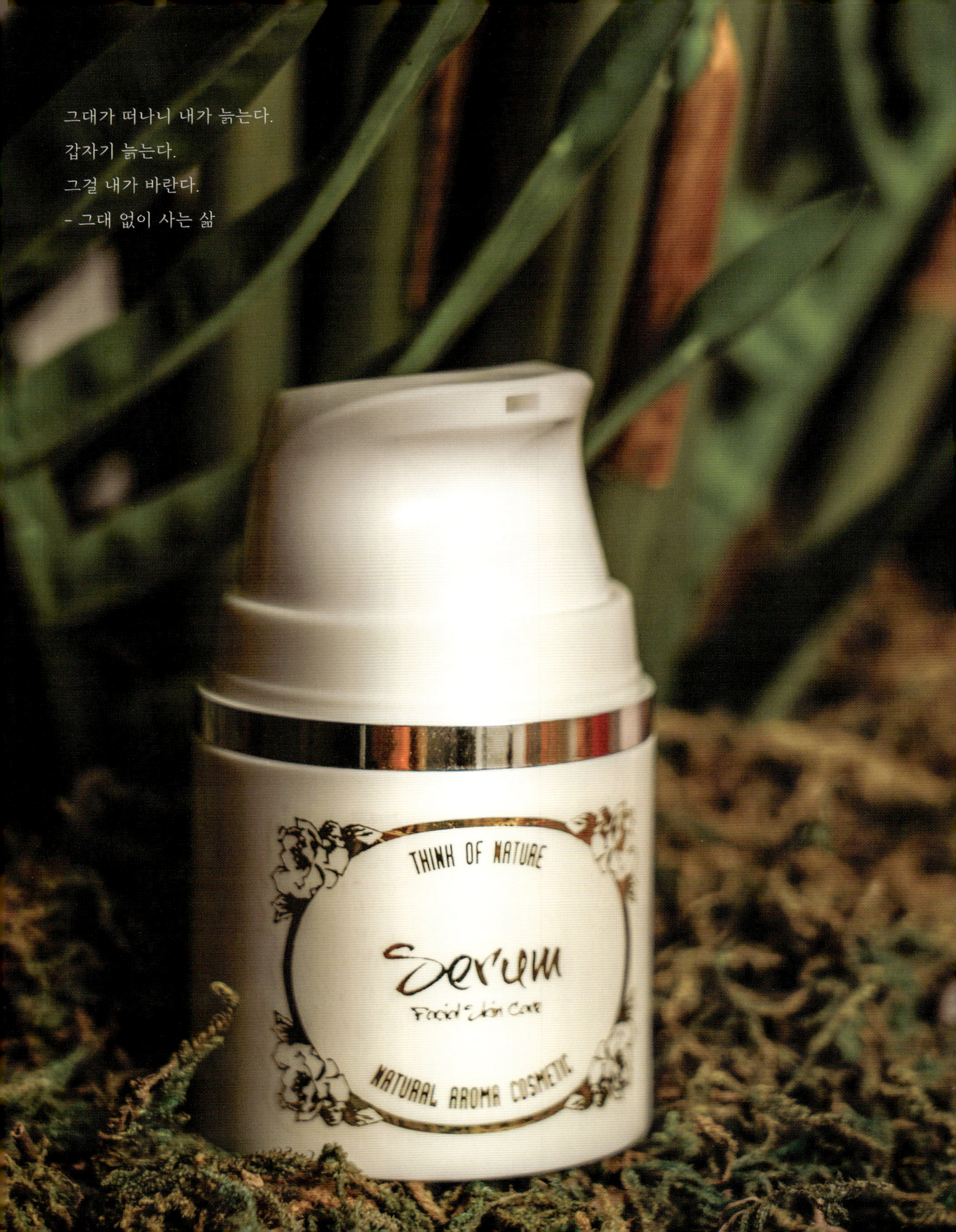

마치현 보습세럼

마치현 추출물 효능

마치현은 피부건조증 예방과 알레르기 반응을 진정시켜주는 효과가 우수하다. 쇠비름, 오행초 등으로 불리며 피부 청정 효과를 기대할 수 있는 마치현은 쇠비름의 전초를 말린 것으로 상처의 치유 효과가 우수하여 피부질환에 폭넓게 사용했으며 전통적으로 피부연고 원료로 많이 사용되어왔다. 또 다른 효능으로는 피부 보습 작용을 하고 피부알레르기 반응을 진정시켜주기도 한다.

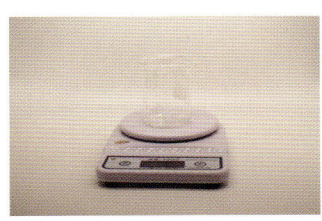

1 소독한 비커에 알로에베라겔을 계량한다.

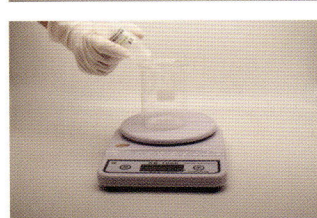

2 1에 첨가물을 순서대로 넣어주며 잘 섞어준다.

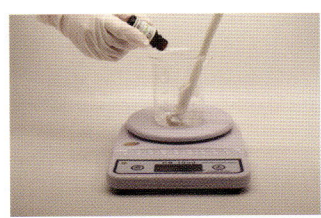

3 2에 에센셜을 넣어 잘 저어준다.

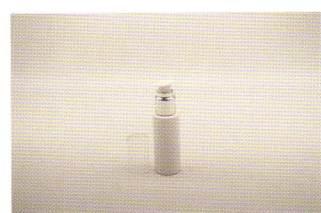

4 살균한 용기에 담아 사용한다.

[기대효과]
보습력이 뛰어나며 피부장벽의 회복을 도와 아토피피부와 노화 피부에 도움을 줄 수 있다.

[Recipe](약50ml)
베이스
알로에베라겔 35g
첨가물
히아루론산 3g
나노세라마이드 2g
호호바리포좀 2g
마치현추출물 2g
디판테놀 3g
나트로딕스 2g
리피듀어 0.5g
Essential Oil
라벤더(유기농) 2dr
캐모마일로먼 1dr

[Tip] 화장품 제작시 마치현 추출물의 레시피 권장 비율은 3% 이내로 첨가하는 것이 좋다.

그대를 만난 게 기적이다.
그대를 알아본 게 기적이다.
아직 그대 곁에 내가 있는 게 기적이다.
기적 조금만 더.
- 내 생애 끝자락에서

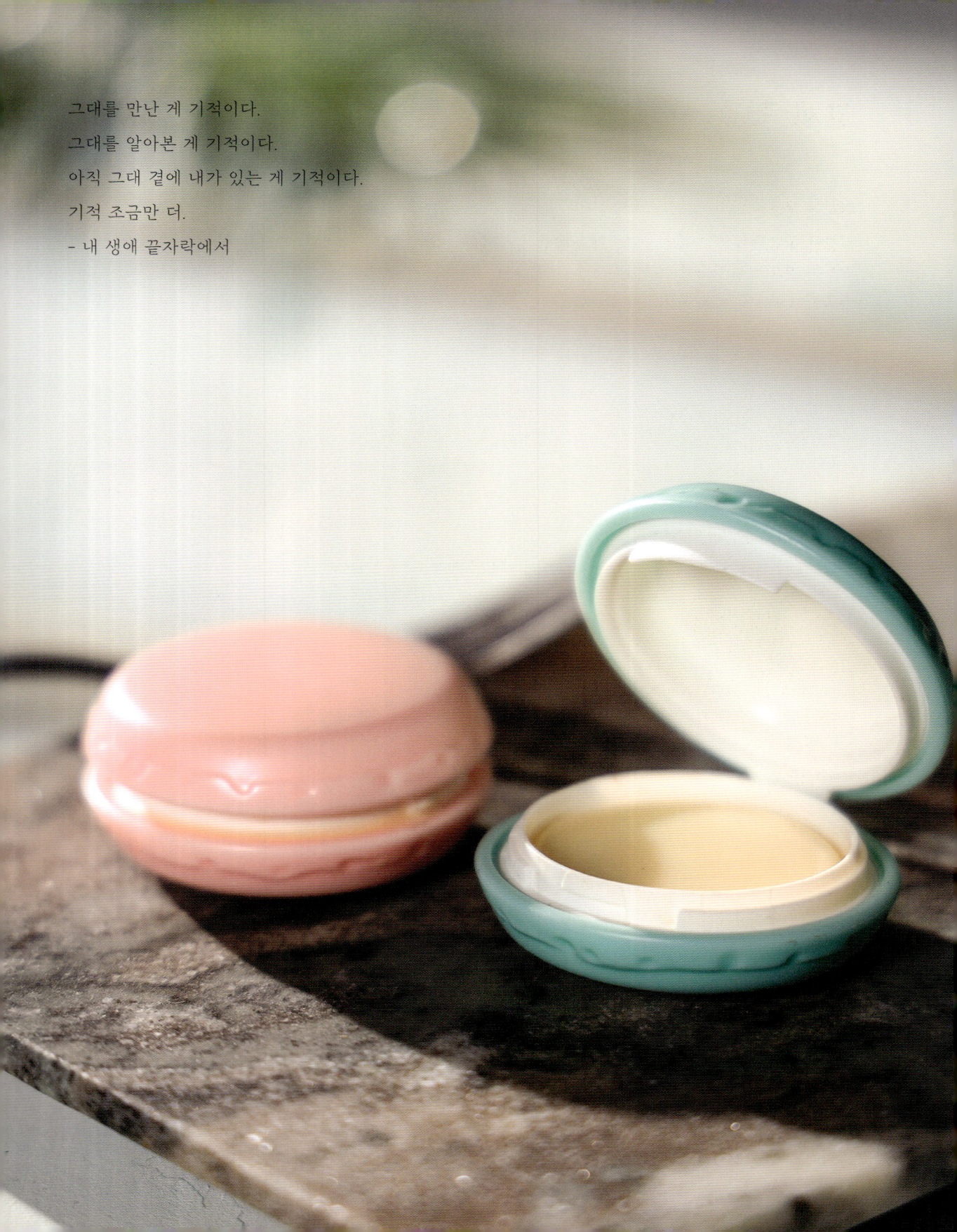

고체 향수 설레임

밀랍 활용도

밀랍은 꿀벌들이 꽃으로부터 모집한 당분을 효소작용에 의해 생화학적 과정을 경유해서 그 체내에서 만드는 것으로 벌집에서 추출하며 모든 화장품 원료로 사용되고 있다. 크림제품을 비롯하여, 연화계의 유상원료로 주로 사용되고 또 립밤 등의 유상경화제로서 널리 사용되고 있다.

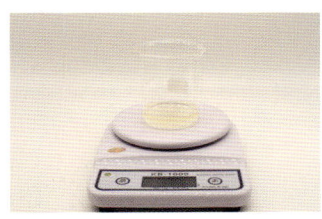

1. 소독된 비커에 유상층을 계량한다.

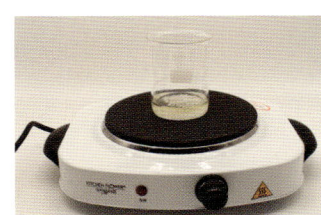

2. 1의 밀랍 알갱이가 녹을 때까지 가열한 후 비타민e를 첨가한다.

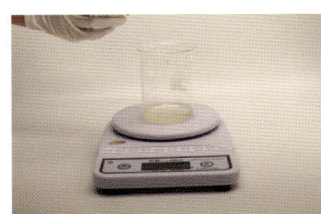

3. F.O를 먼저 첨가해 잘 섞어준 후 온도가 내려가면 E.O를 첨가해준다.

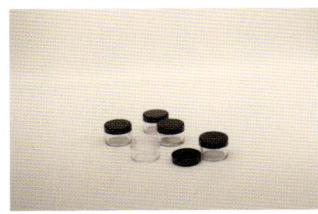

4. 완성된 향수를 잘 살균된 용기에 담에 사용한다.

[기대효과]

살균기능을 갖춘 향수로 비염이 있는 사람이 사용하기에 적절한 고급진 여성의 향기를 느낄 수 있다.

[Recipe](약25ml)

유상층
호호바오일 12g
밀랍(정제) 9g

첨가물
천연비타민e 1g

Essential Oil
레몬 10dr
버가못 10dr
그레이프푸룻 10dr

Fragrance Oil
롤리타렘피카 1.5ml

[Tip] 밀랍의 종류로는 정제된 화이트 밀랍과 비정제된 옐로우 밀랍이 있으며 비즈왁스로도 불린다.

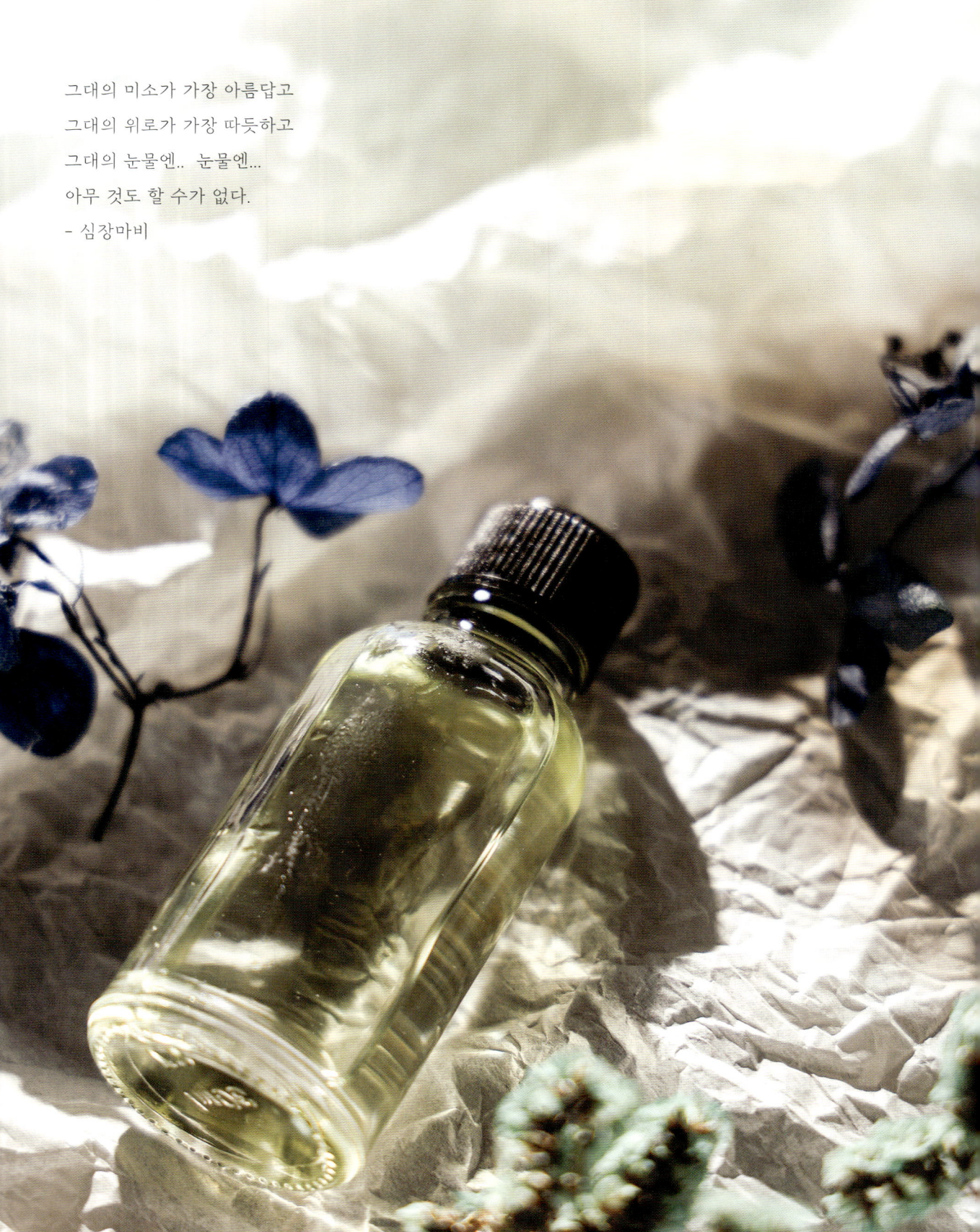

그대의 미소가 가장 아름답고
그대의 위로가 가장 따듯하고
그대의 눈물엔.. 눈물엔...
아무 것도 할 수가 없다.
- 심장마비

관절 마사지 오일

세인트 존스워트오일 효능

주요 성분은 세균 억제와 통증 완화 효과가 있는 히페리신(Hypericin), 히퍼포린(Hyperforin) 등으로 구성되어 있으며 염증, 근육통, 관절통이 있을 시 진통효과가 있는 진저, 라벤더, 블랙페퍼 등의 에센셜 오일을 블렌딩하여 통증 부위에 마사지하면 멍이나 상처의 회복을 돕는데 효과적이다. 세인트존스워트오일은 사용 후 햇빛에 직접 노출되는 것을 피하도록 한다.

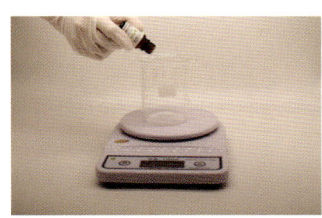

1 소독된 비커에 Essential Oil을 계량해 준다.

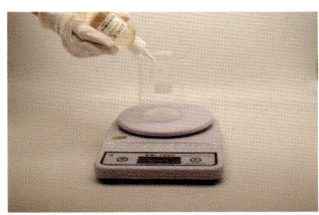

2 1에 올리브리퀴드를 첨가하고 3분 이상 저어준다.

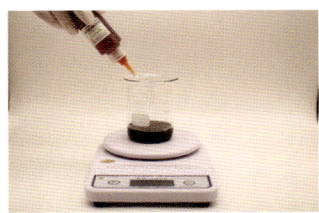

3 2에 천연비타민e를 첨가하고 잘 저어준다.

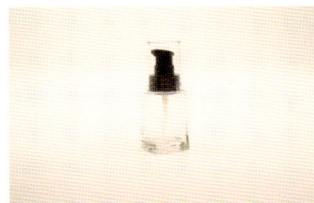

4 완성 제품을 펌핑력이 좋은 용기에 담아 사용한다.

[기대효과]

관절의 염증과 피로를 풀어줄 수 있어 통증완화에 도움을 줄 수 있다.

[Recipe](약100ml)

유상층
세인트존스워트오일 40g
아르니카오일 25g
호호바오일 26g

첨가물
천연비타민e 1g
올리브리퀴드 4g

Essential Oil
진저 1ml
블랙페퍼 1ml
라벤더프랜치 1ml

[Tip] Essential Oil은 고농축이므로 직접 도포를 피하고 베이스 오일과 블렌딩해서 사용하는 것이 안전하고 효과적이다.

소중히 아끼며 사랑할 수 있는가?
그럼 고백해 보라...
- 지금이다

그린씨드 선바

밍크오일 효능
밍크의 지방에서 정제한 것으로 피부와 친화력이 좋고 트러블이 거의 없으며 흡수가 잘 되는 오일이다. 불포화 지방산을 70~80% 함유하고 있어 피부 보호막을 유지시켜 주고 피부 세포재생에 도움을 주어 손상된 피부를 관리하는데 좋다.

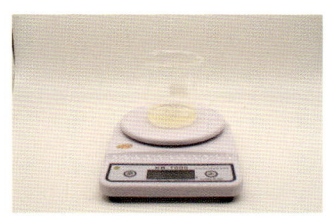

1 소독한 비커에 유상층을 계량한다.

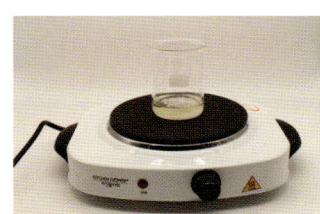

2 1을 75도로 가열한다.

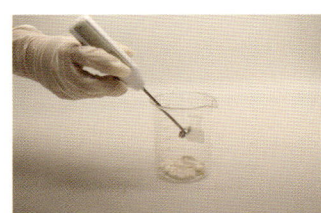

3 2를 블렌더를 이용해 3분 정도 돌려 옥사이드를 풀어준다.

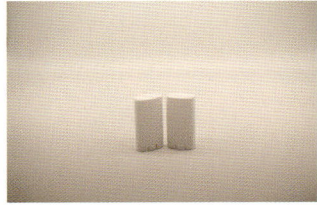

4 3에 첨가물과 에센셜 오일을 넣고 마무리해 스틱용기에 담아 4시간 정도 굳혀준다.

[기대효과]
자외선 차단 효과가 있으며 끈적임이 적고 퍼짐성과 발림성이 좋다.

[Recipe](약30ml)
유상층
살구씨오일 2g
호호바오일 4g
녹차씨오일 3g
린씨드오일 4g
밍크오일 2g
블랙세서미오일 4g
올리브썬케어900 1g
징크옥사이드 1.5g
티타늄 옥사이드 1.5g
밀랍 5g

첨가물
천연비타민e 1g

Essential Oil
로즈우드 3dr
버가못버갑틴프리 2dr

[Tip] 스틱타입으로 만든 제품은 밀랍 첨가량이 많아 땀 구멍을 막을 수도 있어 몸 전체에 바르지 않는 것이 좋다.

예쁘다..
예쁘다..
참 예쁘다..
내 눈에 네가 참 예쁘다.
- 너만 보여서

페이스 마사지크림

살구씨유 효능

살구씨유는 살구씨에서 추출한 오일로 끈적임이 적고 피부 유연작용을 하여 마사지 크림을 만들기에 적합하며 클렌징에 효과적이어서 클렌징 오일을 만들 때도 주로 사용되는 오일이다.
피부에 흡수가 빠르고 비타민이 풍부해 피부의 탄력과 청결을 돕고 피부를 윤기 있게 해주는 미백효능이 있는 오일로도 알려져 있다.

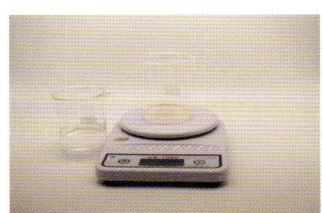

1 소독한 비커에 수상층과 유상층을 각각 계량한다.

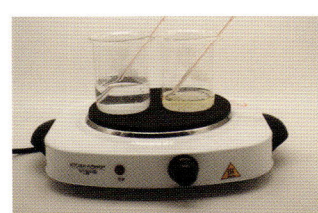

2 1의 온도가 75도가 될 때까지 가열한다.

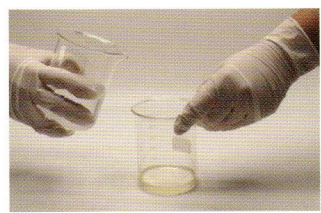

3 2를 각각 70도로 맞춘 뒤 수상층을 유상층에 부으면서 블렌딩해준다.

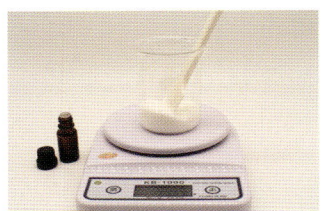

4 블렌딩 후 온도가 50도 이하로 내려가면 첨가물과 Essential Oil을 한 가지씩 넣어가며 마무리해준다.

[기대효과]
거칠어진 피부를 촉촉하고 탄력 있게 가꾸는데 도움을 준다.

[Recipe](약100ml)

수상층
정제수 50g

유상층
살구씨유 10g
아몬드오일 7g
헤이즐넛오일 16g
올리브왁스 6g
몬타왁스68 3g

첨가물
천연비타민e 2g
히아루론산 3g
글리세린 2g

Essential Oil
로즈우드 3dr
라벤더블가리안 1dr

[Tip] 얼굴 또는 몸이 거칠어졌을 때 아래서 위로 터치하면서 고루 마사지해주면 거칠어진 피부가 부드럽게 정돈된다.

그대~ 함께 늙어가고 싶은 사람이 있는가?
그 사람 곁에 그대가 있는가?
그럼 오늘을 '행복하다.'기록해 두라.
- 행복한 날

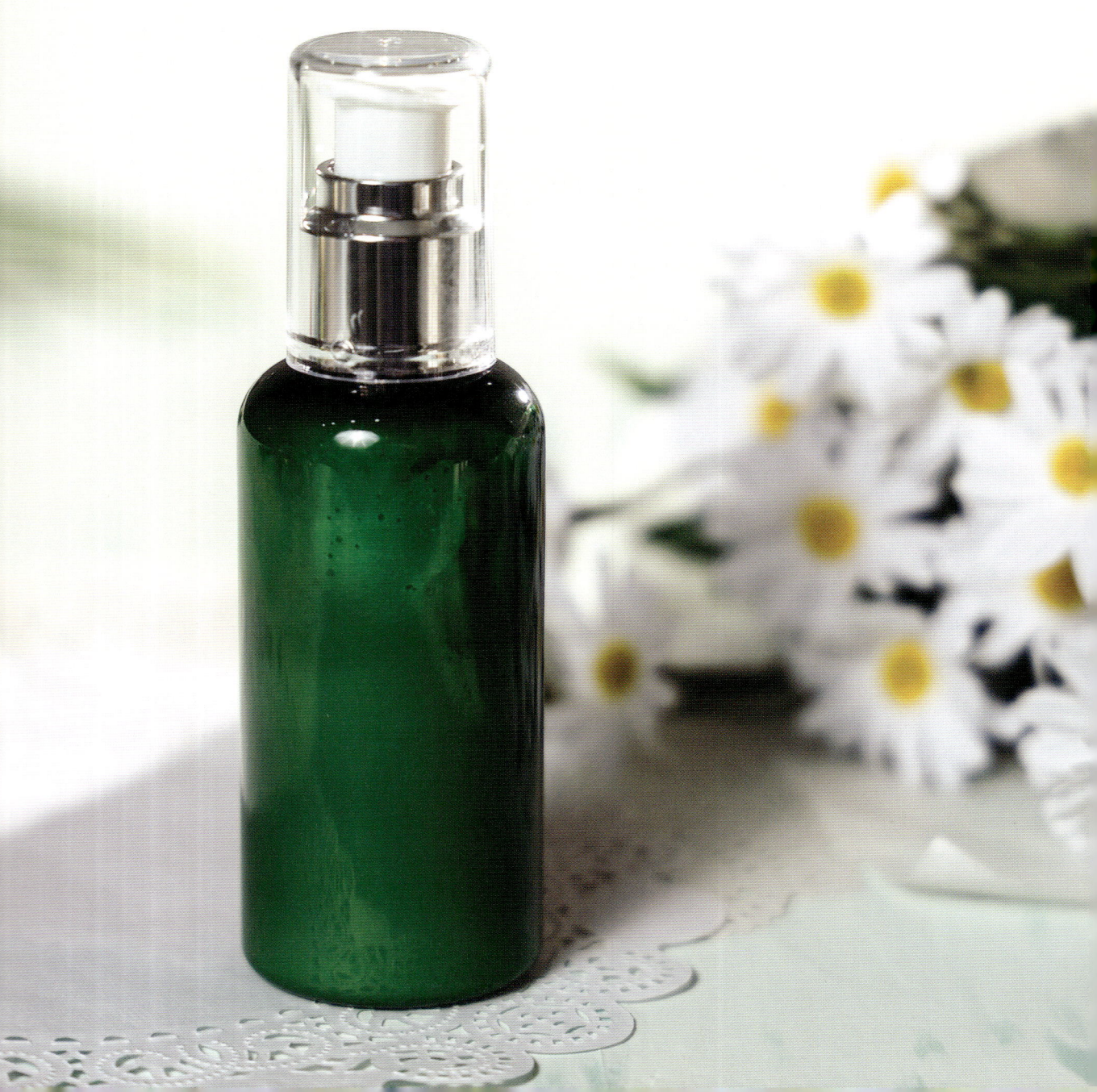

피토화이트맥스 미백로션

피토화이트맥스 효능

중국 명나라 김시진이라는 한의학자가 지은 본초강목에 소개되었으며 송이버섯, 노란 만병초, 호이초 등의 복합추출물로 항염 효과가 뛰어나 자외선에 의한 염증 반응을 방해하여 미백에 도움을 주는 원료이다. 노화에 의한 검버섯, 임신 시 나타나는 피부의 옅은 갈색 반점이나 호르몬 제재 사용으로 나타나는 색소 침착 개선을 돕기 위해 개발된 원료이다.

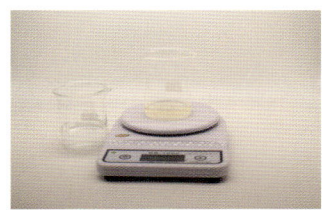

1 소독한 비커에 수상층과 유상층을 각각 계량한다.

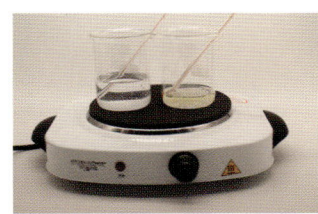

2 1의 온도가 75도가 될 때까지 가열한다.

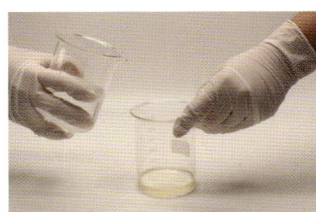

3 2를 각각 70도로 맞춘 뒤 수상층을 유상층에 부으면서 블렌딩해준다.

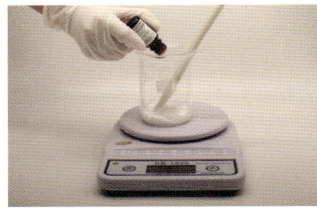

4 블렌딩 후 온도가 50도 이하로 내려가면 첨가물과 Essential Oil을 한 가지씩 넣어가며 마무리해준다.

[기대효과]
기미, 주근깨, 검버섯이 있는 피부에 사용하면 미백 효과를 기대할 수 있다.

[Recipe](약100ml)

수상층
라벤더워터 15g
녹차워터 50g

유상층
살구씨오일 4g
호호바오일(정제) 3g
로즈힙오일 4g
올리브유화왁스 3g
몬타왁스68 1g

첨가물
천연비타민e 1g
나프리 2g
피토화이트맥스 3g
멜라슬로우 5g
디판테놀 3g
갈락토미세스 3g
백년초보습제 2g

Essential Oil
라벤더(유기농) 2dr
네놀리 2dr

[Tip] 멜라슬로우는 기초 단계에서 부터 사용하면 피부 미백관리에 더 효과적이다.

희뿌연 거울에 내 모습이 비추더니
머리를 쓸어 올리고 립스틱을 바르니
그대만 보인다.
- 그대 만나러 가는 길

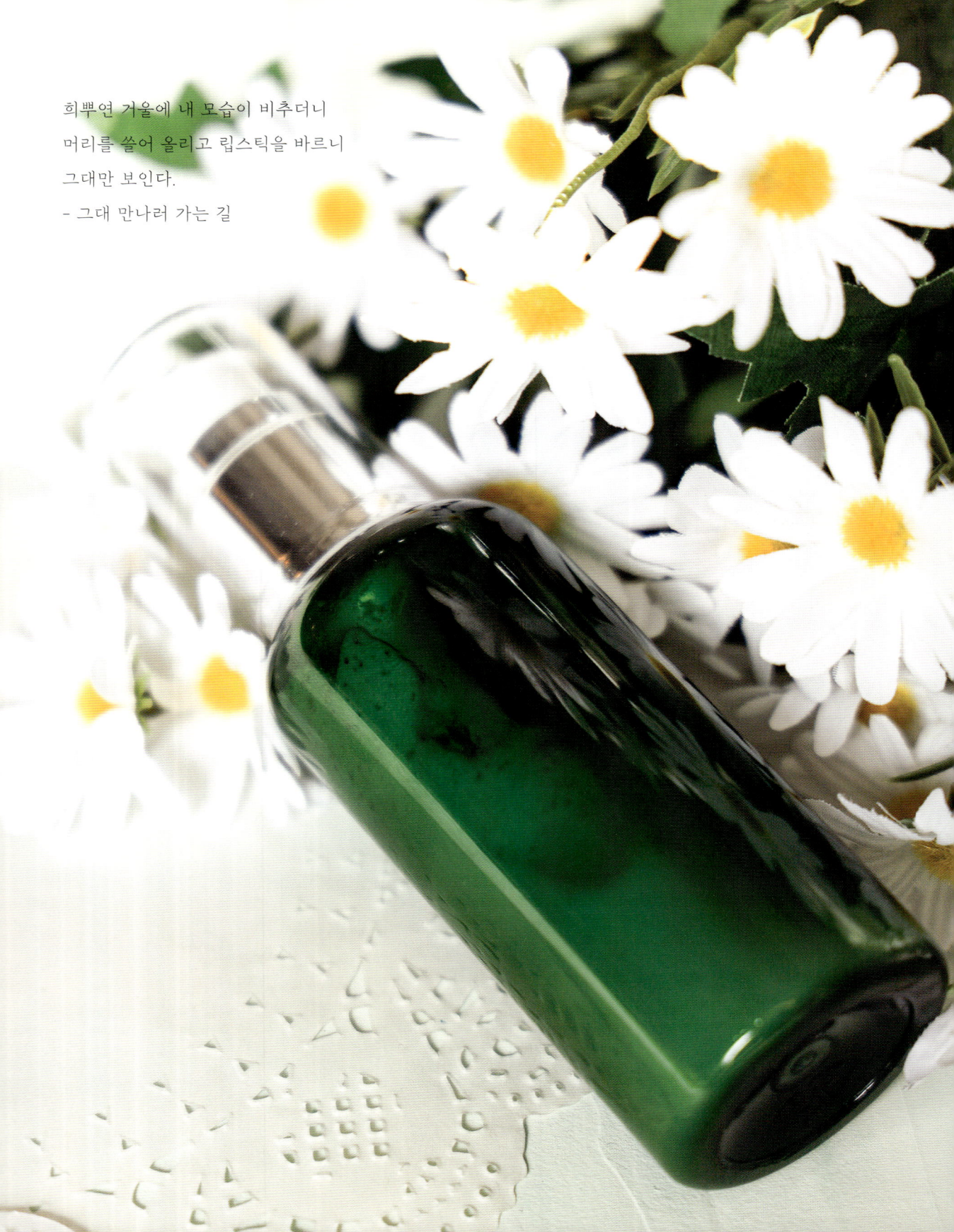

감초 땀띠 스프레이

감초추출물 효능

감초추출무의 주 구성 성분인 Glabridin은 피부병에 대한 항염작용과 미백 작용 효과가 있으며 Glycyrrhizin과 Glychrrhetinic acid는 항염 효과가 있는 것으로 알려져 있어 여드름, 피부염, 습진, 땀띠, 피부진정, 항균, 항알레르기, 항바이러스 제품을 만드는데 자주 쓰이는 원료이다.

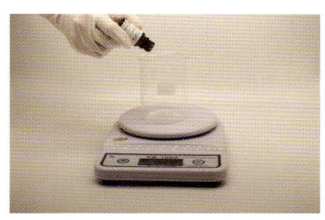

1. 소독한 비커에 에센셜 오일을 계량한다.

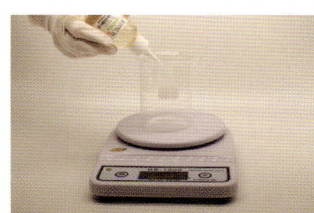

2. 1에 올리브리퀴드를 넣고 2분 이상 저어 가용화시켜 준다.

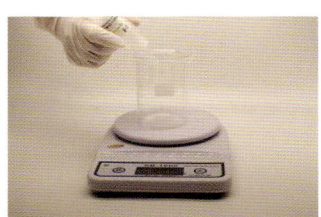

3. 2에 나머지 첨가물을 한 가지씩 넣고 저어준다.

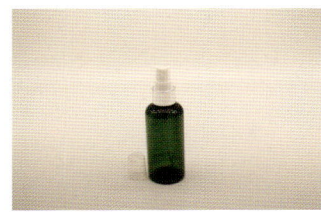

4. 잘 살균된 용기에 담아 냉장보관하면 3개월 정도 사용이 가능하다.

[기대효과]

땀띠로 인한 따가운 피부와 염증완화에 도움을 줄 수 있으며 피부 진정효과를 기대할 수 있다.

[Recipe](약100ml)

수상층

알로에워터 20g
편백워터 65g

첨가물

올리브리퀴드 2g
병풀추출물 3g
감초추출물 4g
어성초추출물 1g
프로폴리스 3g
나트로딕스 1g

Essential Oil

라벤더 3dr
티트리 1dr
캐모마일 2dr

[Tip] 감초 추출물은 스킨, 로션, 크림등 다양한 제품에 사용이 가능하나 화장품은 레시피의 3%를 넘기지 않는 것이 좋다.

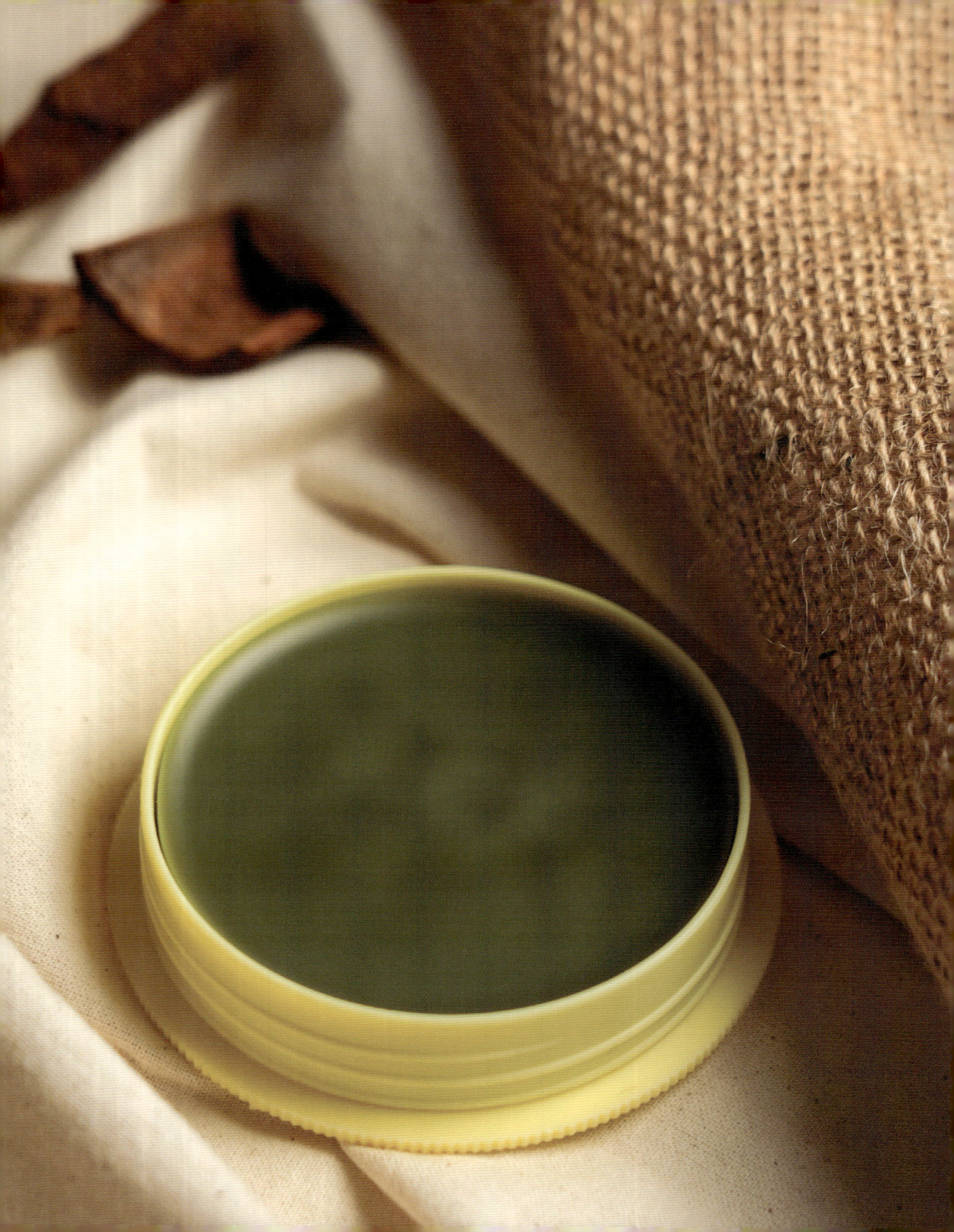

님 오일 무좀 밤

님 오일 효능

님 오일은 마늘 또는 유황과 비슷한 냄새가 나는 쓴 맛의 오일로 비타민e와 필수아마노산을 포함하며 빛깔은 검고 짙은 빛을 띠고 있다. 스킨케어 제품으로 쓰이는 데는 빛깔과 진한 향으로 제약이 따르지만 효능이 뛰어나 다양한 제품에 사용된다. 그 예로 비듬이 잘 생기고 가려움증이 심한 두피 케어 제품, 여드름 케어 제품, 무좀 케어 제품 등이 있다.

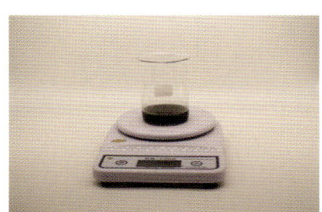

1 소독한 비커에 유상층을 모두 계량한다.

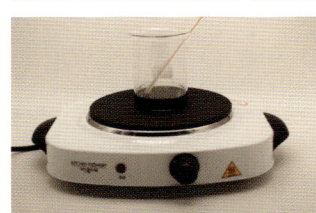

2 계량한 비커를 핫플레이트에 올리고 75도에서 왁스가 다 녹을 때까지 잘 저어준다.

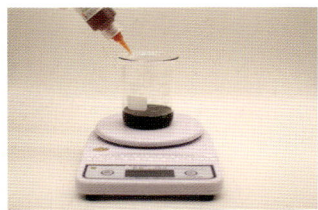

3 온도를 50도 이하로 낮춘 후 천연비타민E와 에센셜 오일을 넣고 잘 저어준다.

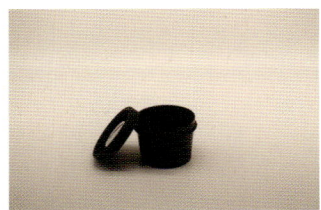

4 원하는 용기에 담아 면봉을 이용해 상처 부위에 발라준다.

[기대효과]
항균작용과 염증완에 도움을 주어 무좀뿐만 아니라 아토피 피부의 국소 부위에 사용해도 도움을 받을 수 있다.

[Recipe](약50ml)
유상층
님오일 15g
로즈힙오일(비정제) 10g
호호바오일 6g
타마누오일 7g
밀랍 7g
천연비타민E 2g
Essential Oil
티트리(유기농) 1ml
라벤더프렌치 1.5ml

[Tip] · 발을 깨끗이 씻고 건조 후에 하루 1~2회 정도 발라 준다.
· 사용 시 면봉에 살짝 찍어 사용하는 것이 좋다.

북적임 속에 그대를 찾지 못해
외로움이 밀려든다.
- 그대를 떠나고

마유 수분 폭탄크림

마유 효능
사람의 피부와 유사한 성분의 천연오일로 끈적임이 적으며, 침투성이 뛰어나 흡수력과 발림감이 좋고 헤어케어에도 효과적이다. 또한 감마리놀렌산을 함유하여 피부톤 복원력이 좋고 피부 재생 효과가 있어 화상 치료, 염증 치료에도 도움을 줄 수 있다.

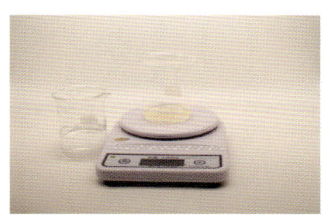

1 소독한 비커에 수상층과 유상층을 각각 계량한다.

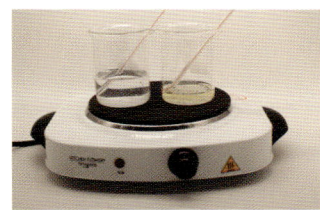

2 1의 온도가 75도가 될 때까지 가열한다.

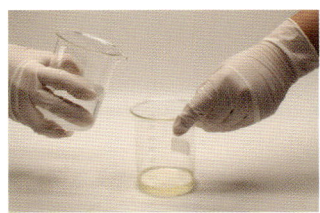

3 2를 각각 70도로 맞춘 뒤 수상층을 유상층에 부으면서 블렌딩해준다.

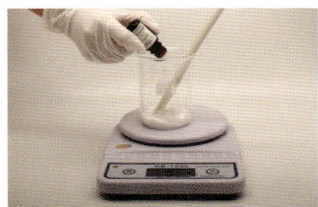

4 블렌딩 후 온도가 50도 이하로 내려가면 첨가물과 Essential Oil을 한 가지씩 넣어가며 마무리해준다.

[기대효과]
수분감이 뛰어난 제품으로 긴 시간 촉촉한 수분 상태를 유지시켜주며 피부재생 효과도 기대 할 수 있다.

[Recipe](약50ml)

수상층
달팽이추출물 10g
꿀추출물 10g

유상층
호호바오일 4g
코코넛오일(유기농)7g
시어버터 2g
마유 3g
올리브유화왁스 3g
몬타왁스68 1g

첨가물
천연비타민e 2g
보톡스 펩타이드 2g
히아루론산 5g

Essential Oil
샌달우드 2dr
팔마로사 1dr

[Tip] 달팽이 추출물을 과하게 사용하면 민감한 피부는 당김 현상이 느껴질 수 있으나 이는 건조 증세가 아닌 수렴 작용으로 이해하는 것이 좋다.

그대의 허깅은
늘 그랬던 것처럼 모두에게 따듯하다.
- 체온을 빼앗기며

자초 고보습 립밤

자초인퓨즈드 오일 효능

천연립밤 색소로 주로 사용되는 자초는 열을 내리고 독을 풀어주며 새 살을 돋게 하는 효능과 항염, 항균 작용을 하며 피부 발진이나 여드름에도 좋고 혈액 순환을 촉진시키는데 효능이 있다고 알려져 있어 튼 입술을 관리하는데 도움을 줄 수 있다.

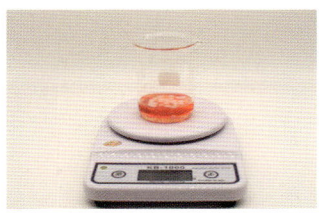

1 소독한 비커에 유상층을 모두 계량한다.

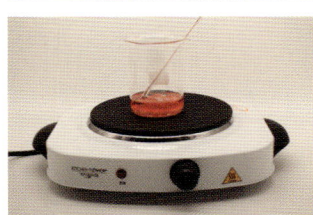

2 계량한 비커를 핫플레이트에 올리고 75도에서 왁스가 다 녹을 때까지 잘 저어준다.

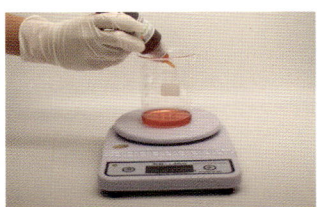

3 온도를 50도 이하로 낮춘 후 천연비타민E와 에센셜오일을 넣고 잘 저어준다.

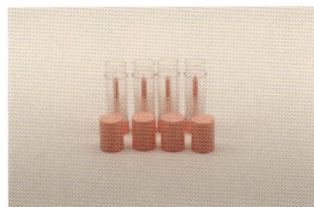

4 소독한 용기에 담아 4시간 정도 굳힌 후 사용한다.

[기대효과]
튼 입술을 재생시켜 촉촉한 입술로 관리할 수 있다.

[Recipe](약25ml)
유상층
자초인퓨즈드오일 8g
호호바 6g
피마자 2g
시어버터 2g
밀랍(정제) 5g

첨가물
천연비타민e 1g

Essential Oil
딸기 식향 10dr
프랑킨센스 1dr

[Tip] 자초 인퓨즈드 오일은 상온에서 콜드 인퓨즈드를 하는 것이 좋으며 30일 정도가 적당하다.

그대는 영화를 보고 난 그대를 본다.
그댄 영화 이야기를 하고
난 그대의 이야기여서 듣는다.
 - 의미 무의미

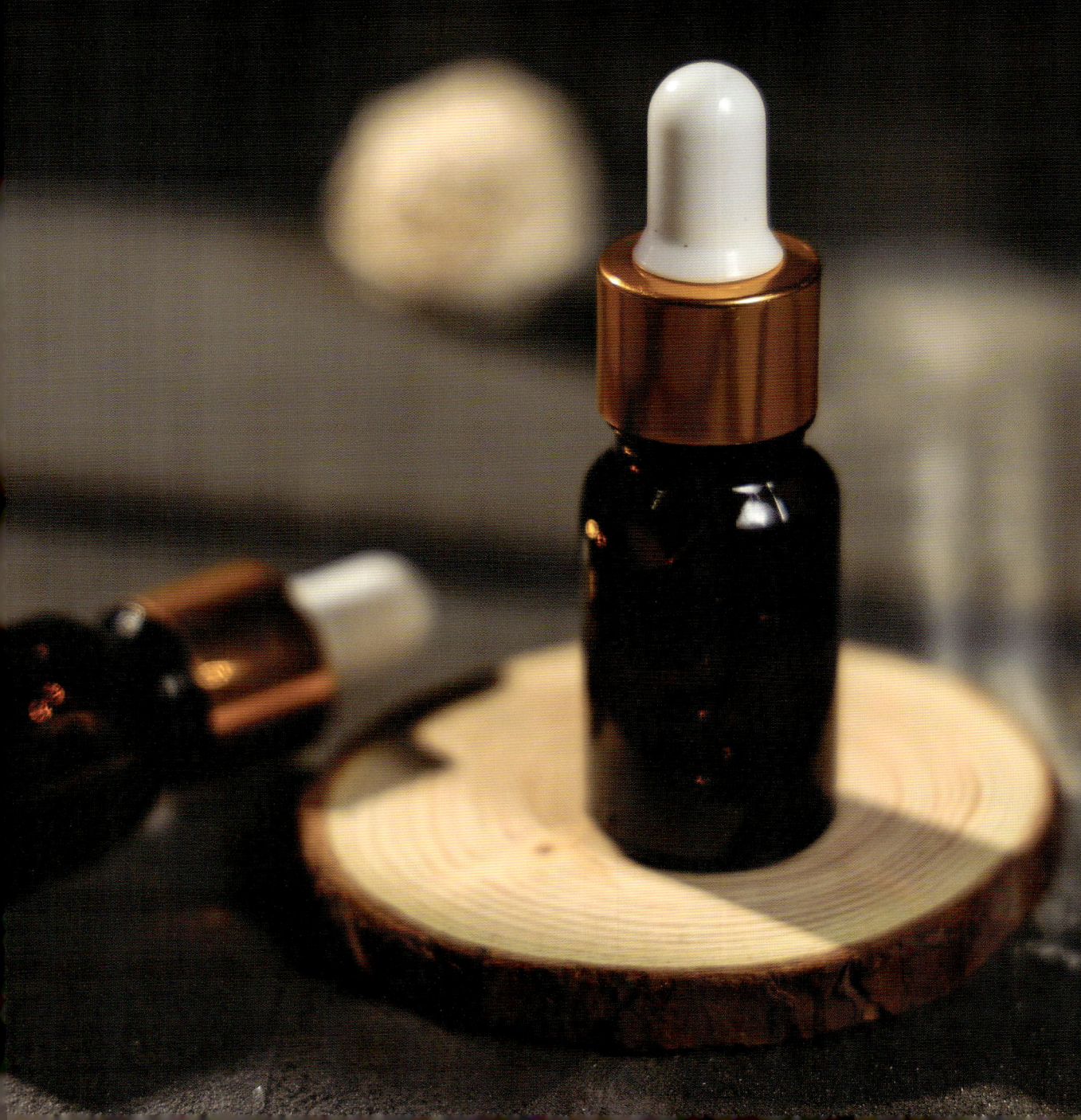

동안 멀티 앰플

쿠퍼펩타이드 효능

쿠퍼펩타이드는 피부 트러블을 진정시키고 피부 세포에 활성화를 일으켜 잔주름이나 깊게 패인 주름 개선에 도움을 준다. 콜라겐 합성에 관여하고 세포 성장을 정상화시키는 능력을 가져 피부의 염증을 방지하고 손상된 피부를 회복하는 제품에 적용하면 좋다. 또한 헤어케어 제품에 사용하면 모발을 강하고 탄력 있게 가꾸어주고 두피의 혈액 순환을 도와 모발의 재생력을 높여준다.

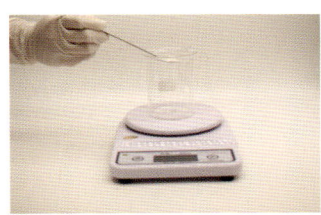

1 소독한 비커에 하이셀을 계량한다.

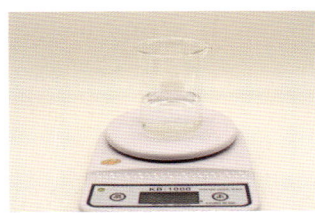

2 1에 수상층을 계량해서 넣고 저온에서 점도가 생길 때까지 저어준다.

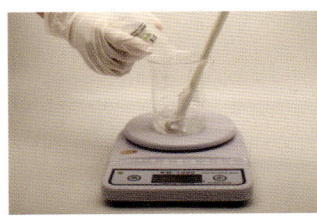

3 2에 첨가물을 한 가지씩 넣어가며 기포가 생기지 않도록 저어준다.

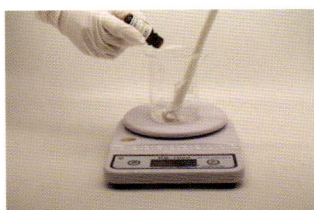

4 3에 에센셜을 넣고 스포이드 용기에 넣어 사용한다.

[기대효과]
피부의 탄력을 찾아주고 잔주름 완화에 도움을 주며 미백 기능을 갖추고 있는 동안 피부를 위한 멀티 제품이다.

[Recipe](약50ml)

수상층
제수 15g
하이셀 0.5g

기능성 첨가물
나트로딕스 2g
Egf 3g
쿠퍼펩타이드 3g
멜라슬로우 3g
아스트린AG 0.5g
백년초보습제 3g
보습펩타이드 3g
보톡스펩타이드 3g
녹차추출물 2g
갈락토미세스 4g
디판테놀 3g
나노세라마이드 4g
리피듀어 0.5g

Essential Oil
라벤더(유기농) 1dr
일랑일랑 1dr
팔마로사(유기농) 2dr

[Tip] · 앰플은 잠자기 전에 사용하는 것이 아침에 바르는 것보다 효과적이다.
· 가벼운 하이셀을 먼저 계량하는 것이 정확한 양을 측량하는데 도움이 된다.

그대!
가난을 이기고 어둠을 견디고
아픔을 딛고 일어설 때 쯤
서론 변치 않을 동지가 되어있을 것이나
설렘을 찾으려 하지 말아야 할 것이다.
- 남아 있지 않은 것들

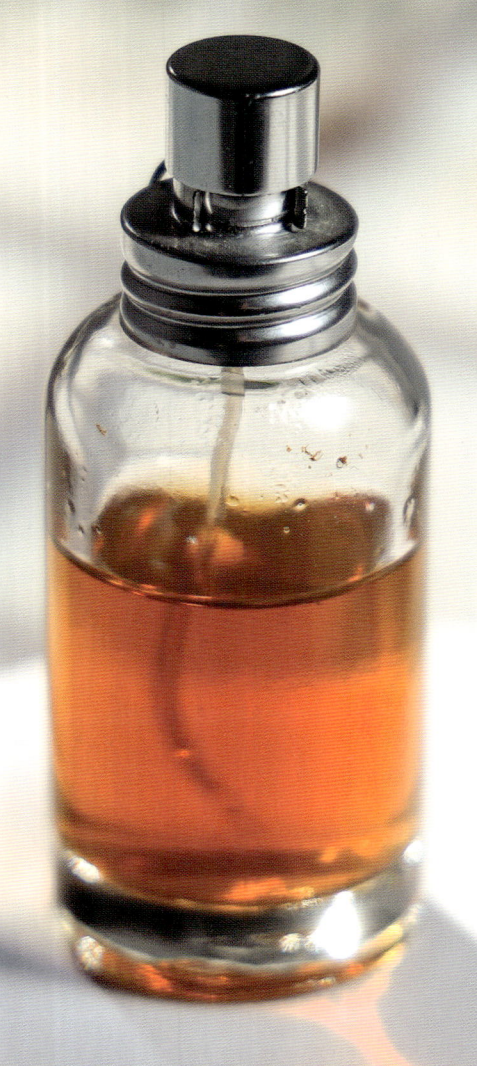

데오도란트

페퍼민트 효능

페퍼민트는 고대의 그리스, 로마 및 이집트에서 기록되기 시작해서 1721년 런던 약전에 처음 기록되었고 주로 미국 북부와 동부 유럽에서 생산된다. 오일의 특징은 가볍고 깨끗한 멘톨향이 나며 집중력을 높이고 편두통과 정신적인 피로를 완화하는데 좋다. 열과 두통을 동반한 감기와 호흡기계에 탁월한 오일로 순환을 도와 근육통, 타박상, 관절 통증 등에도 효과적이다.

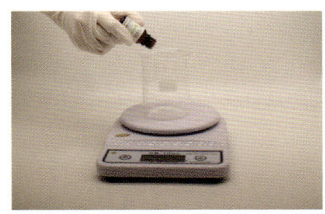

1 소독한 비커에 Essential Oil을 계량한다.

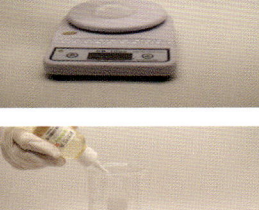

2 1에 올리브리퀴드를 넣고 저어 가용화시켜 준다.

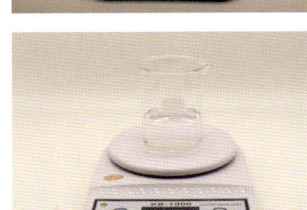

3 2에 수상층을 모두 넣고 저어준다.

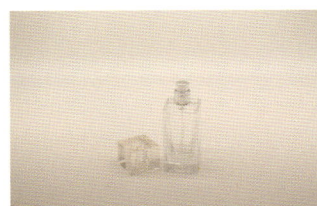

4 잘 살균된 용기에 담아 사용한다.

[기대효과]

겨드랑이 땀 분비를 줄여주고 과도한 냄새를 줄여줄 수 있다.

[Recipe](약50ml)

수상층

위치헤이즐워터 35g
나프리 2g
리피듀어 0.3g
병풀추출물 5g
꿀추출물 5g

첨가물

올리브리퀴드 2g

Essential Oil

만다린 1dr
페퍼민트 1dr
사이프러스 3dr
라벤더(유기농) 3dr

혹 지금 불행하다 느끼는가?
누군가는 지금 당신으로 인해
사무치게 행복해 할 수도 있으니
불행함을 들켜 그의 행복을 빼앗지 마라
- 다시 찾을 행복 앞에.

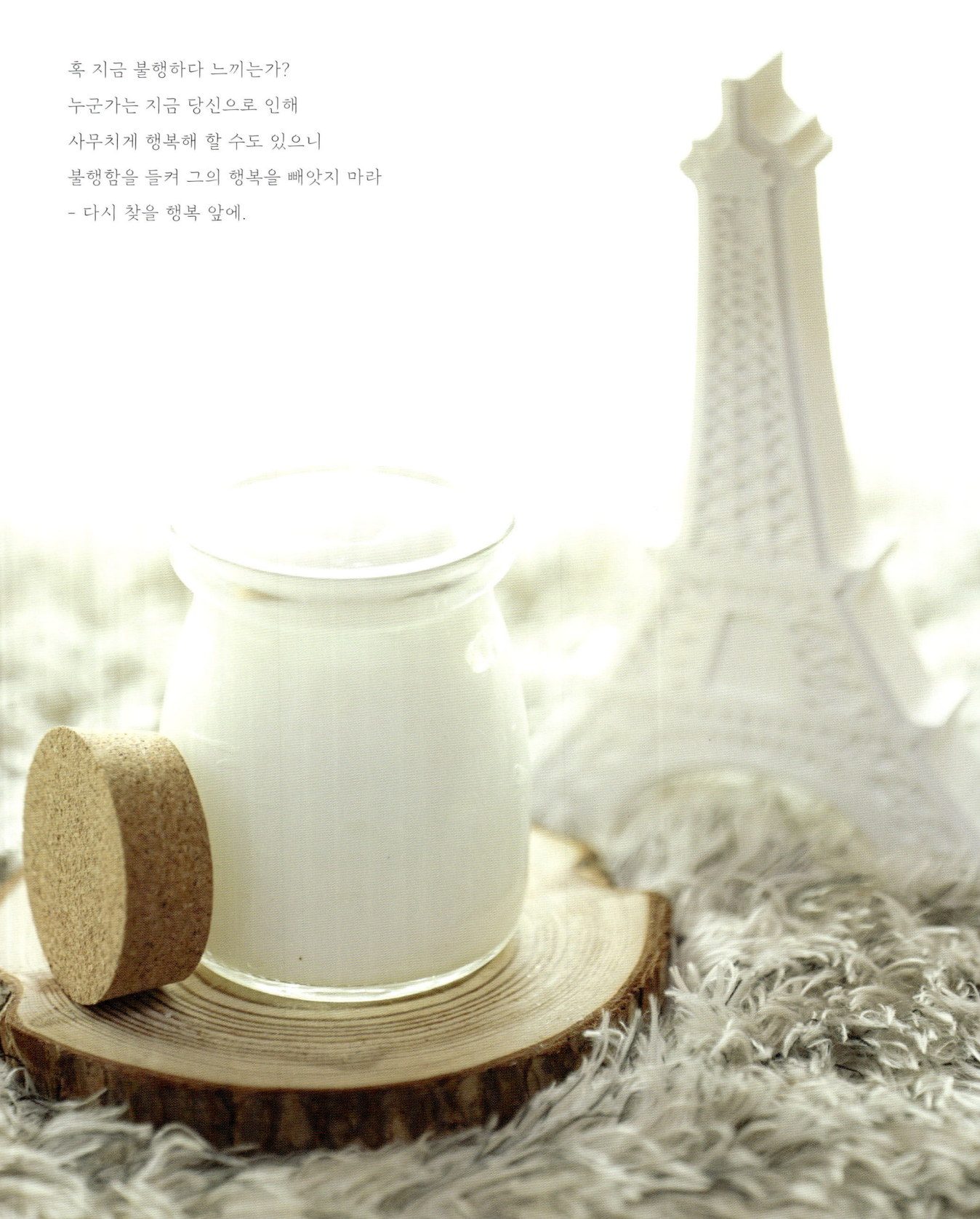

EGF 재생크림

EGF 효능

EGF는 세포 재생인자라 불리는 인체 내에서 생성되는 천연 단백질이다. 피부에 상처가 생기게 되면 혈액을 통해 EGF가 생성 공급되어 상처를 흉터 없이 재생시키는 작용을 하는 물질로 초기에는 화상환자의 피부 재생 원료로 주로 사용되었으나 요즘은 주름개선과 탄력 효과를 목적으로 더 많이 사용된다. 식약청에서 고시한 기능성 화장품원료인 EGF의 주요 작용은 표피세포의 분열증식 속도와 진피 재생속도까지 조절하여 노화가 시작된 세포에 EGF를 지속적으로 공급하면 새로운 세포성장을 돕고 노화를 더디게 하는 효과를 기대할 수 있다.

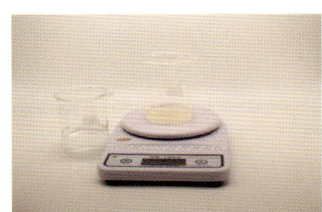

1. 소독한 비커에 수상층과 유상층을 각각 계량한다.

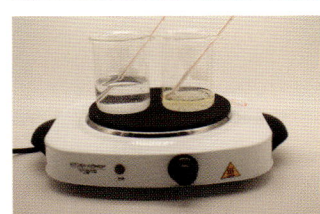

2. 1의 온도가 75도가 될 때까지 가열한다.

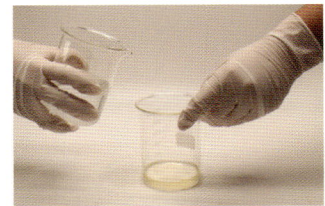

3. 2를 각각 70도로 맞춘 뒤 수상층을 유상층에 부으면서 블렌딩해준다.

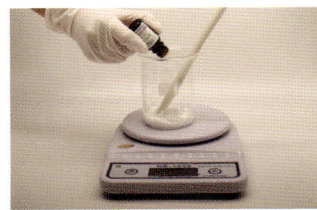

4. 블렌딩 후 온도가 50도 이하로 내려가면 첨가물과 Essential Oil을 한 가지씩 넣어가며 마무리해준다.

[기대효과]

고보습 재생크림으로 잔주름 완화와 건성피부 컨트롤에 도움을 줄 수 있다.

[Recipe](약100ml)

수상층

로즈워터 55g
호호바(정제)오일 8g
로즈힙(정제)오일 10g
버진아몬드오일 8g
올리브유화왁스 5g
몬타왁스68 2g

첨가물

나프리 2g
천연비타민e 2g
꿀추추물 2g
Egf 5g

Essential Oil

라벤더불가리안 3dr
팔마로사 1dr

[Tip] EGF는 스킨, 에센스, 로션 등 다양한 제품에 사용이 가능하며 레시피의 5%내외로 권장한다.

모든 것을 이룬 뒤에 찾아오게 될 공포
- 공허함이 던지는 도전장

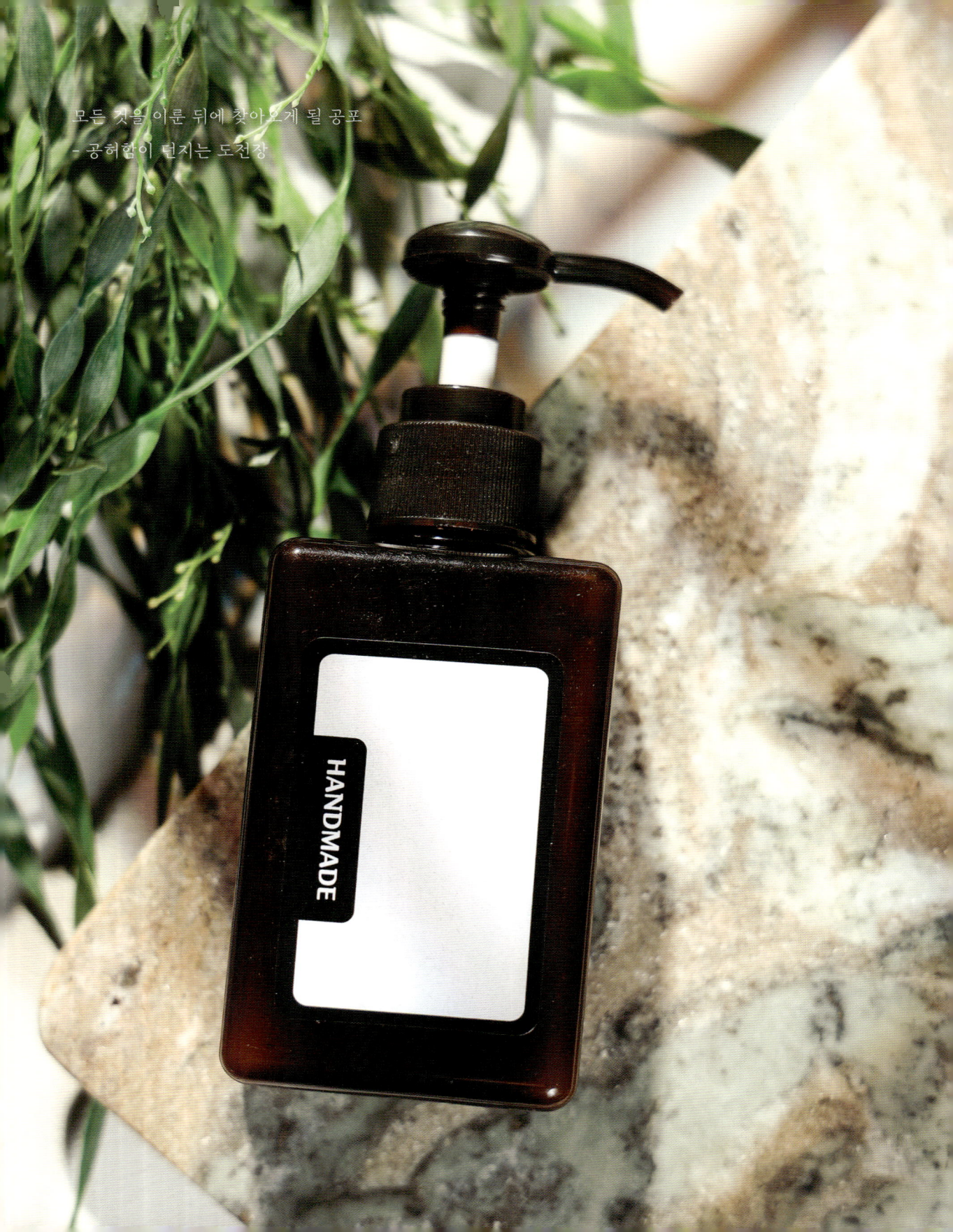

가려움증 완화 바디로션

연꽃(잎)오일 효능

연꽃이나 연꽃잎을 인퓨즈드한 오일로 여드름, 습진, 부스럼 등의 트러블 및 각종 독성물질에 대한 중화작용이 우수하며, 연꽃의 향기는 심신을 안정시키는 역할을 한다. 오일에 포함된 감페롤 성분이 항산화 작용을 해서 피부 세포를 보호하고 피부를 유연하게 하며 건강하고 촉촉하게 가꾸어 준다.

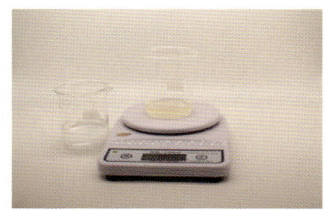

1 소독한 비커에 수상층과 유상층을 각각 계량한다.

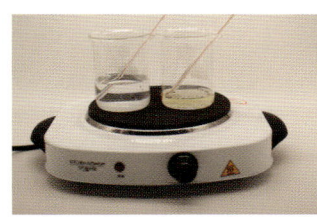

2 1의 온도가 75도가 될 때까지 가열한다.

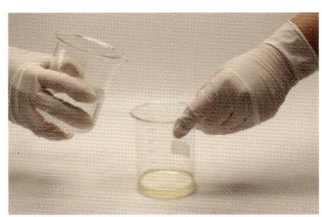

3 2를 각각 70도로 맞춘 뒤 수상층을 유상층에 부으면서 블렌딩해준다.

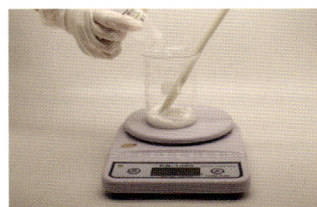

4 블렌딩 후 온도가 50도 이하로 내려가면 첨가물과 Essential Oil을 한 가지씩 넣어가며 마무리해준다.

[기대효과]
건조하거나 염증성피부로 인해 가려움을 느끼는 피부 관리에 도움을 줄 수 있다.

[Recipe](약250ml)
수상층
캐모마일워터 70g
편백워터 80g

유상층
호호바오일(정제)10g
코코넛오일(유기농)10g
연꽃(잎)오일 12g
코코아버터 10g
아르간오일(유기농)10g
자운고오일 8g
올리브유화왁스 6g
몬타왁스68 3g

첨가물
한방보존제 3g
프로폴리스 2g
천연비타민e 1g
리피듀어 1g
히아루론산 5g
감초추출물 5g
병풀추출물 6g
어성초추출물 6g

Essential Oil
라벤더 유기농 9dr
버가못버갑틴프리 10dr

[Tip] 연꽃을 올리브유나 대두유에 30일 정도 상온에서 인퓨즈드한 오일을 사용한다.

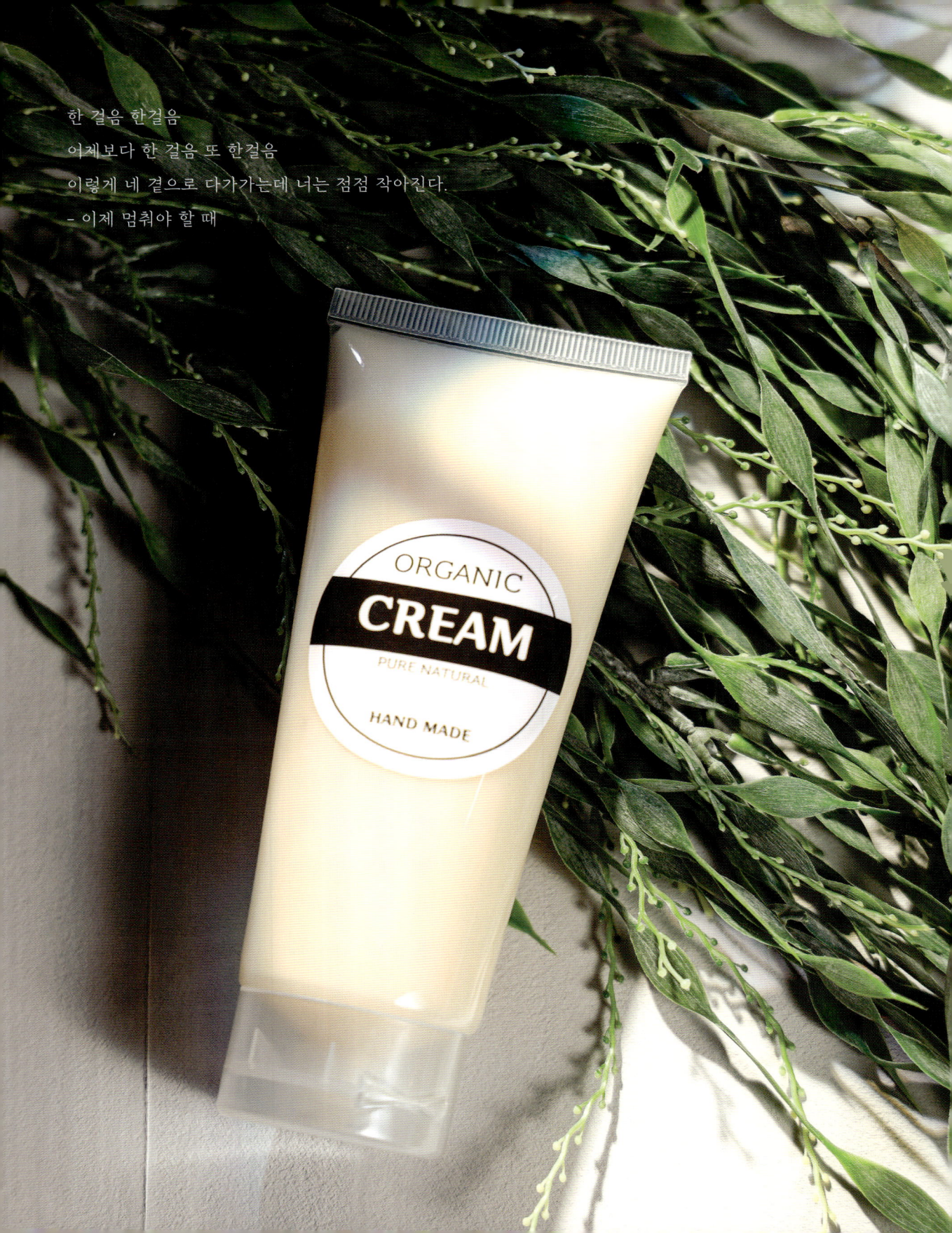

한 걸음 한걸음
어제보다 한 걸음 또 한걸음
이렇게 네 곁으로 다가가는데 너는 점점 작아진다.
- 이제 멈춰야 할 때

시어버터 미백 핸드크림

시어버터 효능

시어버터는 아프리카의 민간치료제로 오랫동안 사용되어 온 시어나무의 열매에서 채취한 식물성 버터로 손상된 피부를 재생하는 기능이 뛰어나다. 또한 거칠고 건조한 피부에 수분을 공급하여 촉촉한 피부로 만들어주며 상처를 재생하는 효능이 매우 높다. 화장품의 보습제나 연화제로 널리 사용되고 있으며 임산부의 배를 마사지하면 튼 살을 방지할 수 있다.

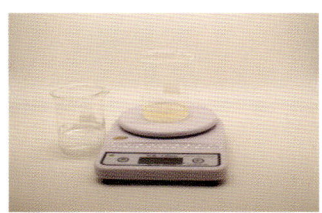

1 소독한 비커에 수상층과 유상층을 각각 계량한다.

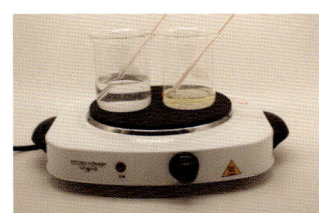

2 1의 온도가 75도가 될 때까지 가열한다.

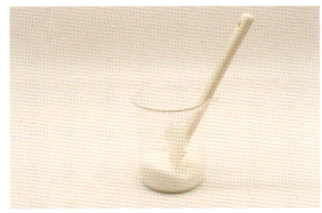

3 2를 각각 70도로 맞춘 뒤 수상층을 유상층에 부으면서 블렌딩해준다.

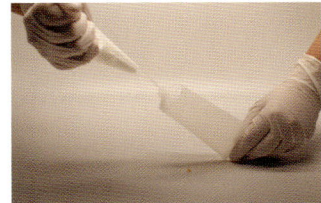

4 블렌딩 후 첨가물과 Essential Oil을 넣고 짤주머니를 이용해 담아준다.

[기대효과]

살균력이 함유된 보습감이 뛰어난 제품으로 겨울철 튼 살 회복에 도움을 줄 수 있다.

[Recipe](약90ml)

수상층
편백워터 35g
라벤더워터 35g

유상층
스윗아몬드 4g
녹차씨유 2g
시어버터 2g
호호바 2g
올리브유화왁스 3g
몬타왁스68 1g

첨가물
천연비타민e 2g
한방보존제 2g
솔비톨 2g

Essential Oil
라벤더불가리안 10dr
레몬 10dr

나의 이야기엔 향기가 있었으면한다.
저 마다 다르게 느껴져도 기억에 남을
그 이야기가 위로가 되고 용기가 될 수 있었으면 한다.
- 향기백서

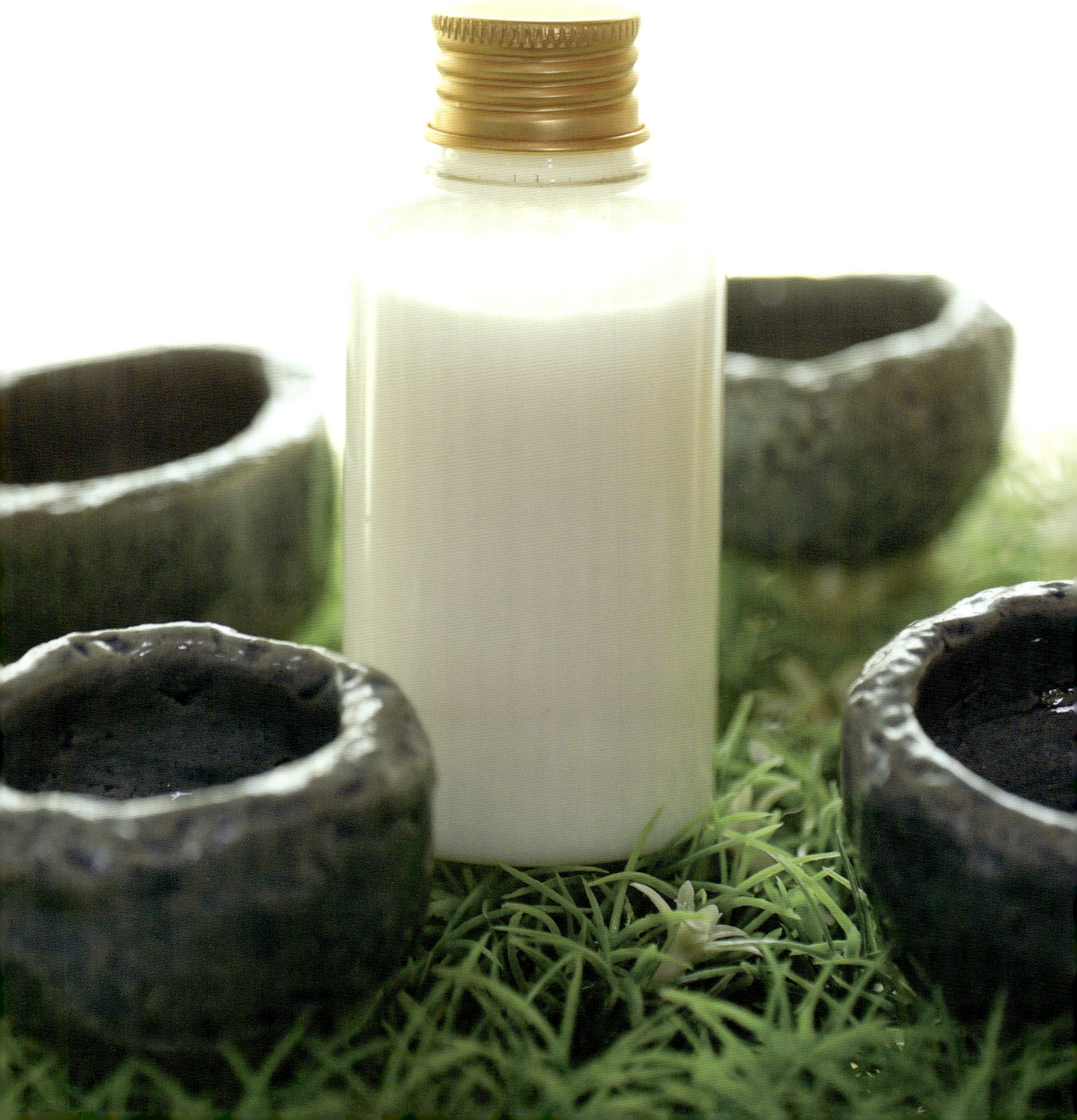

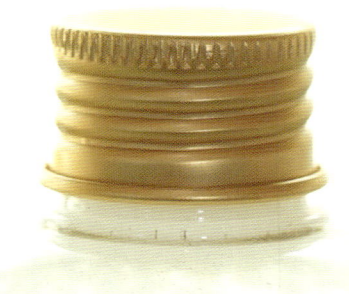

지성용 로션

녹차추출물 효능

녹차 추출물은 피지 생성 및 분비를 조절하여 번들거림을 방지해주고 피부를 맑고 청결하게 하여 청정함을 유지해주며 가려움증과 자극 완화에도 도움을 준다. 또한 자외선과 유해환경 요소로 인한 피부 노화를 예방해주고 피부 점막과 피부세포의 활력을 증강시켜 주어 여드름균 및 각종 미생물에 대한 항균 효과가 있다.

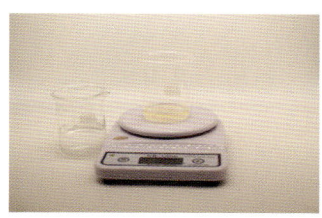

1 소독한 비커에 수상층과 유상층을 각각 계량한다.

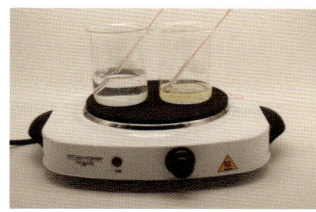

2 1의 온도가 75도가 될 때까지 가열한다.

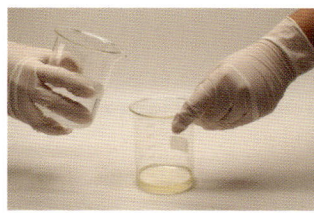

3 2를 각각 70도로 맞춘 뒤 수상층을 유상층에 부으면서 블렌딩해준다.

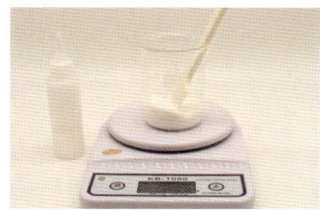

4 블렌딩 후 온도가 50도 이하로 내려가면 첨가물과 Essential Oil을 한 가지씩 넣어가며 마무리해준다.

[기대효과]

끈적임이 적고 미백에 도움을 줄 수 있는 지성 피부를 위한 제품이다.

[Recipe](약100ml)

수상층
위치헤이즐워터 65g
라벤더 워터 5g

유상층
호호바오일 6g
헤이즐넛오일 3g
살구씨오일 1g
녹차씨오일 3g
올리브유화왁스 3g
몬타왁스202 1g

첨가물
천연비타민e 1g
한방보존제 2g
녹차추출물 2g
히아루론산 3g
갈락토미세스 3g
멜라슬로우 1g

Essential Oil
로즈마리 2dr
티트리(유기농) 2dr

[Tip] 로즈마리에센셜오일이 피부 청결에 도움을 주고 지성 피부에 적합하나 고혈압 환자는 피해야한다.

지난 사랑을 생각해도 이제 눈물이 나질 않는다.
이 사랑이 지나가면 눈물이 나겠지.
- 또 다시 찾아온 사랑

티트리 여드름 스킨

어성초 추출물 효능

어성초 추출물은 살균, 항균, 소염작용이 있어서 여드름, 아토피에 효과적이고 특히 염증성 피부 진정에도 도움을 준다. 또한 피부노화 방지, 미백, 주름살제거, 피부 재생, 탄력 복원, 지성피부, 건성피부, 가려움증 피부 등 모든 피부에 효과적이고 독소배출과 노폐물을 제거해주어 피부를 깨끗하게 관리해준다.

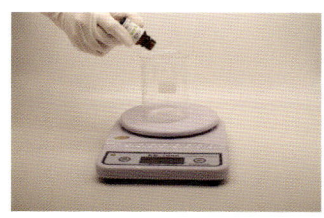

1 소독한 비커에 에센셜 오일을 계량한다.

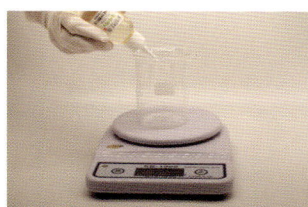

2 올리브리퀴드와 가용화시켜 준다.

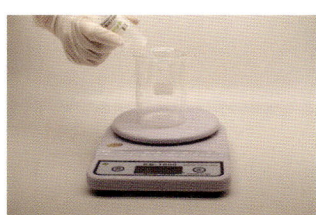

3 첨가물을 한 가지씩 넣고 저어준다.

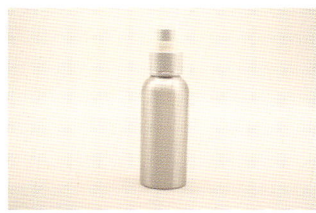

4 살균된 용기에 담아 사용한다.

[기대효과]

염증성 피부와 지성피부에 도움을 줄 수 있으며 염증에서 오는 가려움증에도 도움을 줄 수 있다.

[Recipe](약100ml)

수상층
위치헤이즐워터 45g
티트리워터 40g

첨가물
한방보존제 3g
꿀 추추물 3g
어성초추출물 2g
황금추출물 2g
나노세라마이드 2g
올리브리퀴드 2g

Essential Oil
티트리 3dr
라벤더불가리안 2dr

[Tip] 어성초 추출물은 MP비누 2% 내외, 로션 2% 내외, 스킨 3% 내외 바디, 헤어는 4%까지 사용이 가능하다.

커피를 좋아했던 너여서
혼자 마시는 커피에서도 습관처럼 너의 향기를 느낀다.
마지막 한 모금마저 너의 향기가 가득해 이처럼 아쉽다.
- 더운 날에도 따듯한 커피로 달래던 너.

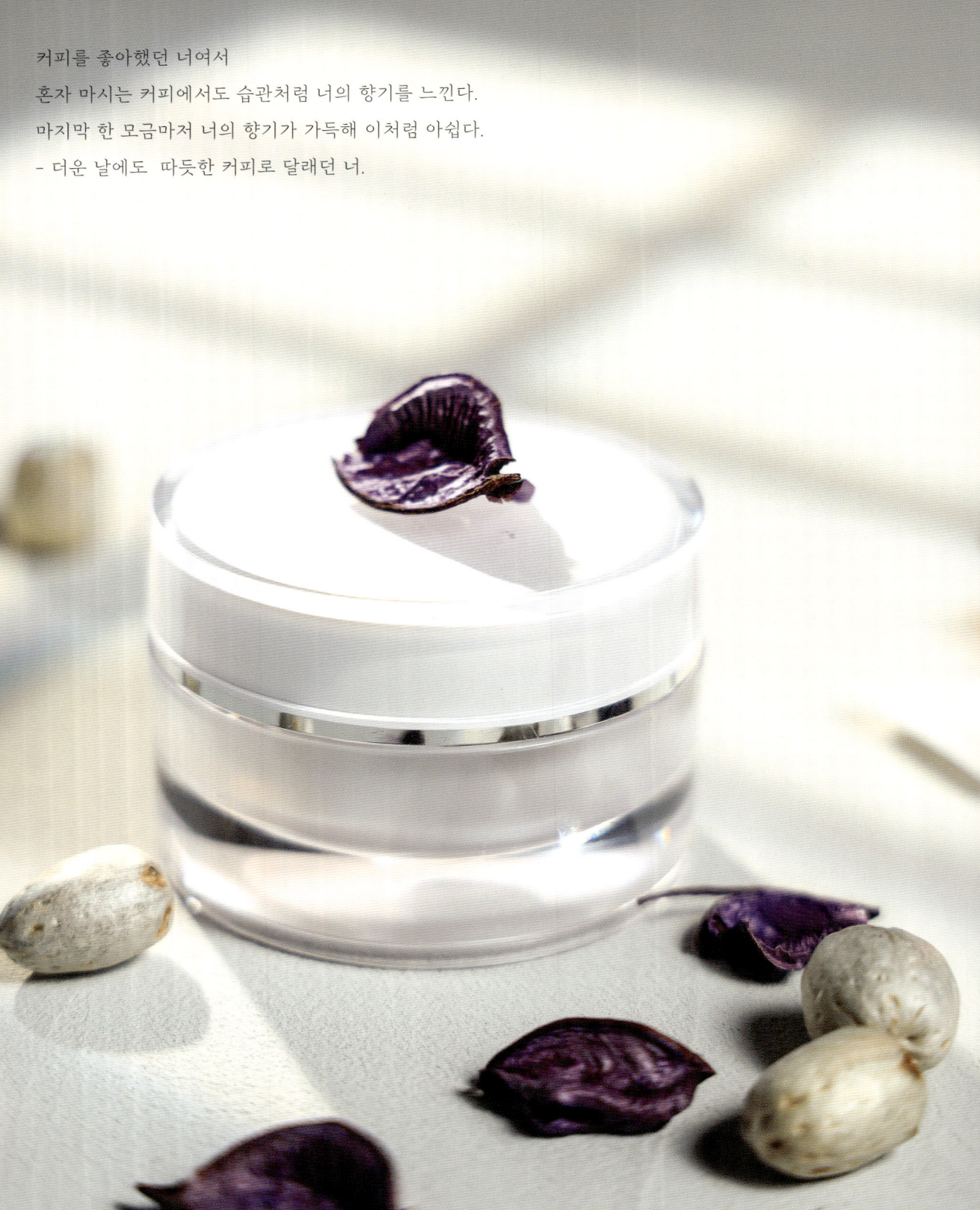

초간단 보톡스 수분크림

보톡스펩타이드 효능

보톡스펩타이드는 알레르기반응, 얼굴근육마비, 눈꺼풀 처짐 등의 우려를 제거한 화장품 대체물질로 무독성, 무해성 물질이며 화장품 원료로 적용할 경우 인체 건강에 해가 되지 않는 물질이기도 하다. 보톡스 효능과 유사한 기능을 가진 저분자로 주름 근육에 연결된 신경 세포의 신호 전달 과정을 조절함으로서 피부의 탄력을 증가시켜 노화방지에 도움을 준다.

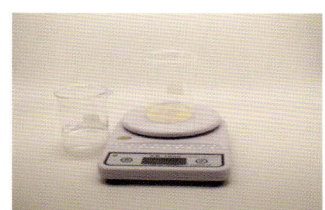

1 소독한 비커에 알로에베라겔을 계량한다.

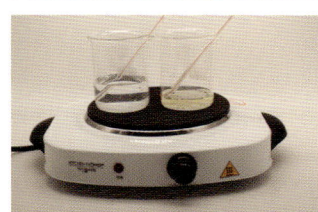

2 1에 첨가물과 에센셜오일을 첨가해준다.

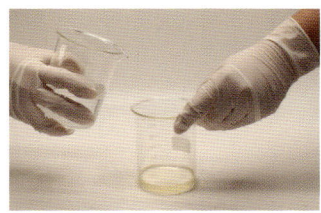

3 2가 잘 섞일 수 있도록 주걱으로 살살 저어준다.

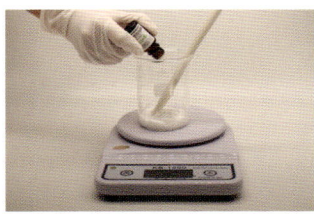

4 완성된 제품을 살균된 용기에 담아 사용한다.

[기대효과]
수분을 보충하고 피부를 탄력 있게 관리하기에 도움을 줄 수 있는 제품이다.

[Recipe](약100ml)
베이스
알로에베라겔 75g
기능성 첨가물
천궁추출물 10g
보톡스펩타이드 6g
한방보존제 2g
디판테놀 2g
나노코엔자임q10 3g
리피듀어 1g
Essential Oil
샌달우드 2dr

[Tip]   비가열로 초간단 기능성 크림으로 빠른 시간 내에 만들 수 있다.

하루 종일 창 밖을 본다.
겨울인가 싶더니 봄인가 보다.
봄이 겨울보다 쓸쓸하다.
그대와의 이별이 깊어지나 보다.
- 봄은 겨울을 맞으러 나오는데..

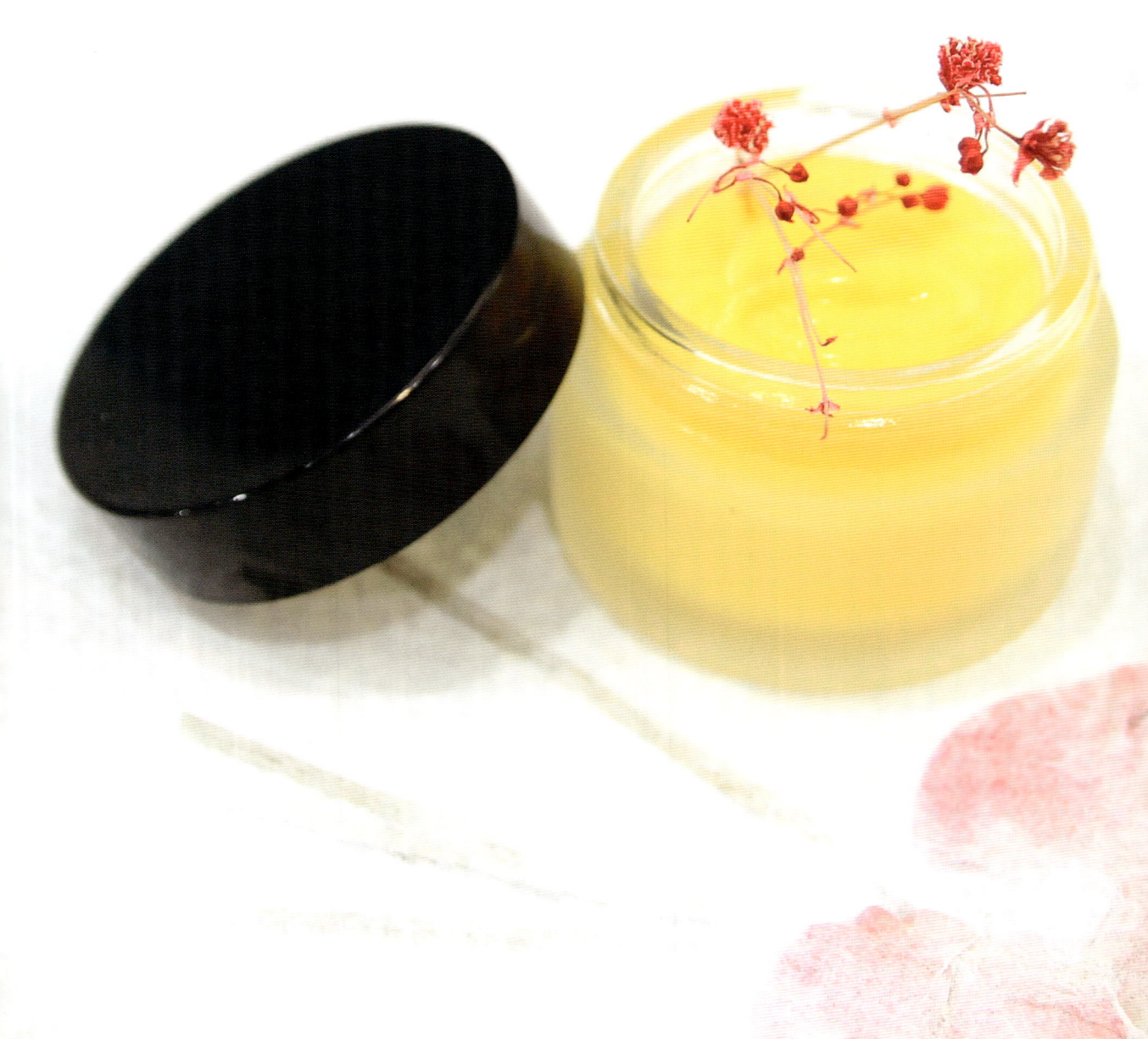

안티에이징 비타민크림

펌프킨시드 오일

펌프킨 오일은 구운 호박씨에서 얻은 피부 치료 기능이 뛰어난 오일로 유럽에서 더욱 유명한 오일이다. 비타민B와 단백질, 아연, 불포화 지방산이 풍부하여 노화방지, 재생, 피부치유, 보습에 좋다.
노화를 막아주는 항산화제인 베타카로틴이 풍부해 피부를 탱탱하게 유지해준다. 베타카로틴은 물과 만나면 비타민A로 바뀌어 손상된 피부의 재생을 돕고 거친 피부를 매끄럽게 해준다. 또한 비타민C가 풍부해 멜라닌 색소의 침착을 억제하고 기미를 예방하여 피부를 희게 유지하는 작용을 한다.

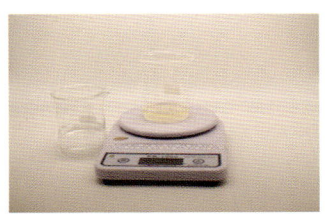

1 소독한 비커에 수상층과 유상층을 각각 계량한다.

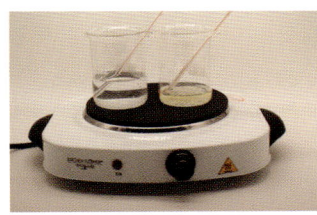

2 1의 온도가 75도가 될 때까지 가열한다.

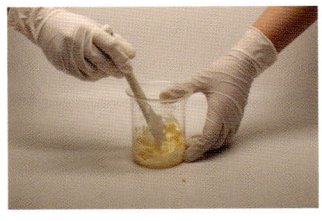

3 2를 각각 70도로 맞춘 뒤 수상층을 유상층에 부으면서 블렌딩해준다.

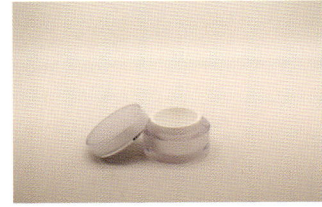

4 블렌딩 후 첨가물과 Essential Oil을 넣어 크림용기에 담아 사용한다.

[기대효과]
안티에이징 비타민 크림으로 보습과 미백효과를 기대할 수 있는 동안 크림이다.

[Recipe](약60ml)
수상층
네놀리워터 20g
알로에워터 5g

유상층
호호바오일 5g
펌프킨시드오일 5g
체리시드오일 3g
시벅턴오일 2g
코엔자임q10 3g
올리브유화왁스 3g
몬타왁스68 1g

첨가물
천연비타민e 2g
나프리 2g
토마토추출물 1g
Egf 2g
디판테놀 2g
멜라슬로우 2g
올리브리퀴드 1g

Essential Oil
프랑킨센스 2dr
라벤더(유기농) 1dr

[Tip]
· 코엔자임과 비타민을 함께 사용하면 시너지 효과를 누릴 수 있다.
· 비타민 크림은 아침보다는 저녁에 사용하는 것이 미백관리에 효과적이다.

노란 바람개비 빙글 거리던 그곳에 가면
그리움은 쌓여와도 외로움이 걷힌다.
오월의 따듯한 햇살에 사람 냄새 가득 풍기던 그날에도
시린 바람 이기지 못해 주머니에 손 넣고 걷던 적막했던 그날에도
그대의 당부가 내 마음에 고스란히 남아 외로움이 걷힌다.
- 먼저 가신 그대

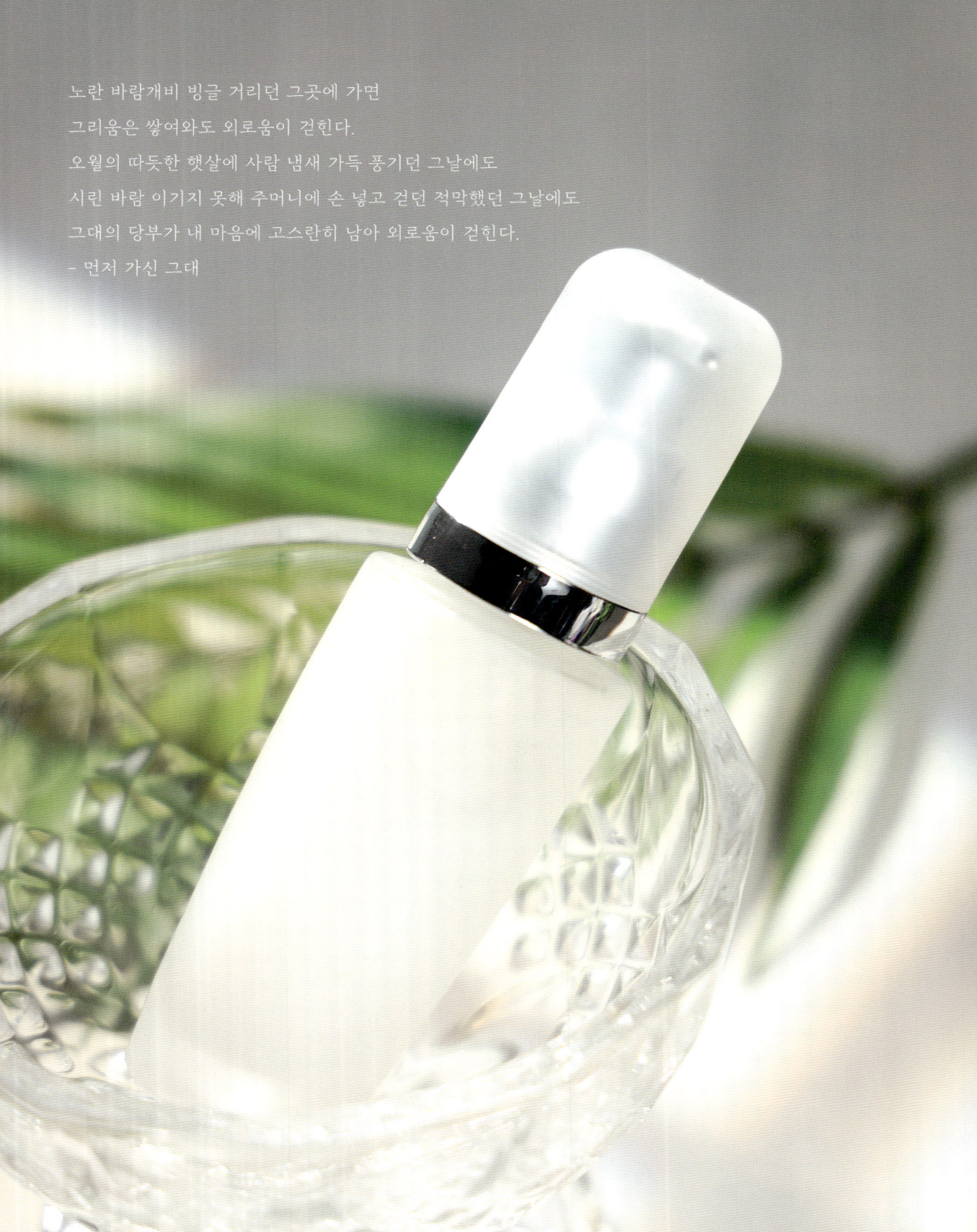

모공수축 에센스

율무 추출물의 효능

단백질과 필수아미노산을 풍부하게 함유하고 있고 약리작용이 강해 예로부터 약재나 차로 많이 사용되어 왔다. 단백질이 현미보다 2배 많고 각종 영양이 풍부하여 건강과 미용에 효과적인 식물이다. 피부 속 노폐물을 배출시키고 각질을 부드럽게 제거하여 청정한 피부관리에 도움을 준다.

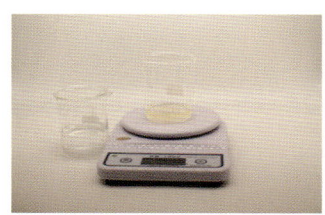

1 소독한 비커에 수상층과 유상층을 각각 계량한다.

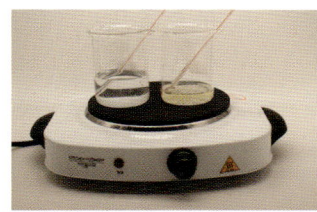

2 1의 온도가 75도가 될 때까지 가열한다.

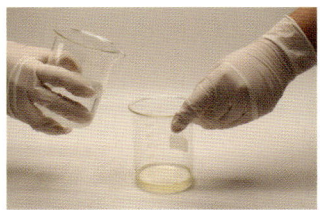

3 2를 각각 70도로 맞춘 뒤 수상층을 유상층에 부으면서 블렌딩해준다.

4 블렌딩 후 첨가물과 Essential Oil을 넣고 에센스 용기에 담아 사용한다.

[기대효과]
분비물이 많은 피부로 넓어진 모공에 탄력을 주어 리프팅 효과를 기대할 수 있다.

[Recipe](약100ml)

수상층
위치헤이즐워터 65g
편백워터 5g

유상층
호호바오일(정제) 5g
녹차씨유 2g
포도씨유 2g
헤이즐넛오일 4g
올리브유화왁스 3g
몬타왁스202 1g

첨가물
천연비타민e 2g
자몽종자 추추물 1g
율무추출물 3g
디판테놀 3g
모이스틴 3g

Essential Oil
페티그레인 3dr
프랑킨센스 1dr

[Tip] 율무 추출물은 물사마귀를 없애는 데도 효과적이어서 미스트를 만들어 관리하는 것이 좋다.

다 아는 줄 알았는데..
지나보니 아무것도 모른 채 너를 보냈다.
- 다시 그리움이야

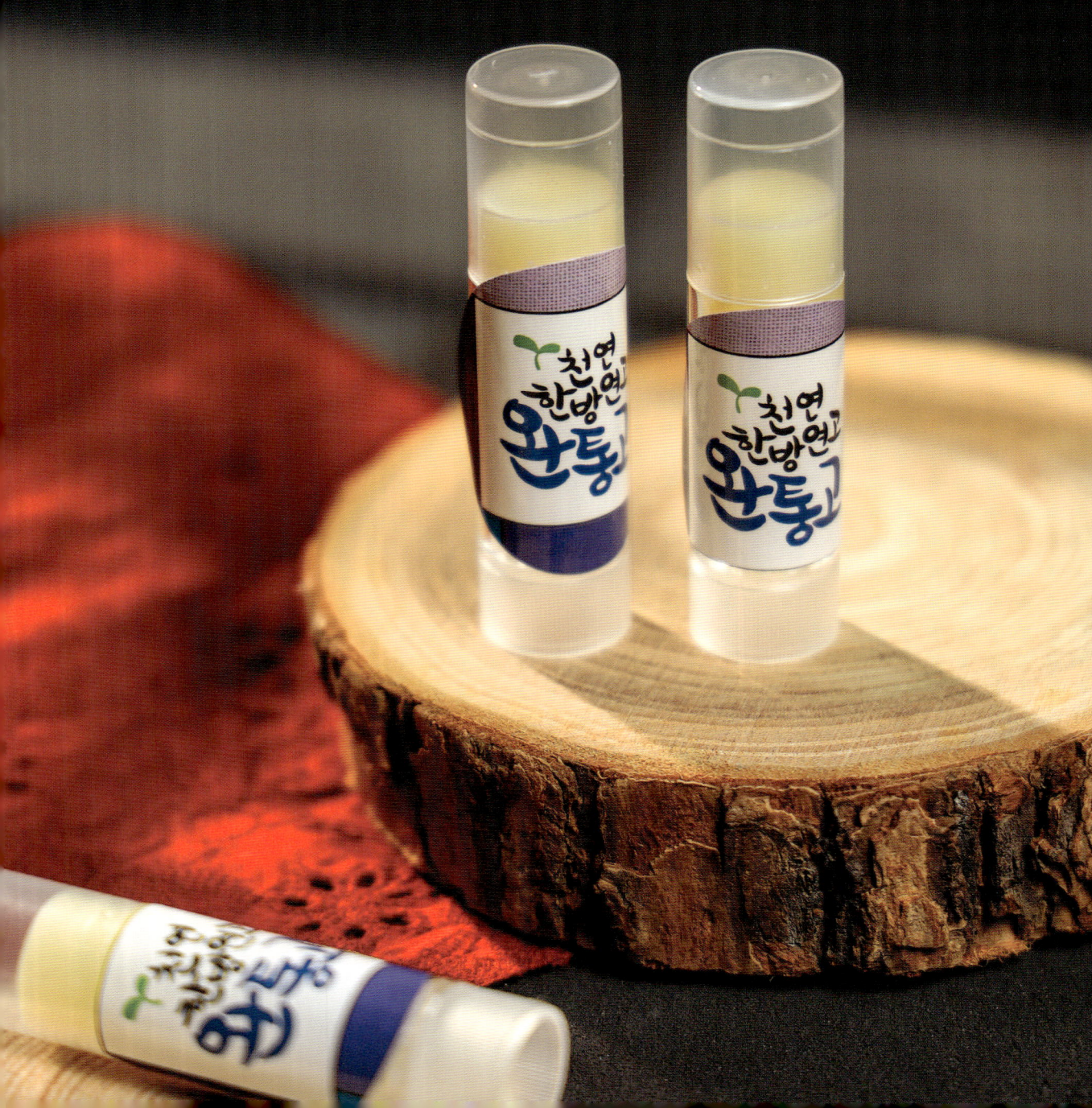

천연한방연고 완통고

완통고 한약재 효능

황백, 땅두릅, 해동피(엄나무껍질), 오가피, 홍화씨, 우슬, 겨우살이, 두충, 치자, 박하를 넣고 인퓨즈드한 오일로 관절통, 류마티스관절염, 신경통, 요통, 근육통, 근육마비, 관절염에 효과적이다.
특히 박하가 함유되어 있어 진통작용이 뛰어나며 쿨링감을 느낄 수 있다.

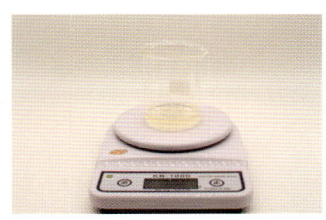

1 소독한 비커에 유상층을 모두 계량한다.

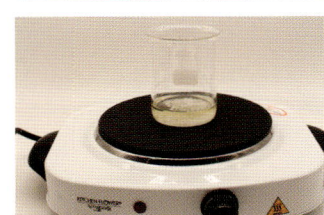

2 계량한 비커를 핫플레이트에 올리고 75도에서 왁스가 다 녹을 때까지 잘 저어준다.

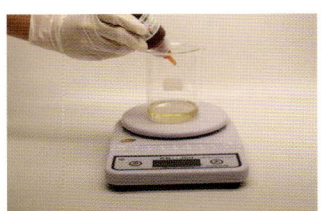

3 2의 온도를 50도 이하로 낮춘 후 천연비타민E와 Essential Oil을 넣고 잘 저어준다.

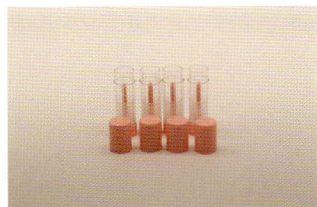

4 소독한 용기에 담아 4시간 정도 굳힌 후 사용한다.

[기대효과]

마사지를 통해 염증부위를 완화시켜 통증 제거에 도움을 줄 수 있다.

[Recipe](약50ml)

유상층
완통유 14g
호호바골드 5g
헤이즐넛오일 2g
세인트존스워트오일 10g
타마누오일 3g
밀랍 9g
멘톨 3g

첨가물
천연비타민e 1g

Essential Oil
페파민트 1ml
스피아민트 1ml
로즈마리 1ml

[Tip] · 로즈마리 오일은 고혈압 환자나 간질 환자에게는 사용하지 않도록 한다.
· 관절 주변에 오일을 마사지하듯 발라준다.

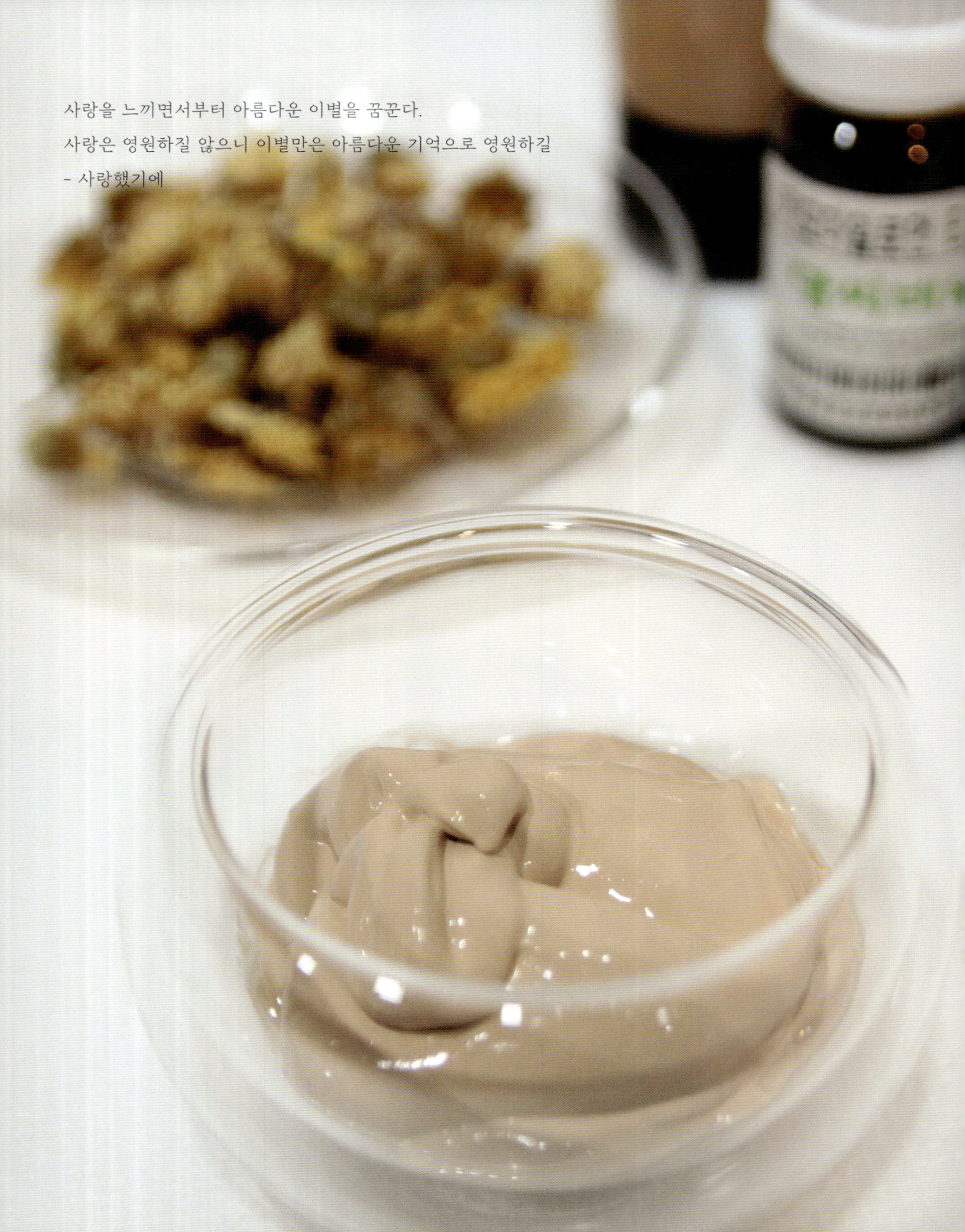

사랑을 느끼면서부터 아름다운 이별을 꿈꾼다.
사랑은 영원하질 않으니 이별만은 아름다운 기억으로 영원하길
- 사랑했기에

올인원 기능성 비비크림(지성용)

블랙세서미 오일 효능

블랙세서미 오일은 검은참깨씨유로도 불리며 냉각압착하여 얻은 오일로 산화방지 작용이 있어 다른 오일과 블렌딩하면 저장 수명이 길어지는 효과를 볼 수 있다. 블랙세서미 오일에는 필수 지방산인 리놀레익과 올레익이 다량 함유되어있고 천연비타민e와 세사민과 세사몰린도 풍부하다. 손상된 피부를 회복 또는 복구하고 피부를 건강하게 가꾸는데 도움을 주며 피부수렴제 성질이 있어 강력한 UV차단 기능이 있는 오일 중 하나이다.

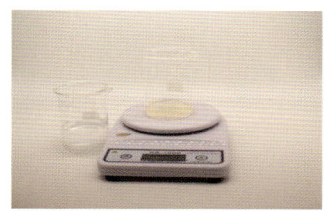

1. 소독한 비커에 수상층과 유상층을 각각 계량한다.

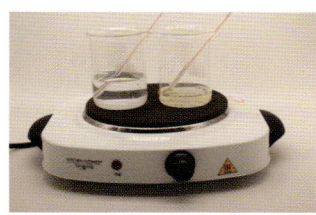

2. 1의 온도가 75도가 될 때까지 가열한다.

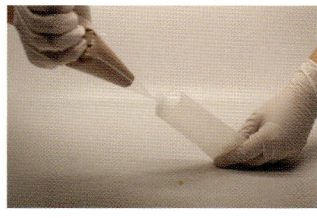

3. 2를 각각 70도로 맞춘 뒤 수상층을 유상층에 부으면서 블랜더로 5분정도 블렌딩해준다.

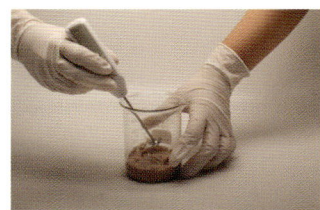

4. 첨가물을 넣을 때는 주걱으로 저어주고 짤주머니를 이용해 튜브 용기에 담아 사용한다.

[Tip] 본 레시피에서는 미백 기능을 높이기 위해 블랙세서미오일을 사용하였다.

[기대효과]

스킨 후 바로 도포해 사용해도 촉촉하며 끈적임이 적고 자외선 차단과 미백 관리에 도움을 줄 수 있다.

[Recipe](약50ml)

수상층
위치헤이즐워터 20g
알로에베라워터 5g

유상층
메도우폼씨드오일 2g
호호바정제 2g
녹차씨오일 1g
블랙세서미오일 1g
올리브유화왁스 1.5g
몬타왁스202 1g
올리벰900 2g
올리벰800 1g
컬러믹스파우더23호 1.5g
컬러믹스파우더21호 0.5g
징크옥사이드분말 1.5g
티타늄옥사이드분말 1.5g

첨가물
한방보존제1g
ROE 0.5g
세라마이드 2g
병풀추출물 1g
디판테놀 1g
올리브리퀴드 2g

Essential Oil
로즈마리 2dr
캐모마일로먼 2dr

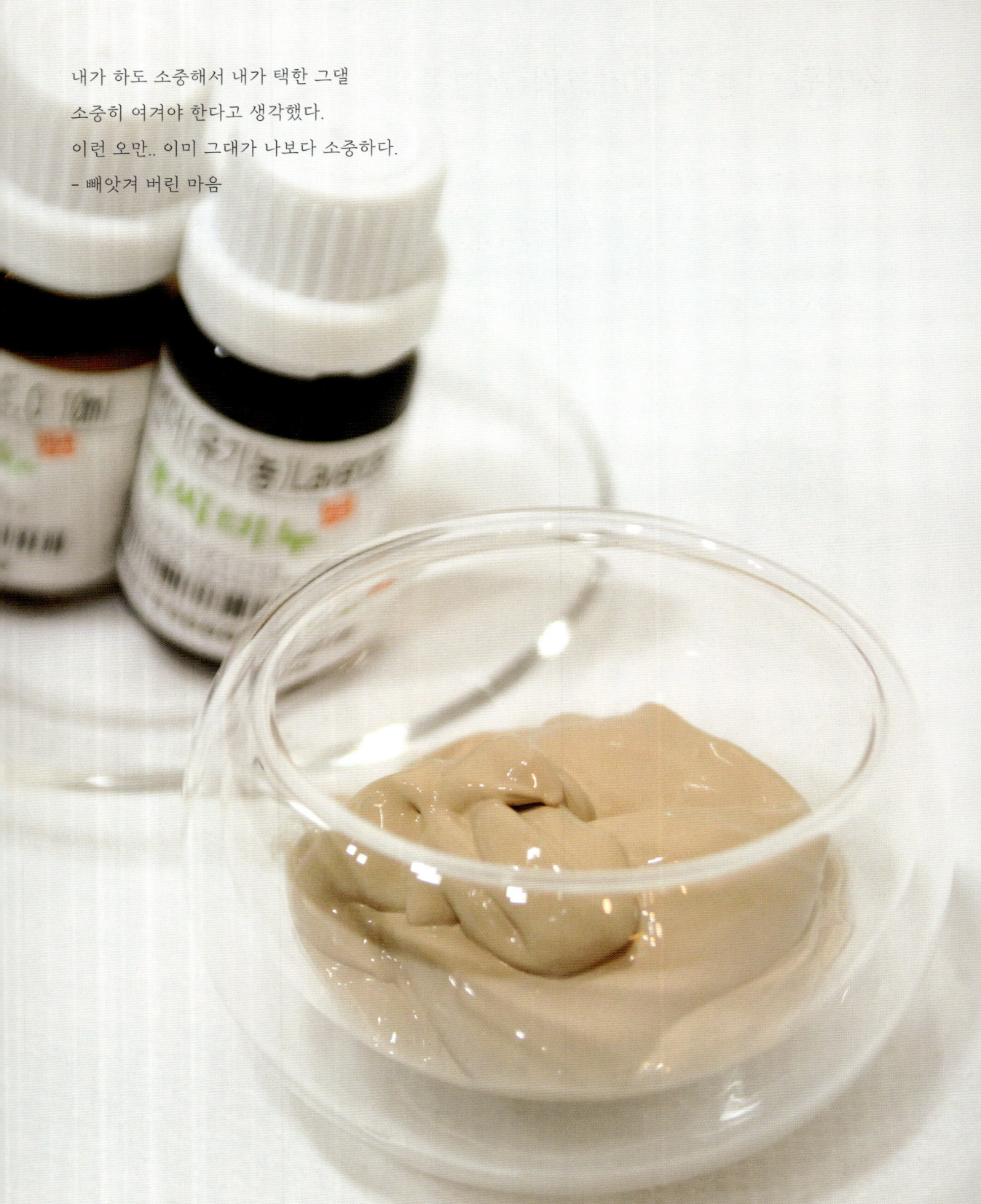

내가 하도 소중해서 내가 택한 그댈
소중히 여겨야 한다고 생각했다.
이런 오만.. 이미 그대가 나보다 소중하다.
- 빼앗겨 버린 마음

올인원 기능성 비비크림(건성용)

올리벰800(소프트올리브왁스)효능

O/W 타입의 유화보조제로 올리브왁스 중 가장 저점도이나 유화 안정도는 매우 높고 사용감이 가벼우며 흡수가 빠르다. 피부 지질층과 유사한 올리브오일의 지방산을 함유하고 있어 피부유연 효과가 크고 끈적임이 없이 밀착력이 좋은 편이다. 보조유화제로 사용할 경우 백탁 현상을 줄여주고 피부 수분 증발을 막아 보습을 향상시키고 물이나 땀에 씻기는 것을 방지해주어 건조한 피부에 적용하면 효과적이다.

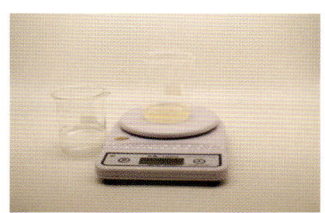

1 소독한 비커에 수상층과 유상층을 각각 계량한다.

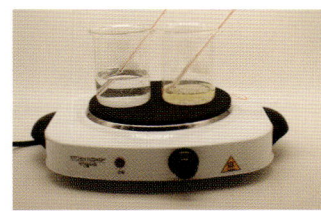

2 1의 온도가 75도가 될 때까지 가열한다.

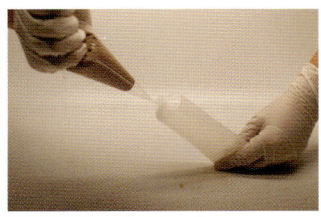

3 2를 각각 70도로 맞춘 뒤 수상층을 유상층에 부으면서 블랜더로 5분정도 블렌딩해준다.

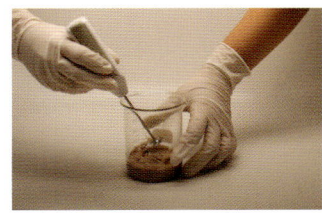

4 첨가물을 넣을 때는 주걱으로 저어주고 짤주머니를 이용해 튜브 용기에 담아 사용한다.

[기대효과]
스킨 후 바로 도포해 사용해도 촉촉하며 자외선 차단과 미백 관리에 도움을 줄 수 있다.

[Recipe](약50ml)

수상층
알로에베라워터 20g
위치헤이즐워터 5g

유상층
밍크유 2g
호호바정제 2g
블랙세서미오일 2g
올리브유화왁스 1.5g
몬타왁스202 1g
올리벰900 2g
올리벰800 1g
컬러믹스파우더23호 1.5g
컬러믹스파우더21호 0.5g
징크옥사이드 분말 1.5g
티타늄옥사이드 분말 1.5g

첨가물
한방보존제1g
ROE 0.5g
세라마이드 2g
병풀추출물 1g
디판테놀 1g
올리브리퀴드 2g

Essential Oil
로즈마리 2dr
캐모마일로먼 2dr

[Tip] 선크림뿐만 아니라 립스틱의 지속력과 보습력을 높여주며 모든 화장품에 사용이 가능하다.

겨울이 깊어지는가 싶더니
눈도 내리지 않고 이내 봄이다.
겨울을 놓지도 못하고 봄을 느껴야 하나 보다.
- 멈춰버린 시간

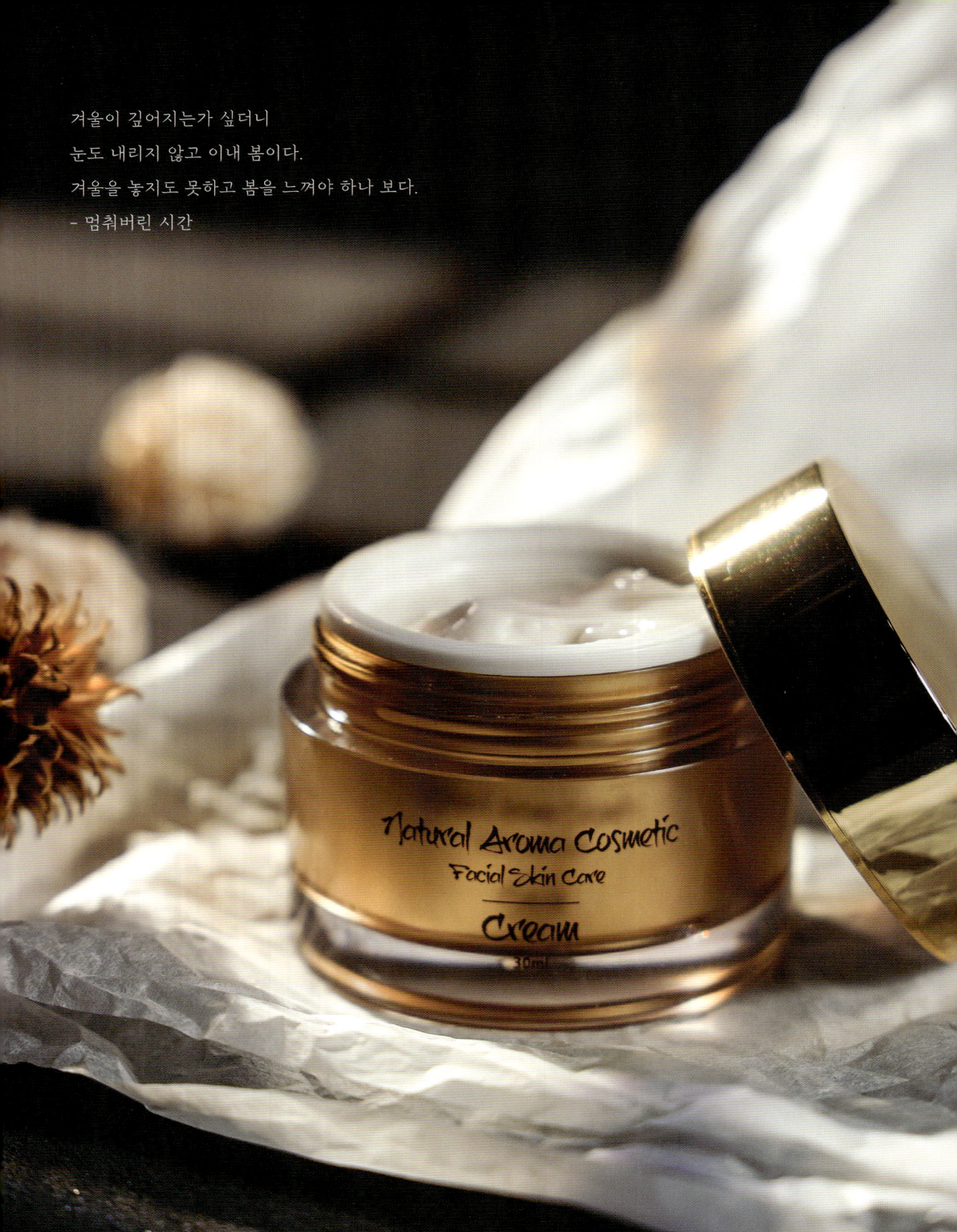

굿바이 다크서클 아이크림

로즈힙오일 효능

로즈힙 오일은 들장미과의 열매에서 추출한 오일로 냉압착법이나 용매 추출법으로 생산되고 있으며 다량의 필수 지방산과 리놀렌산, 비타민C등이 함유되어 있어 주름개선 및 노화지연에 매우 효과적이고 민감한 피부, 트러블 피부, 건조한 피부, 아토피 피부, 건성으로 진행된 노화 피부의 페이셜 크림이나 아이크림에 베이스오일로 주로 사용된다.

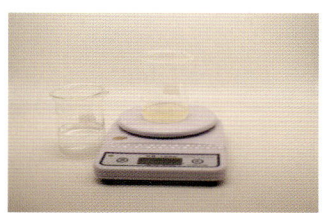

1 소독한 비커에 수상층과 유상층을 각각 계량한다.

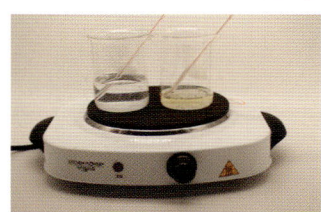

2 계량한 각각의 비커를 75도로 가열해 준다.

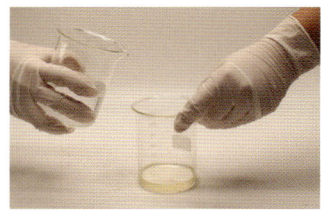

3 가열된 수상층을 유상층에 부으면서 저어 블렌딩해준다.

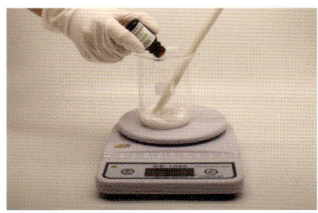

4 블렌딩 후 50도 정도의 온도에서 첨가물과 Essential Oil을 넣어 마무리해준다.

[기대효과]

잔주름 완화에 도움을 주며 미백효과가 있어 다크서클 관리에 도움을 줄 수 있다.

[Recipe](약50ml)

수상층
알로에베라워터 25g
스민워터 5g

유상층
로즈힙오일 4g
아르간오일 2g
호호바(정제) 2g
녹차오일 4g
올리브유화왁스 1.5g
몬타왁스68 1g

첨가물
천연비타민e 1g
캐비어추출물 2g
멜라슬로우 2g

Essential Oil
라벤더(유기농) 1dr
프랑킨센스 1dr

[Tip] 화상 치료에 도움을 주고 흉터를 부드럽고 가볍게 해 여드름 흉터 자국을 옅게 하는 데도 사용된다.

그댄 무엇에 가슴 떨리도록 설레이는가?
그 설레임에 내가 있는가?
- 내가 그대 사랑 되길

아하(AHA)필링 젤

아하 추출물 효능

AHA추출물은 모공을 막히게 하는 각질을 물리적이지 않은 화학적인 작용으로 제거하고 세정하며 피지분비를 자유롭게 해준다. 외부 각질층에 침착된 색소를 지속적으로 탈피시키고 멜라닌 세포의 생성억제로 기미, 주근깨, 검버섯의 예방 및 상태를 개선하는데도 도움을 준다.

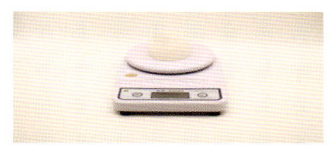

1. 수상층을 계량해 점도가 생기도록 저온에서 가열하며 저어준다.

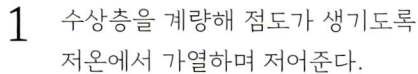

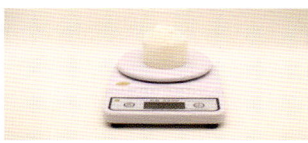

2. 점도가 생긴 1에 필링파우더를 계량해 준다.

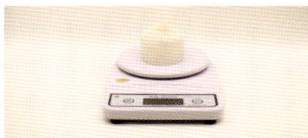

3. 2에 오트밀도 계량해 준다.

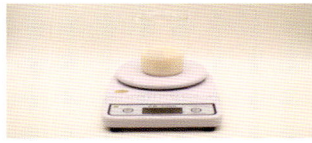

4. 파우더를 잘 섞은 후 에센셜오일을 첨가해 준다.

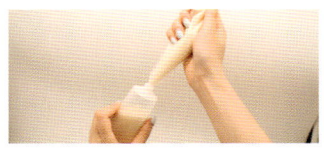

5. 완성된 제품을 짤주머니를 이용해 튜브용기에 담아 준다.

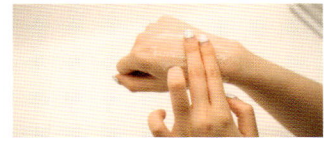

6. 거칠어진 피부에 도포 후 부드럽게 1분 정도 마사지해주고 3분 후에 씻어낸 뒤 보습제를 발라준다.

[기대효과]
각질제거에 효과적이며 피부를 부드럽고 촉촉하게 관리 할 수 있다.

[Recipe](약120ml)

수상층
편백워터 38g
라벤더워터 60g
글리세린 4g
잰탄검 1g

파우더
필링파우더 7g
오트밀 2g

첨가물
나트로딕스 2g
토마토추출물 3g
아하(AHA)추출물 2g

Essential Oil
라벤더(유기농) 2dr
레몬 4dr

[Tip] 필링 젤 사용은 피부 상태를 고려해 사용 빈도를 정해야 한다.

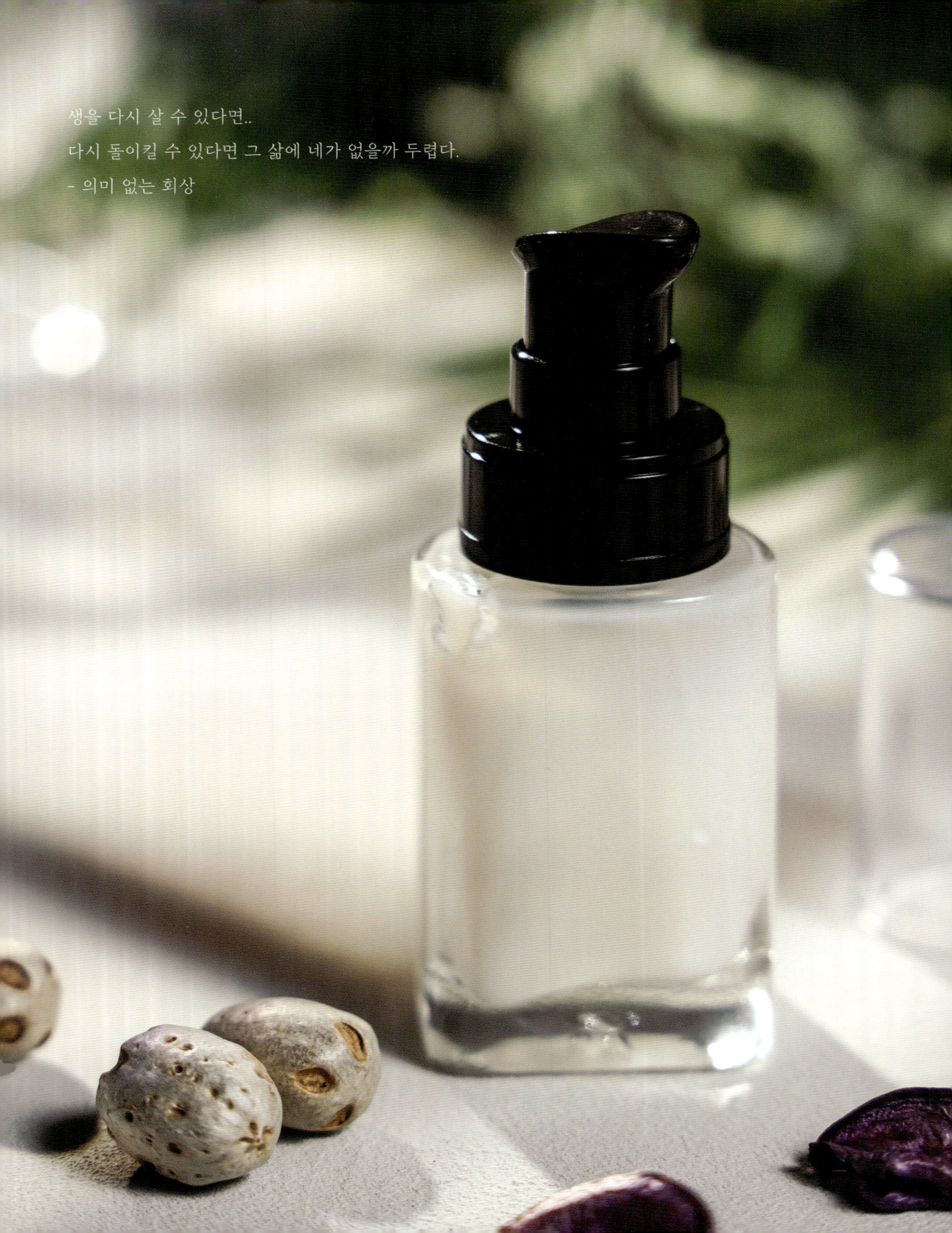

생을 다시 살 수 있다면..
다시 돌이킬 수 있다면 그 삶에 네가 없을까 두렵다.
- 의미 없는 회상

알로에베라 수딩젤

알로에베라겔 효능

알로에베라겔은 알로에 잎의 실질 조직에서 나오는 묽고 투명한 젤 점성의 겔로 클루코만난이나 펙틴산과 같은 다당체와 여러 유·무기 화합물을 함유하고 있어 상처 난 피부, 염증성 피부, 벗겨진 피부의 재생에 좋으며 건조 피부에 수분을 공급하고 UV차단 효과가 있어 피부 미백관리에도 도움을 줄 수 있다.

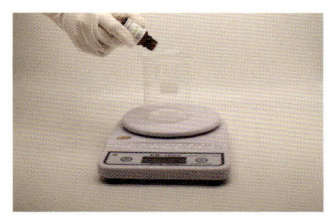

1 소독한 비커에 Essential Oil과 올리브리퀴드를 넣고 가용화시켜 준다.

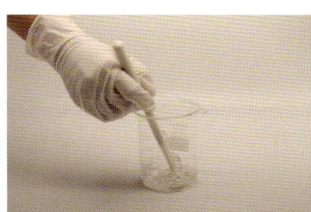

2 1에 알로에베라겔을 넣고 저어준다.

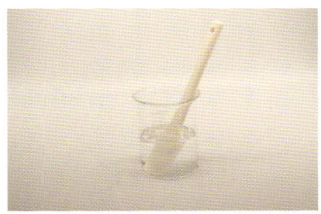

3 2에 캐모마일워터를 넣고 풀어준다.

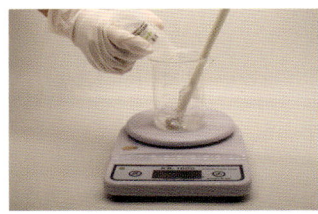

4 3에 나머지 첨가물을 넣고 잘 저어 마무리해준다.

[기대효과]

자극받은 피부를 진정시켜줄 수딩젤로 보습과 미백 영양공급을 기대할 수 있다.

[Recipe](약100ml)

수상층

캐모마일워터 40g
알로에베라겔 50g

첨가물

고로쇠 에센스 3g
녹차 추출물 2g
나트로딕스 2g
올리브리퀴드 2g

Essential Oil

라벤더(유기농) 3dr
티트리(유기농) 2dr

[Tip] 자몽종자 추출물이나 비타민C등과 혼합하면 점성이 풀리고 나트로딕스, 천연한방보존제 등에서도 점성이 낮아지는 경향이 있다.

널 꿈꾸고 싶은데..
넌 꿈에서조차 인색하다.
넌 그 곳에 난 이곳에...
- 넌 이별 난 그리움

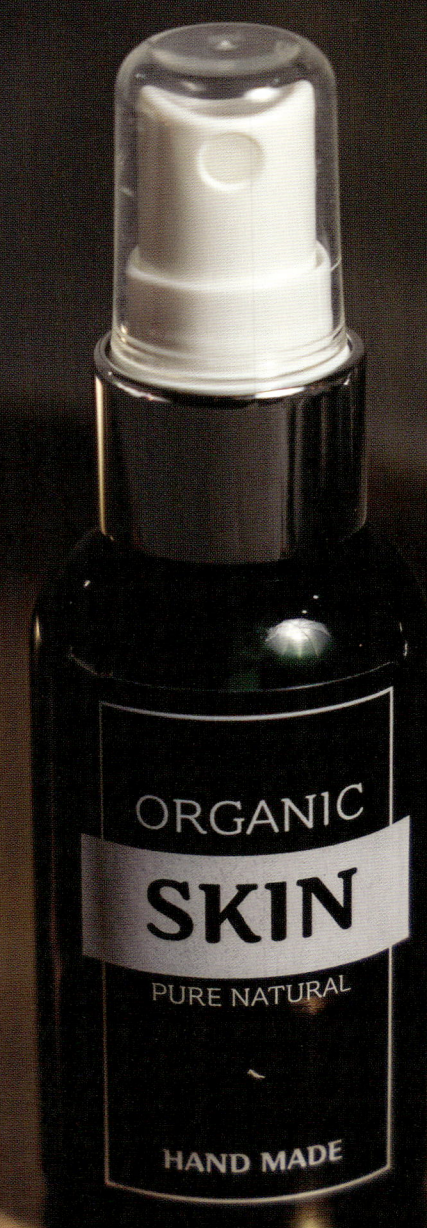

호호바리포좀 보습 스킨

호호바리포좀 효능

호호바리포좀은 호호바 오일을 물에 쉽게 분산시키기 위해 리포좀 공법을 적용시킨 원료이다. 리포좀은 피부 침투를 위한 대표적인 제형 기술로 친수성 물질을 세포막과 가장 유사한 형태의 지질 이중막(Lipid bilayer)으로 싸서 액정화하고 이 지질로 이뤄진 액정이 다시 친수성 액에 콜로이드 상태로 유지되는 안정화된 원료 제형이다. 이 제형의 특징은 피부 침투가 거의 안 되는 친수성의 유용물질을 이중의 오일막내에 위치시키고 유용성의 유효성분은 막구성 요소화하여 막에 침투시켜 생체막과 유사한 구형의 구조체로 만들어진다.

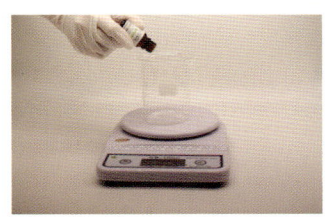

1 소독한 비커에 에센셜 오일을 계량한다.

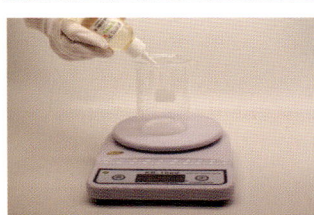

2 올리브리퀴드와 가용화시켜 준다.

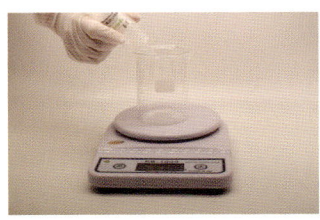

3 호호바리포좀과 나머지 첨가물을 넣고 저어준다.

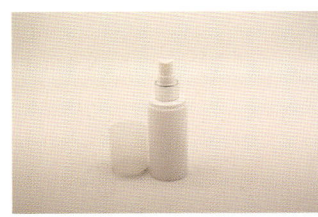

4 완성된 제품을 살균된 용기에 담아 냉장 보관하며 3개월 내로 사용한다.

[기대효과]

향기로운 보습 스킨으로 모든 피부에 사용이 가능하다.

[Recipe](약100ml)

수상층
라벤더워터 65g
로즈워터 20

첨가물
나트로딕스 2g
나프리 1g
호호바리포좀 5g
디판테놀 1g
올리브리퀴드 2g
꿀추출물 3g

Essential Oil
라벤더(유기농) 1dr
네놀리 3dr

[Tip] 아르간 리포좀도 스킨이나 미스트에서 사용이 가능하다.

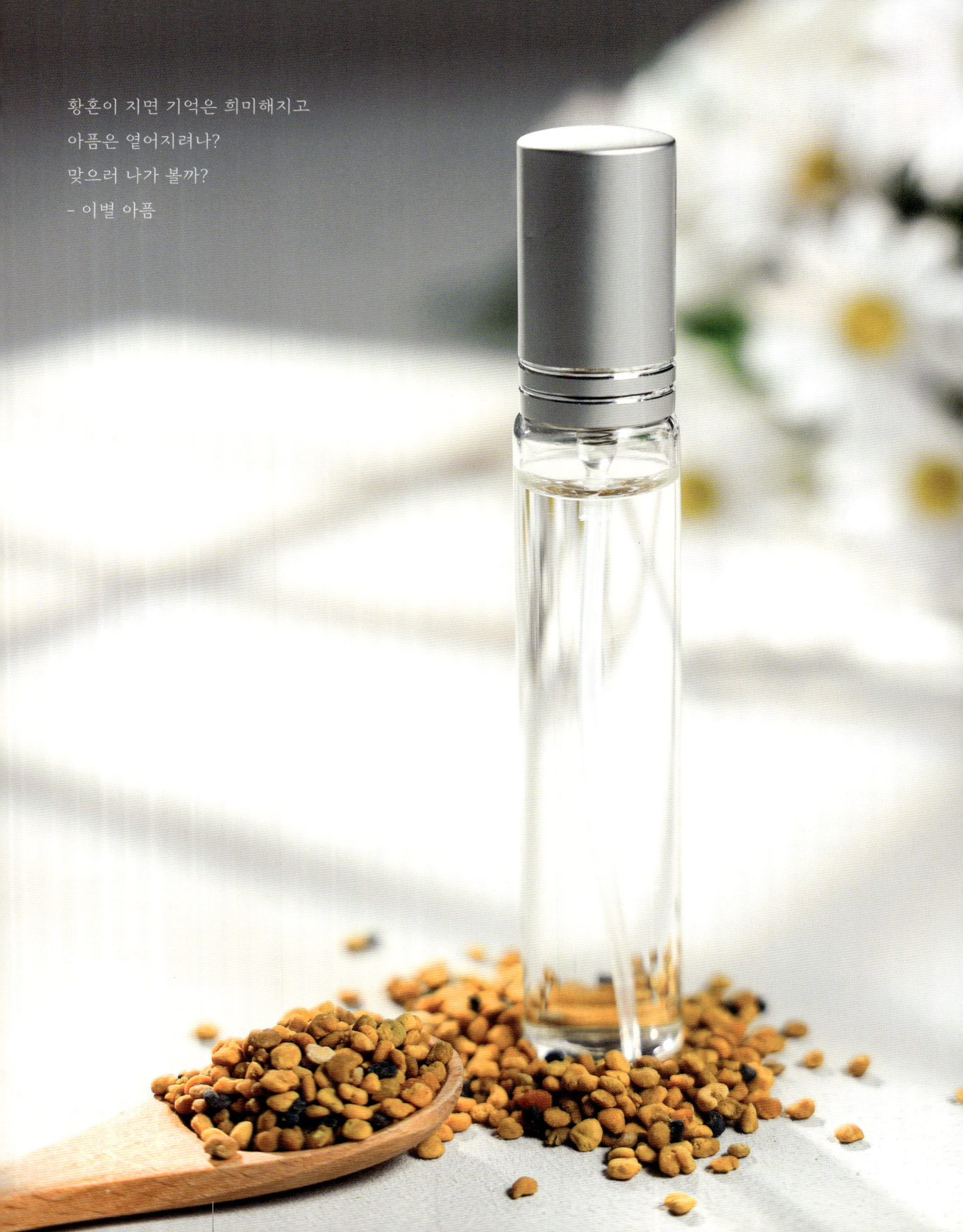

황혼이 지면 기억은 희미해지고
아픔은 옅어지려나?
맞으러 나가 볼까?
- 이별 아픔

고보습 허니 미스트

알란토인 효능

알란토인은 항균, 항염 효과가 매우 뛰어나 각종 트러블. 뾰루지 완화에 도움이 되며 특히 자극이 심하고 붉게 올라온 피부를 진정시키는데 효과가 있다. 겨울철에는 트거나 붉게 일어난 피부를 진정시키고, 여름철에는 햇볕으로 인해 따갑고 자극된 피부를 진정시켜주는 효과가 있어 사계절 모두 사용이 용이하다.

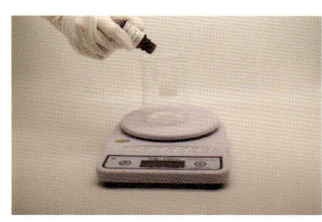

1. 소독한 비커에 에센셜 오일을 계량한다.

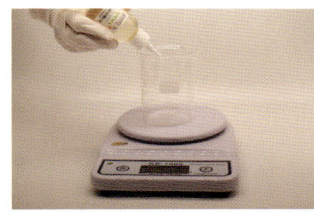

2. 올리브리퀴드와 가용화시켜 준다.

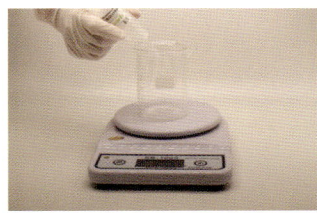

3. 첨가물을 한 가지씩 넣고 저어준다.

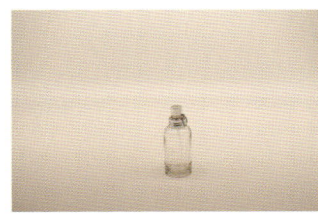

4. 완성된 제품을 스프레이 용기에 담아 냉장 보관하며 3개월 내로 사용한다.

[기대효과]

건조한 피부에 수시로 뿌려주면 보습과 잔주름 예방에 도움을 주어 노화를 예방할 수 있다.

[Recipe](약100ml)

수상층
네놀리워터 70g

첨가물
나프리 3g
꿀추출물 20g
알란토인액상 3g
솔루블라이저 3g

Essential Oil
라벤더(유기농) 1dr
편백(유기농) 2dr

[Tip] 미스트는 미세한 분사를 해야하므로 점성이 있는 원료는 피해야 한다.

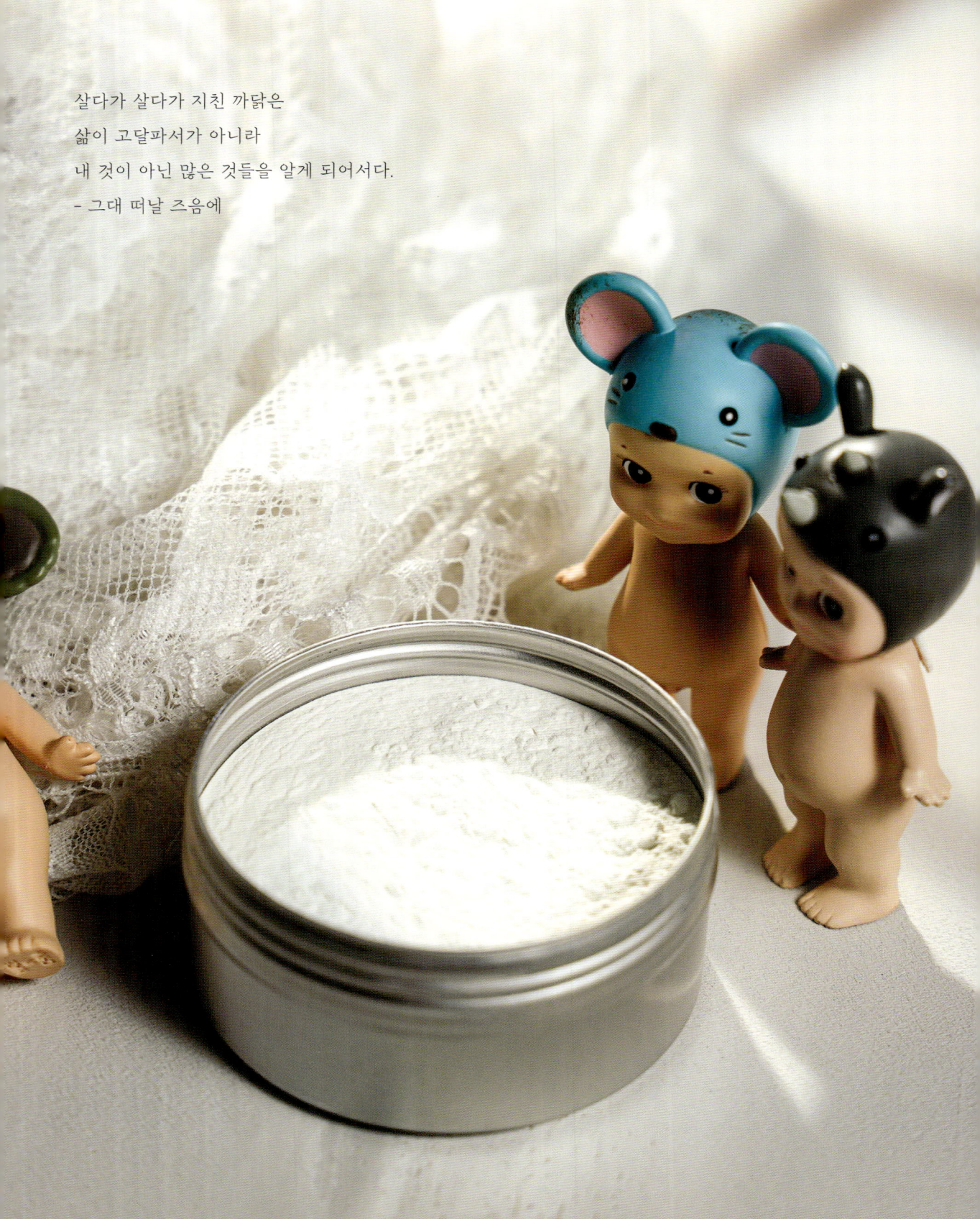

살다가 살다가 지친 까닭은
삶이 고달파서가 아니라
내 것이 아닌 많은 것들을 알게 되어서다.
- 그대 떠날 즈음에

베이비파우더

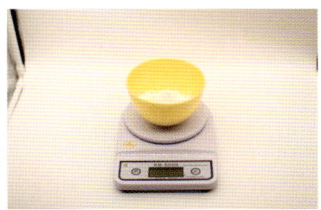

1 소독한 볼에 콘스타치, 카올린 클레이, 알란토인을 계량한다.

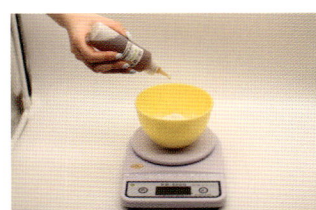

2 첨가물을 계량해 넣고 고루 섞어준다.

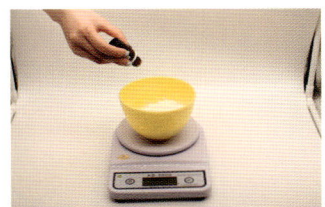

3 Essential Oil을 넣고 섞어준다.

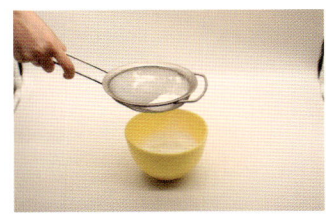

4 뜰채를 이용해서 곱게 채로 쳐준다.

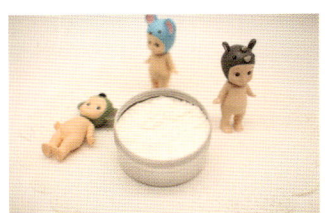

5 소독된 용기에 담아 보관하고 아기 엉덩이에 물기가 없는 상태에서 사용한다.

[기대효과]
아기 엉덩이를 뽀송뽀송하게 관리할 수 있다.

[Recipe](약120ml)

분말류
콘스타치(옥수수전분) 100g
카올린클레이 10g
알란토인분말 5g

첨가물
천연비타민e 2g
호호바오일 3g

Essential Oil
라벤더(유기농) 1dr
캐모마일로먼 3dr

[Tip] 엉덩이를 물로 깨끗이 씻긴 후 건조한 상태에서 파우더를 살살 두드리면서 발라주면 된다.

빗소리가 들릴 때면 늘 혼자라는 생각이 들었다.
다시 생각해 보니 비가 오기 전부터 난 혼자였다.
그럼 언제부터였을까?
- 받아들이지 못하는 너

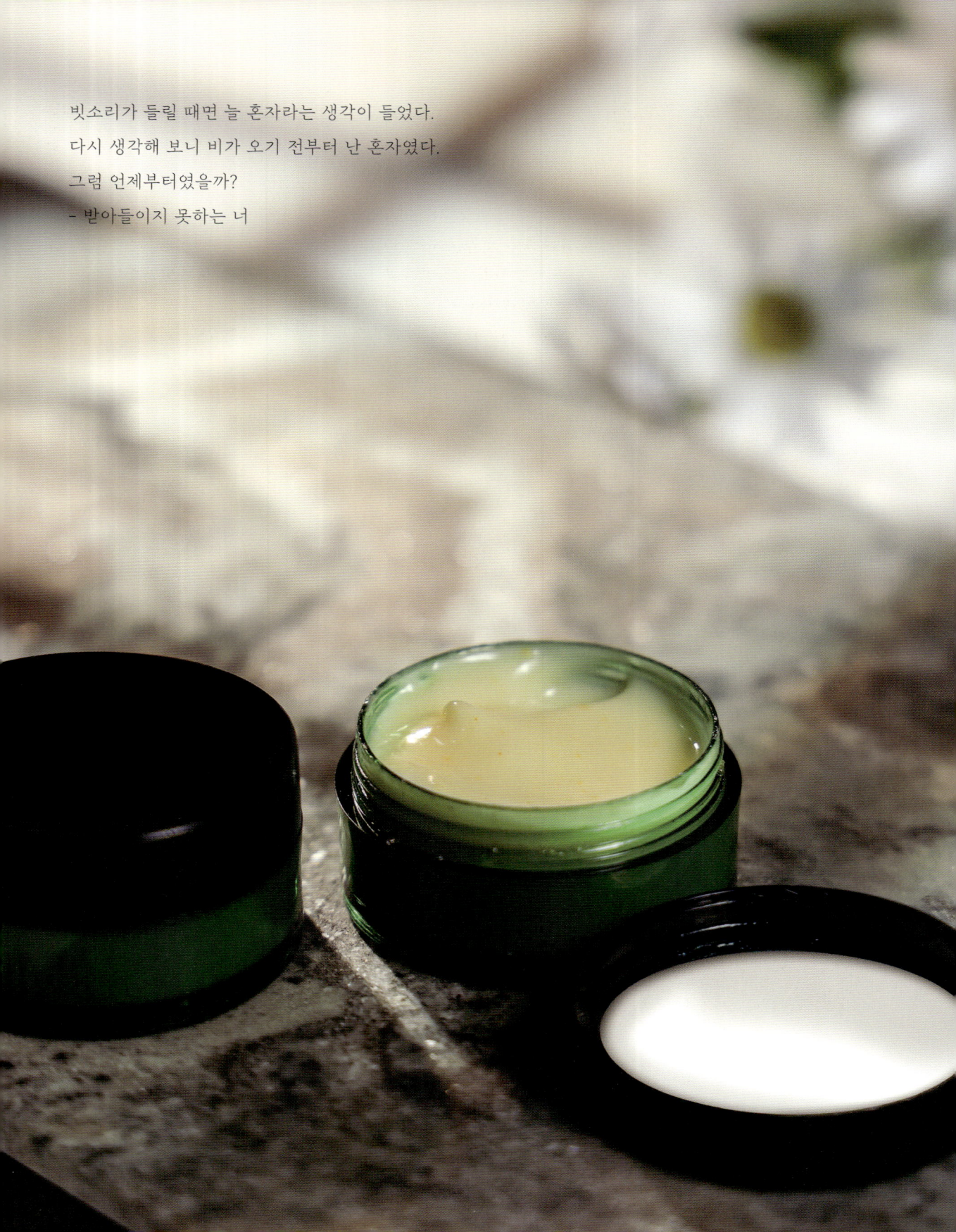

각질관리 풋 크림

라놀린 버터 효능

양의 털을 깎을 때 추출하고 정제해서 얻게 되는 라놀린 버터는 동물성 기름으로 우리 피부에서 분비되는 피지성분과 비슷하여 우리 피부와 잘 맞고 튼살 피부 재생에 효과적이다. 라놀린 버터는 일상생활에서 노화가 지속되면서 끊임없이 씻겨져 나가는 인간 피부의 피지를 대체하기에 가장 좋은 물질로서 다양한 화장품 재료 중에서도 안전성이 뛰어나고 효과적으로 피부 지방질 보호작용을 하는 원료이다.

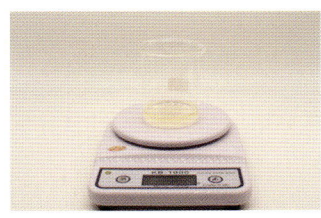

1 소독한 비커에 유상층을 계량한다.

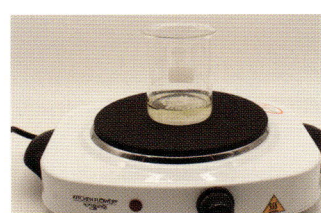

2 2의 가열된 유상층에 천연비타민e를 첨가해 준다.

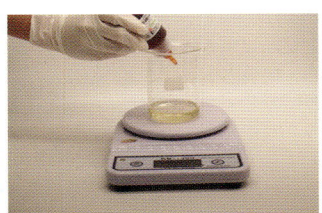

3 2의 가열된 유상층에 천연비타민e를 첨가해 준다.

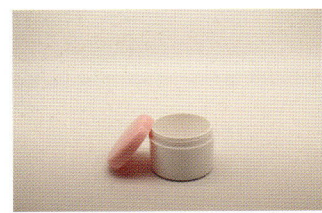

4 3에 마지막으로 Essential Oil을 첨가해 주고 로션 바에 담아 사용한다.

[기대효과]

발 뒤꿈치 각질 관리에 도움을 주며 튼살 관리에도 도움을 줄 수 있다.

[Recipe](약25ml)

유상층

시어버터 3g
라놀린버터 2g
스윗아몬드오일 5g
호호바골드 10g
밀랍(정제) 3g

첨가물

천연비타민 1g

Essential Oil

라벤더(유기농) 5dr
만다린 10dr

[Tip] 라놀린 버터가 피부 튼살과 풋 각질 관리에 도움을 주지만 끈적임이 강해 지성피부에는 호불호가 나뉠 수 있다.

시리도록 가난해지고 싶었다.
그럼 이 모습에 가슴 아파하진 않겠지?
- 더 아픈 고통을 견디며

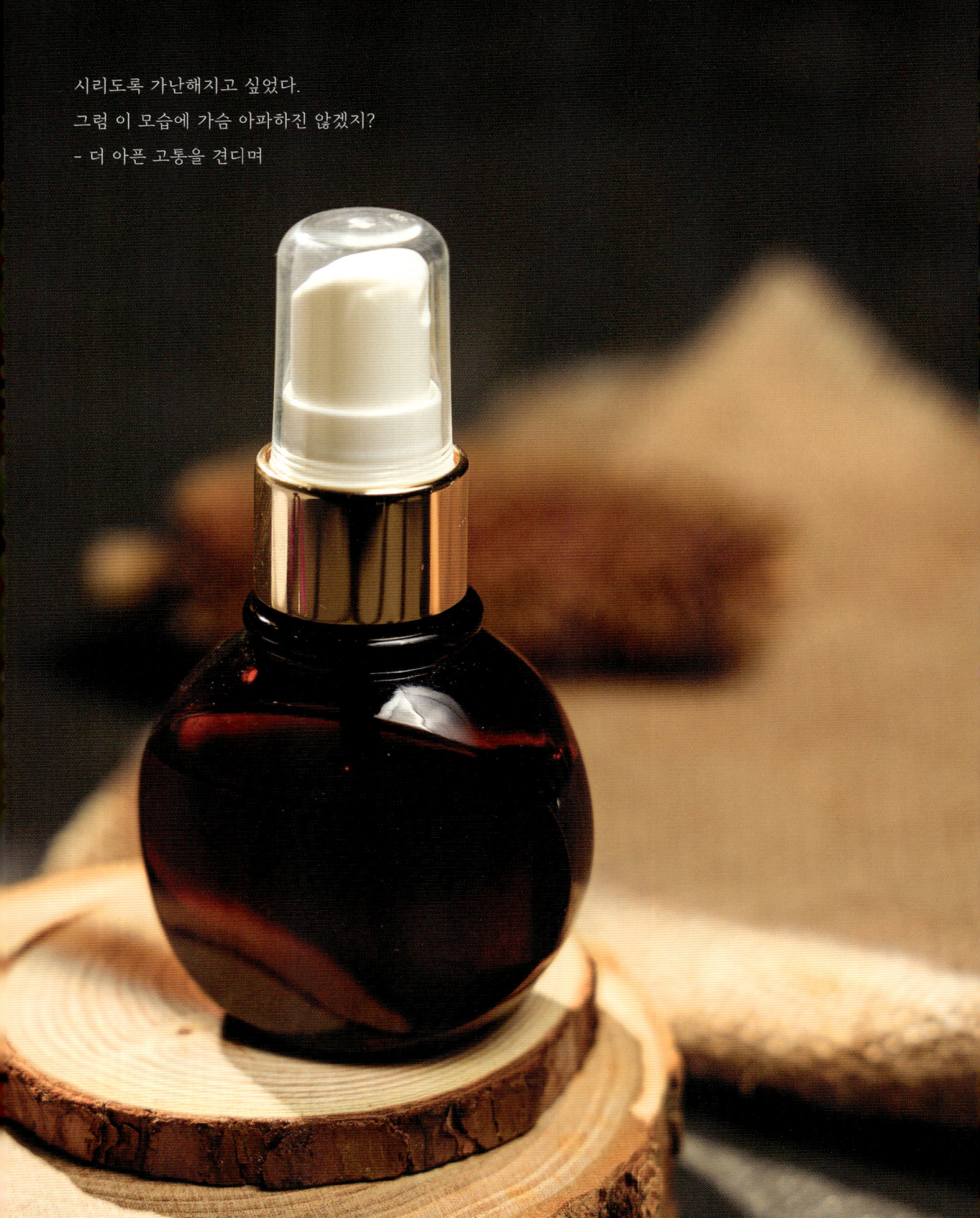

네틀 두피케어 스프레이

네틀 추출물 효능

네틀에는 미산, 히스타민, 아세틸산, 그루코키논, 크로로필 등 비타민C, 비타민A, 규소, 철, 칼륨과 같은 미네랄이 풍부하게 함유되어 있어 모발에 수분과 영양공급을 해주며 모발의 윤기, 탄력, 정전기방지에 도움을 주고 특히 샴푸에 첨가하면 발모와 각질 케어에 도움을 준다.

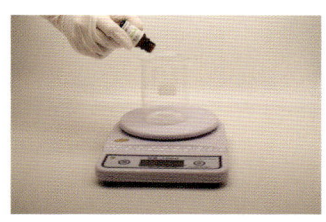

1. 소독한 비커에 에센셜 오일을 계량한다.

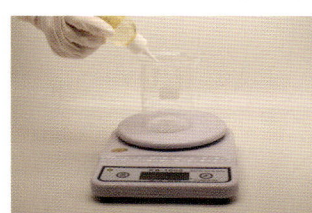

2. 솔루불라이저에 가용화 시켜준다.

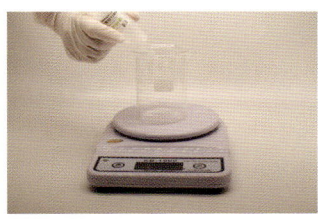

3. 첨가물을 한 가지씩 넣고 저어준다.

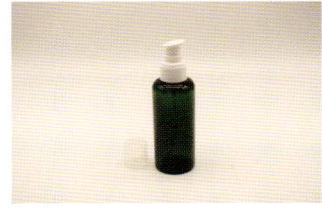

4. 완성된 제품을 살균된 용기에 담아 냉장 보관하며 3개월 내로 사용한다.

[기대효과]

탈모를 예방시켜주고 비듬, 가려움증, 머릿결 보호에 도움을 줄 수 있다.

[Recipe](약100ml)

수상층

로즈마리워터 55g

첨가물

한방 보존제 3g
어성초추출물 5g
녹차추출물 4g
네틀추출물 5g
하수오추출물 10g
헤나추출물 5g
에스피노질리아추출물 3g
실크아미노산 3g
마린콜라겐 2g
솔루불라이저 4g

Essential Oil

티트리 10dr
버가못 5dr
일랑일랑 10dr

[Tip] 모발 세정 후 두피를 건조시킨 후 수시로 뿌려주고 두피를 가볍게 빗으로 두드려주면 효과적이다.

그대의 이야기가 듣고 싶어지고 그대의 노래가 듣고 싶어졌다.
이젠 그댈 볼 수 있었으면 좋겠다.
조금만 더 빨리 말해줄 걸
- 오월 어느 잿빛 푸르른 날에

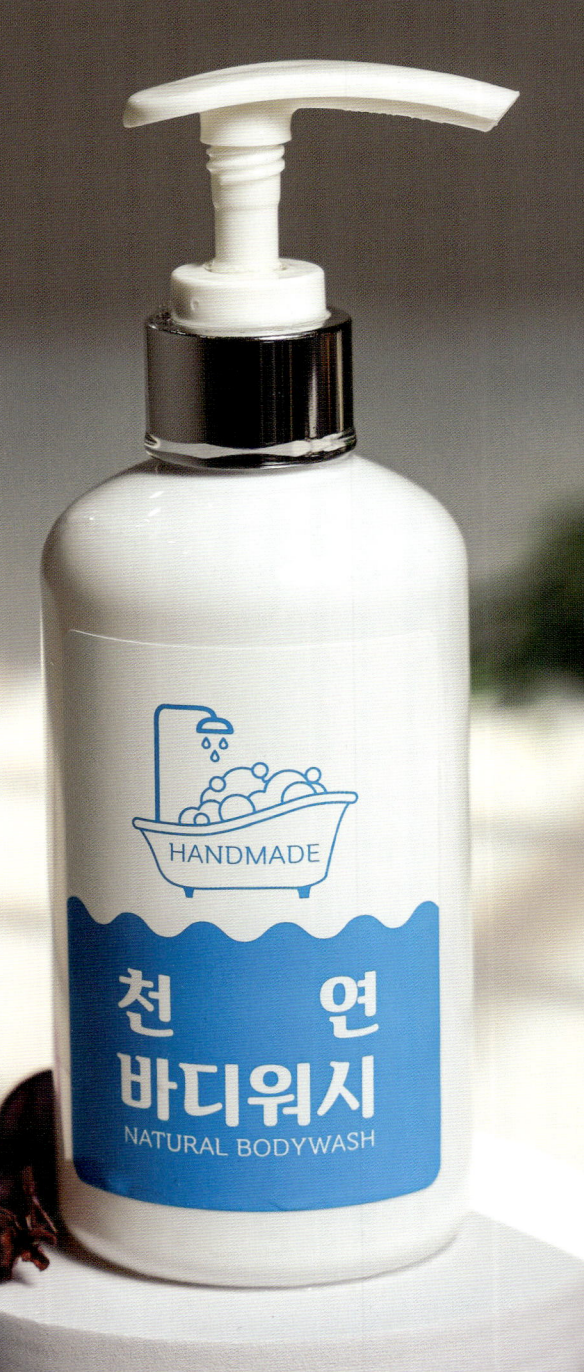

엘라스틴 바디워시

마린엘라스틴 효능

엘라스틴은 고무 탄성과 같은 신축성이 있는 단백질로서 조직 중에 콜라겐과 함께 진피층과 피하조직에 존재하며 분자 구조와 신축성이 콜라겐보다 크고 20세 전까지는 생성되지만 그 후로는 소모되고 생성되지 않아 화장품에 의지하게 된다. 이런 엘라스틴은 화장품에 표면보호제로 사용되어 건성 피부의 유연성을 증가시켜주고 피부의 촉감을 좋게 하여 피부 표면을 부드럽고 윤기 있게 해주고 탄력 효과가 있어 노화 피부에 도움을 준다.

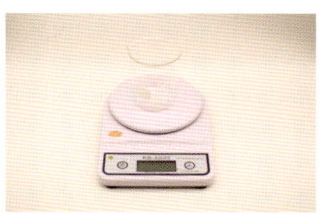

1 소독한 비커에 글루카메이트와 첨가물을 모두 계량해 녹여준다.

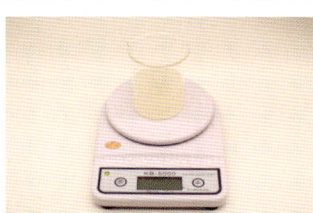

2 1의 글루카메이트가 녹으면 베이스를 첨가해 준다.

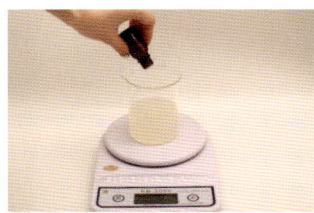

3 2에 Essential Oil을 첨가해 주고 거품이 생기지 않도록 저어준다.

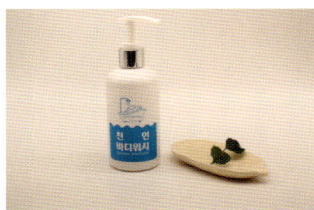

4 완성된 제품을 펌핑용기에 담아 사용한다.

[기대효과]
피부결을 청결하고 탄력 있게 촉촉한 상태로 보호 관리할 수 있다.

[Recipe](약100ml)

베이스
물비누베이스 70g
애플워시 20g

첨가물
실크아미노산 2g
마린엘라스틴 3g
글리세린 2g
글루카메이트 2g

Essential Oil
라벤더프랜치 7dr
레몬 7dr
버가못 5dr

[Tip] 프래그런스 오일을 0.5ml 정도 첨가하면 향기의 지속성을 높일 수 있다.

가고 없는 그대의 남겨진 흔적들은 기억해 낼수록 가슴 시린 아픔이 되고
그 아픔 되살아나는 오월이 오면 그대 이름으로 분칠하고 나타나
떠난 그댈 입에 올리는 잔인한 사람들..
마지막 모습일랑 지켜주지
- 그저 바램

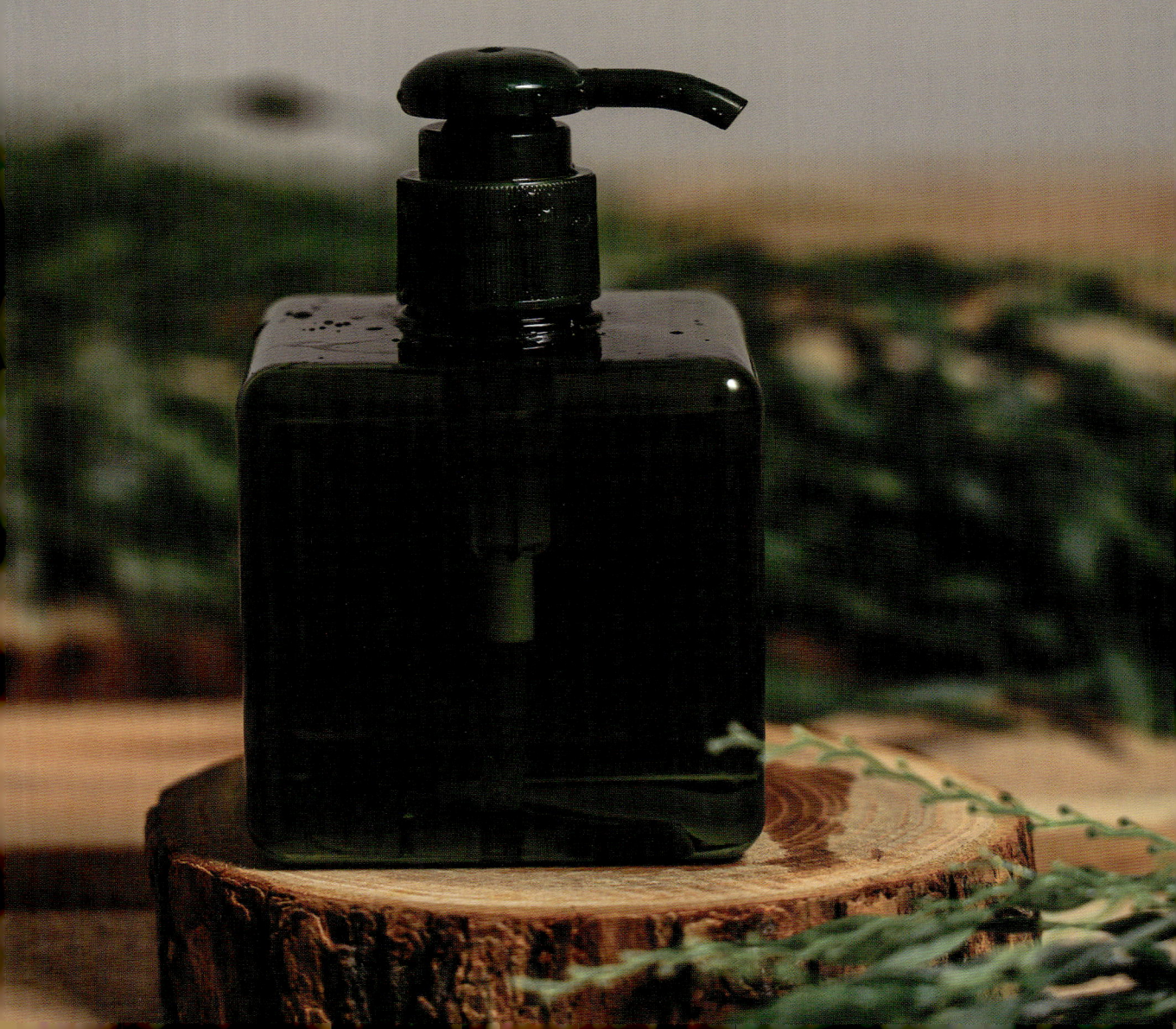

로즈마리 탈모방지 샴푸

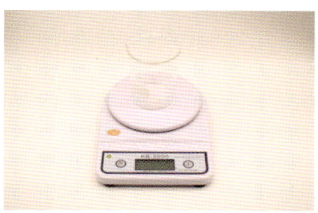

1. 소독한 비커에 글루카메이트와 첨가물1을 모두 계량해 가열해 준다.

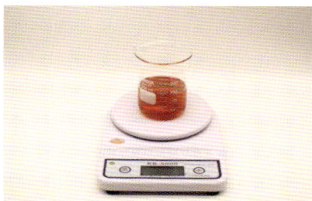

2. 1의 글루카메이트가 녹으면 물비누 베이스를 첨가해 저어준다.

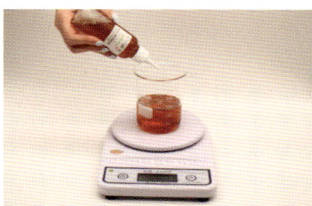

3. 2에 보존제와 로즈마리 추출물을 첨가해 주고 거품이 생기지 않도록 저어준다.

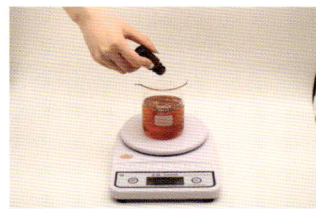

4. 3에 Essential Oil을 첨가해 주고 잘 섞어 준다,

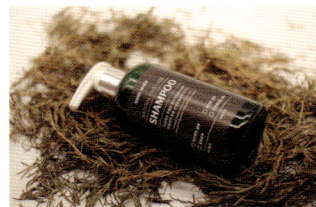

5. 잘 살균된 용기에 담아 6개월 내에 사용한다.

[기대효과]
두피에 보습감을 주고 염증을 없애 건강한 두피관리에 도움을 주어 탈모를 예방할 수 있다.

[Recipe](약250ml)
베이스
물비누베이스 200g

첨가물 1
내츄럴베타인 5g
판테놀 3g
실크아미노산 5g
마린엘라스틴 3g
헤나추출물 5g
어성초추출물 3g
하수오추출물 5g
네틀추출물 5g
글루카메이트 2g

첨가물2
한방보존제 3g
로즈마리추출물 5g

Essential Oil
클라리세이지 2ml
로즈마리 2ml
버가못 2ml

[Tip] 펌핑이 잘 되지 않을 때는 점도를 체크해 글루카메이트 용량을 줄여본다.

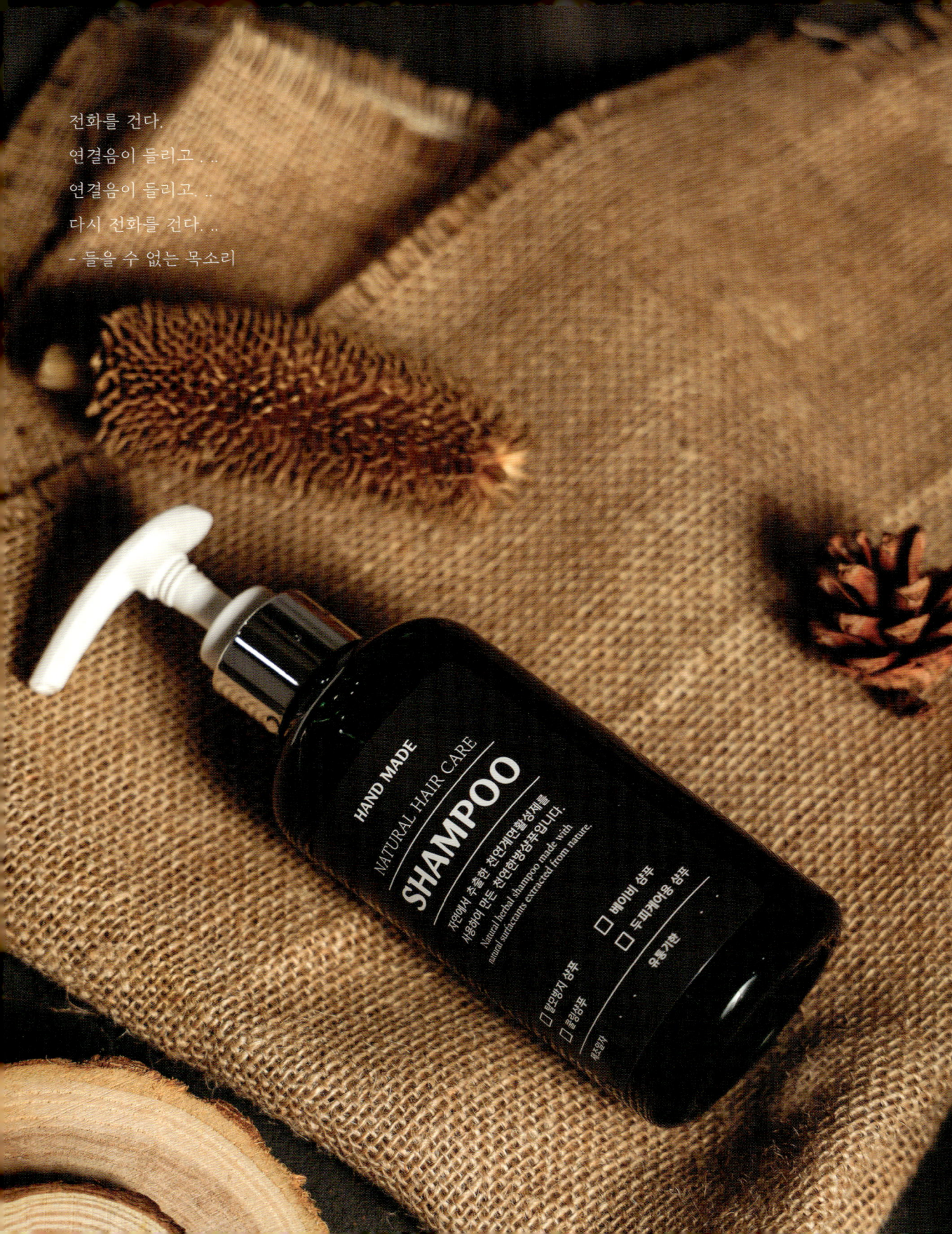

전화를 건다.
연결음이 들리고...
연결음이 들리고..
다시 전화를 건다...
- 들을 수 없는 목소리

가려움증, 비듬방지 한방샴푸

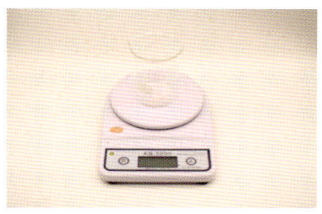

1 소독한 비커에 글루카메이트를 계량해준다.

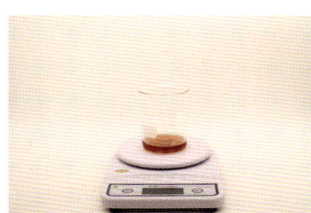

2 1에 첨가물을 모두 계량해준다.

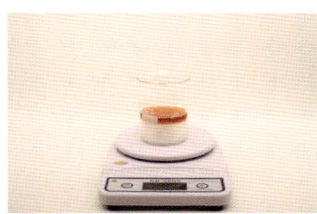

3 2에 샴푸베이스를 계량해준다.

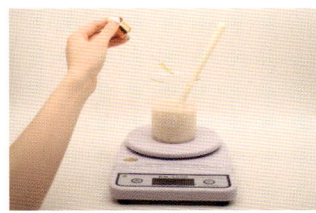

4 샴푸베이스를 거품이 나지 않도록 잘 섞어준 뒤 에센셜오일을 넣고 마무리해준다.

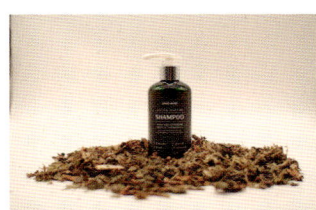

5 완성

[기대효과]

두피를 청결하게 하여 비듬 가려움증에 큰 도움을 줄 수 있다.

[Recipe](약250ml)

베이스
샴푸베이스 195g

첨가물
내츄럴베타인 5g
판테놀 3g
실크아미노산 5g
마린엘라스틴 3g
헤나추추루물 5g
한방추출물 8g
하수오추출물 5g
시카카이추출물 5g
녹차추출물 5g
글루카메이트 3g
프로폴리스 3g

Essential Oil
티트리 2ml
일랑일랑 2ml
버가못 2ml

[Tip] 점도를 체크했는데도 펌핑이 순조롭지 않으면 내부의 호수가 벽쪽에 붙어있는지 확인해야 한다.

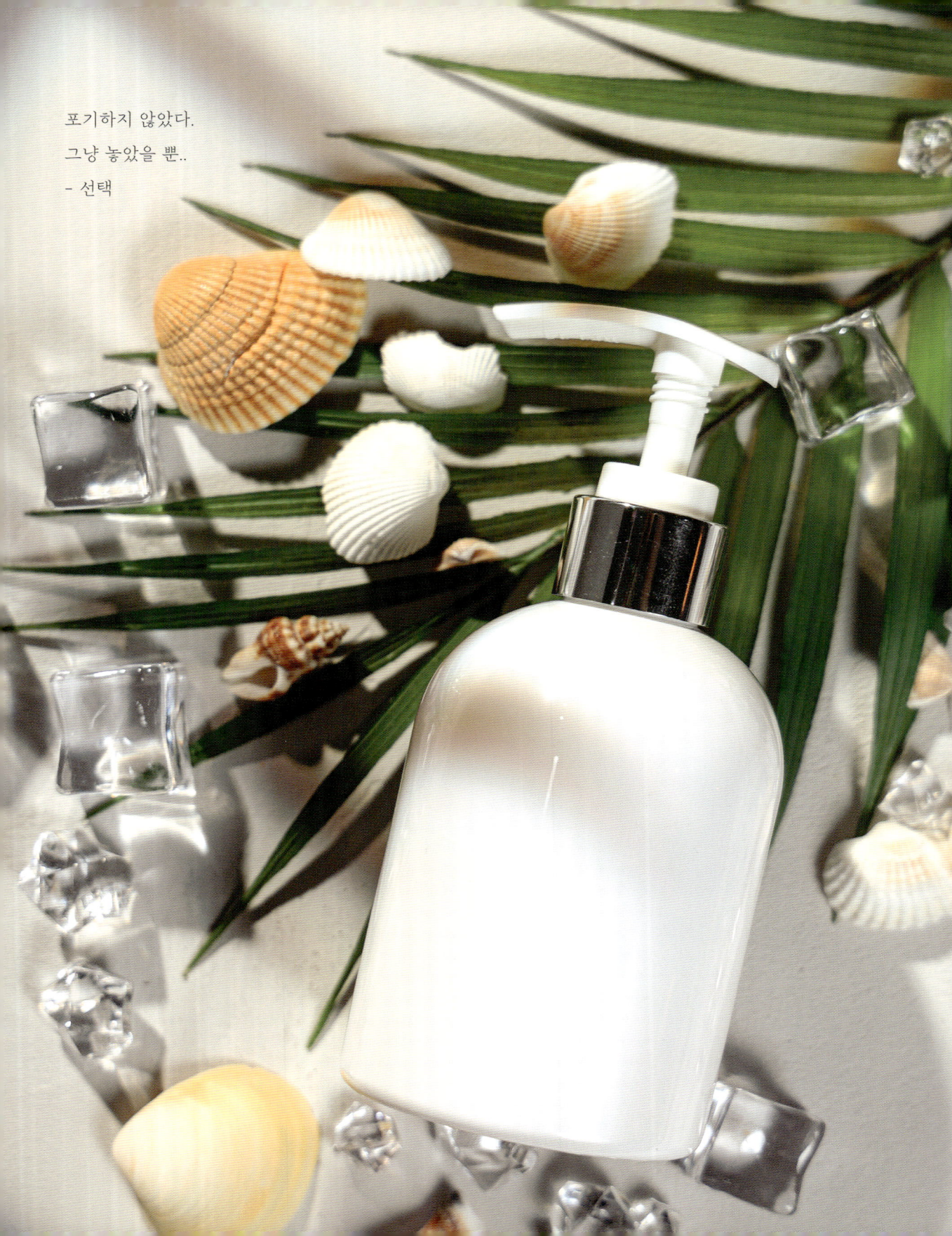

포기하지 않았다.
그냥 놓았을 뿐..
- 선택

썸머 쿨링 샴푸

멘톨 효능

멘톨은 박하유의 결정체로 시원한 청량감을 느낄 수 있어 비누, 화장품, 샴푸, 물파스, 풋스프레이 등 다양한 제품에 사용되며 치약에 첨가하면 입냄새를 잡아주고 비염에는 막힌 코가 뚫리는 듯한 시원한 느낌을 주고 여름용 제품에 첨가하면 쿨링감을 더해준다. 샴푸에 사용하면 가려움증 완화와 쿨링감을 준다.

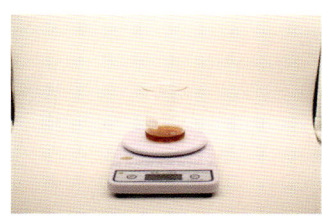

1 소독한 비커에 글루카메이트와 첨가물을 모두 계량해 준다.

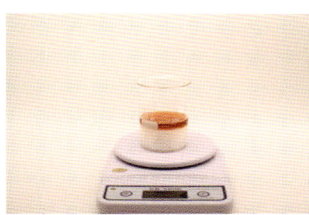

2 1의 글루카메이트가 녹으면 베이스를 첨가해 준다.

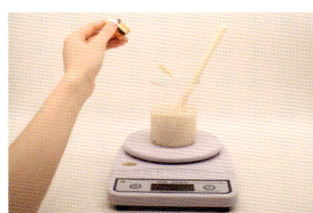

3 2에 Essential Oil을 첨가해 주고 거품이 생기지 않도록 저어준다.

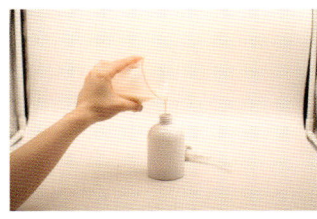

4 완성된 제품을 펌핑용기에 담아 사용한다.

[기대효과]

머리를 청결하게 하고 쿨링감을 주며 탈모예방에 효과적이다.

[Recipe](약250ml)

베이스
샴푸베이스 210g

첨가물
내츄럴베타인 5g
판테놀 3g
실크아미노산 5g
한방추출물 5g
마린엘라스틴 3g
하수오추출물 5g
글루카메이트 3g
멘톨 2g
한방보존제 3g

Essential Oil
페파민트 2ml
로즈마리 2ml
화이트자스민 2ml

[Tip] 과도하게 사용할 경우 피부 자극을 줄 수 있으며 알콜이나 따뜻한 오일류나 워터류에도 녹는 성질을 가지고 있다.

사랑의 시작?
사랑한다는 말이 나도 모르게 나오면..

사랑의 끝?
사랑한다는 말을 언제 해야 할지 생각하고 있다면..

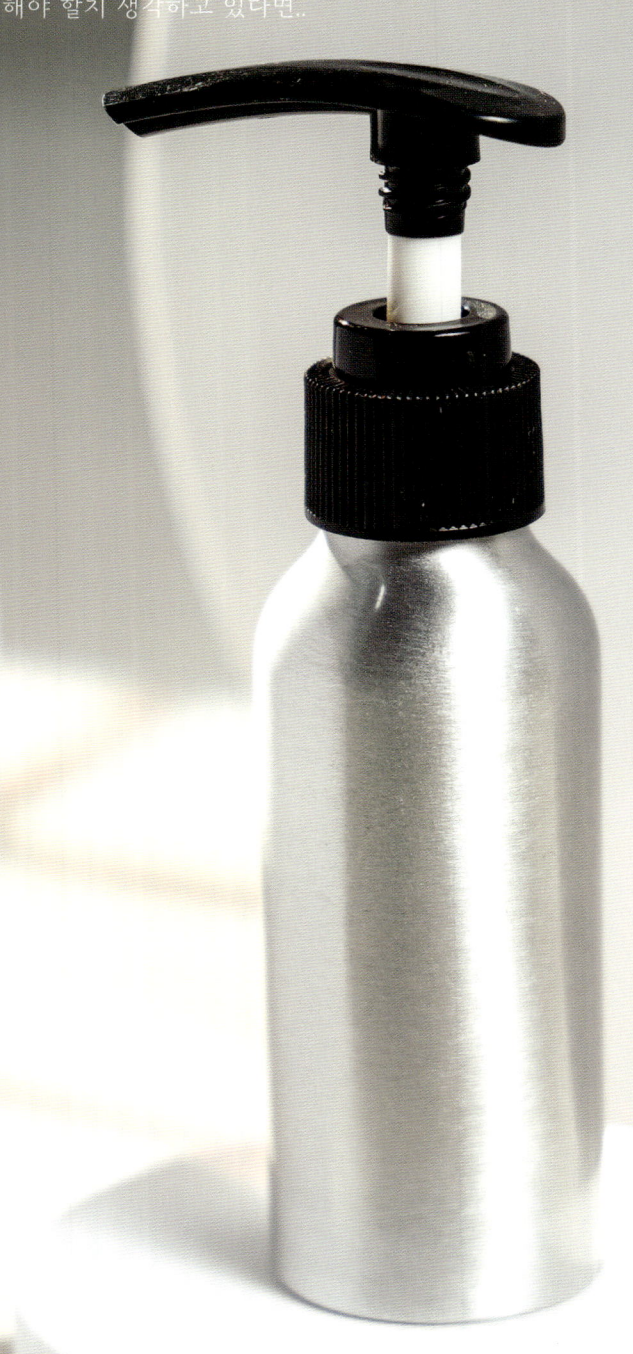

탈모방지 헤어트리트먼트

내츄럴베타인의 효능

내츄럴베타인은 사탕무에서 추출한 천연보습제로 피부 진정과 보습효과가 있어 피부를 부드럽고 촉촉하게 가꾸어준다. 히아루론산 혹은 판테놀로 대체가 가능하나 다른 보습제보다 모질을 더 부드럽게 해주어 주로 샴푸나 헤어용품의 보습제로 주로 사용된다.

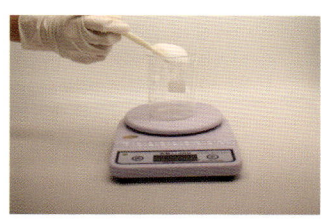

1 소독한 비커에 트리트먼트 린스베이스를 계량해준다.

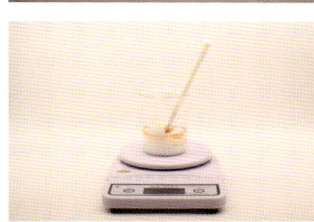

2 1에 첨가물을 모두 계량해 잘 섞어준다.

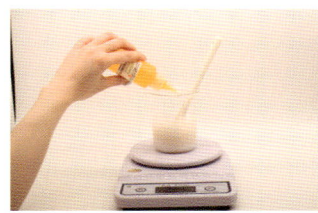

3 2에 호호바오일을 첨가해 섞어준다.

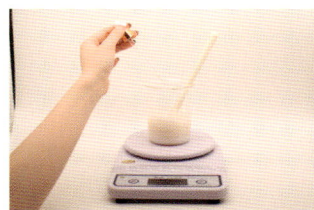

4 3에 아로마오일을 넣고 잘 저어 마무리해준다.

[기대효과]

머릿결을 부드럽게 하고 탈모방지에 도움을 준다.

[Recipe](약250ml)

베이스
린스베이스 195g

첨가물
내츄럴베타인 5g
판테놀 5g
실크아미노산 10g
마린엘라스틴 6g
어성초추출물 3g
하수오추출물 5g
네틀추출물 5g
한방보존제 3g

유상층
호호바오일 3g

아로마오일
클라리세이지 E.O 2ml
로즈마리 E.O 2ml
메그놀리아 F.O 2ml

[Tip] 샴푸, 바디제품에 사용하기에 적합한 보습제로 레시피의 비율을 자유롭게 할 수 있다.

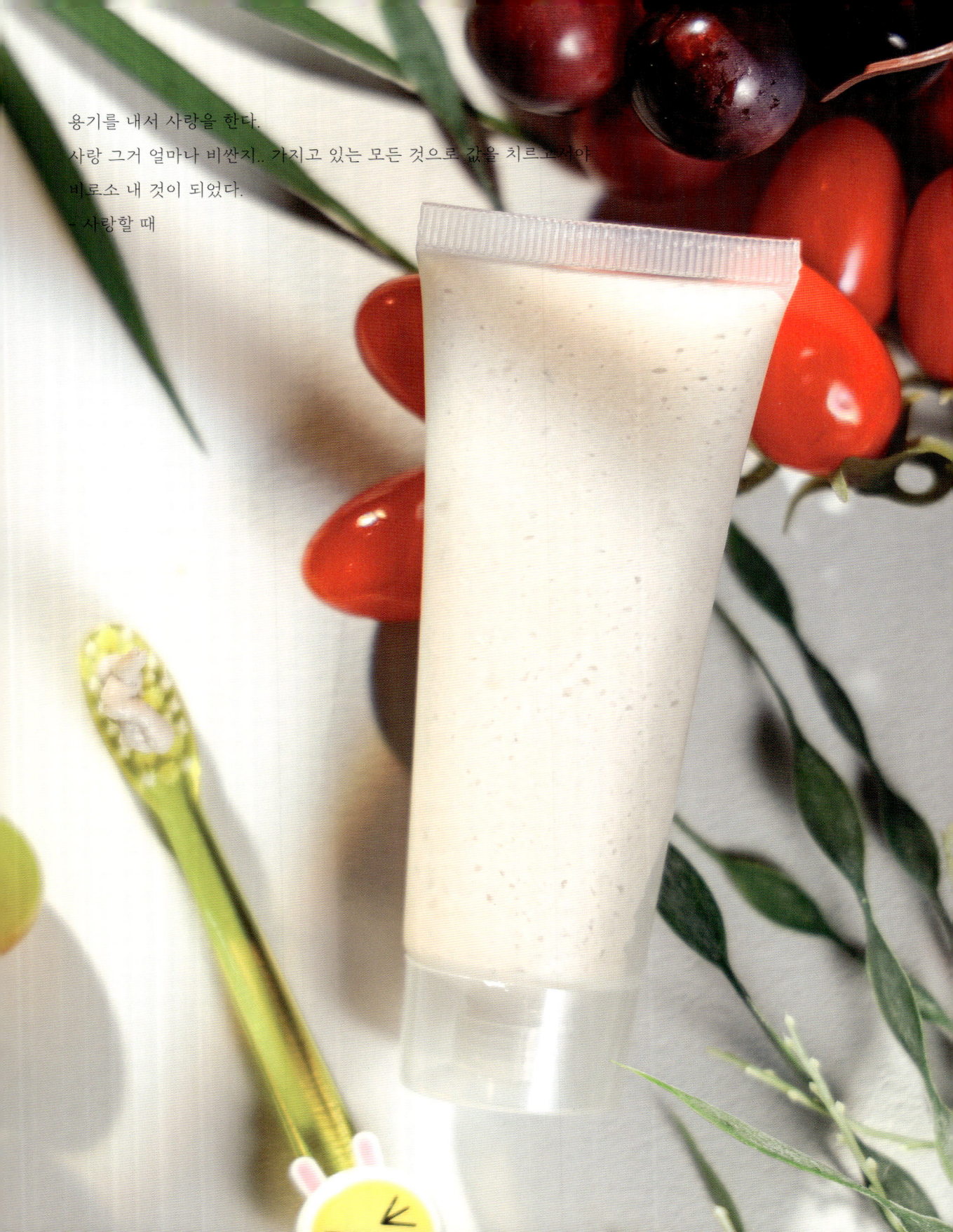

용기를 내서 사랑을 한다.
사랑 그거 얼마나 비싼지.. 가지고 있는 모든 것으로 값을 치르고서야
비로소 내 것이 되었다.
- 사랑할 때

어린이 딸기 치약

덴탈실리카 효능

덴탈실리카는 천연치약의 연마제 또는 점증제로 첨가되어 치태제거에 도움을 주고 무수규산으로 불리우며 일반 치약에서도 연마제로 많이 쓰이고 있는 제품이다. 특징은 짠맛이 없고 PH가 중성이라 구강 점막을 자극하지 않아 누구나 무난하게 사용이 가능하다는 장점을 가지고 있다.

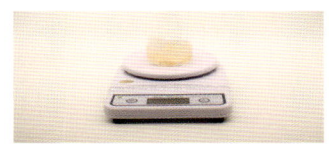

1. 베이스와 첨가물1을 모두 계량해 쟁탄검이 녹을 때까지 저온에서 가열해 점도를 만들어 준다.

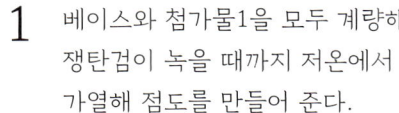

2. 1에 분말류인 첨가물2를 모두 계량한다.

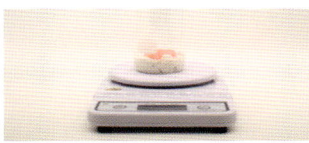

3. 2를 잘 저어 고루 섞어준다.

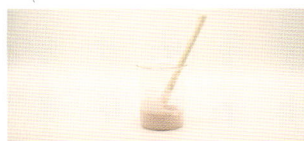

4. 3에 아로마 에센셜오일을 넣어 잘 섞어준다.

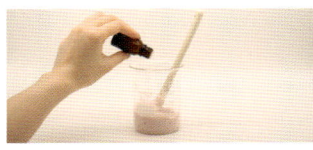

5. 완성된 치약을 짤주머니에 넣고 짤주머니 뒤를 매듭지어준다.

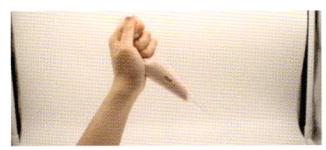

6. 짤주머니를 이용해 살균된 튜브에 담아 사용한다.

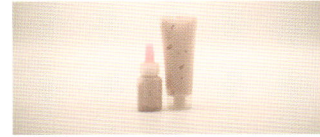

[기대효과]

딸기 분말과 식향을 사용해 어린이용으로 적합하며 치아 미백과 충치예방에 도움을 준다.

[Recipe](약120ml)

베이스
정제수 70g
쟁탄검 1g
자일리톨 5g

첨가물1
솔비톨 3g
프로폴리스 3g
글리세린 4g

첨가물2
덴탈실리카 15g
카올린틀레이 10g
딸기분말 4g
SLSA 5g

아로마오일
레몬 e.o 2dr
딸기식향 5dr

[Tip] 일반 치약 레시피에서 15% 정도 사용하는 것을 권장한다.

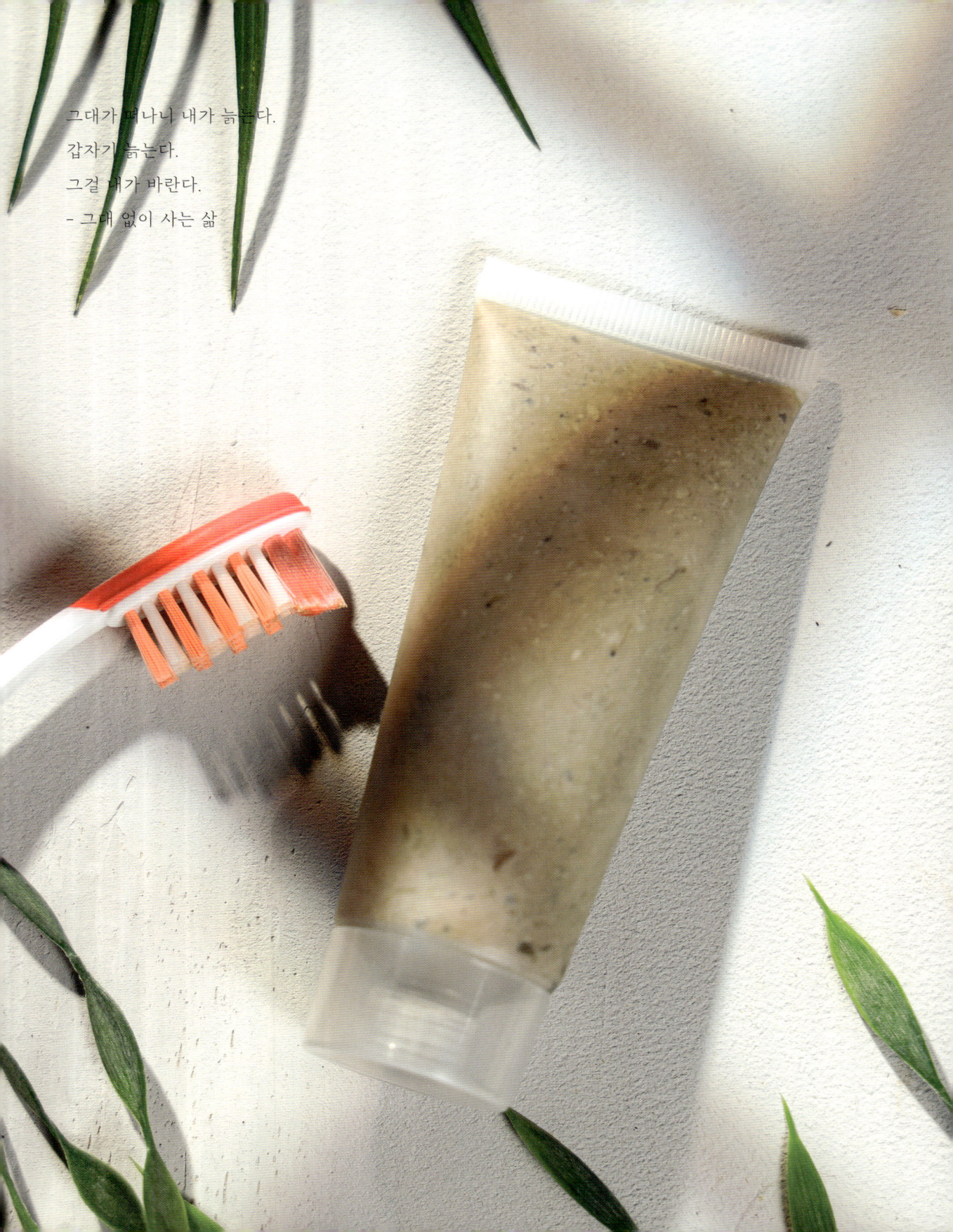

그대가 떠나니 내가 늙는다.
갑자기 늙는다.
그걸 내가 바란다.
- 그대 없이 사는 삶

자일리톨 천연치약

자일리톨 효능

자일리톨은 구강 내의 충치 유발균인 스트렙토코쿠스 뮤탄스의 활동을 억제시키고 침 분비를 촉진시켜 산의 농도를 중화시켜준다. 뿐만 아니라 플라크형성 감소와 플라크 내에서의 산 생성을 감소시킴으로써 충치예방과 구취제거에 효과적이다. 또한 보습과 자극완화 기능이 있어 각종 화장품 및 클렌징 제품에도 사용이 가능하다.

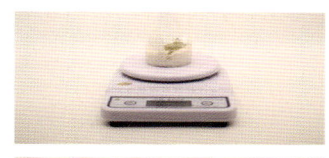

1. 베이스를 한 비커에 모두 계량해준다.

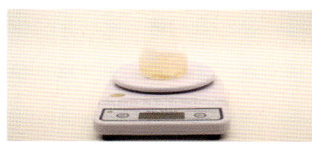

2. 1의 쟁탄검이 잘 풀어지도록 저어준다.

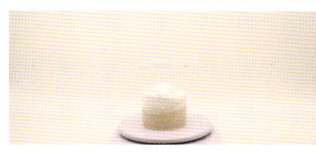

3. 2에 첨가물을 모두 계량해준다.

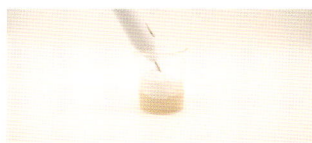

4. 계량한 첨가물을 블랜더를 살짝 돌려 섞어준다.

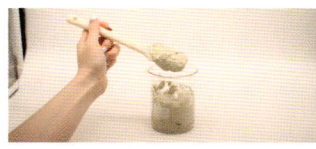

5. 4에 아로마 에센셜을 첨가해 주걱을 이용해 거품이 생기지 않도록 마무리해준다.

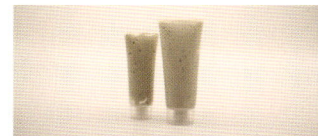

6. 완성된 제품을 짤주머니를 이용해 살균된 용기에 담아 사용한다.

[기대효과]

잇몸 염증에 도움을 주고 입안 냄새를 없애주며 미백과 충치 예방에 도움을 준다.

[Recipe](약120ml)

베이스

정제수 67g
쟁탄검 1g
솔비톨 3g
프로폴리스 3g
자일리톨 5g

첨가물

덴탈실리카 15g
카올린틀레이 10g
상추분말 3g
벤토나이트 4g
SLSA 8g

Essential Oil

레몬 5dr
스피아민트 3dr

[Tip] 쟁탄검을 풀기 어려우면 저온에서 가열해준다.

그대를 만난 게 기적이다. 그대를 알아본 게 기적이다.
아직 그대 곁에 내가 있는 게 기적이다.
기적 조금만 더.
- 내 생애 끝자락에서

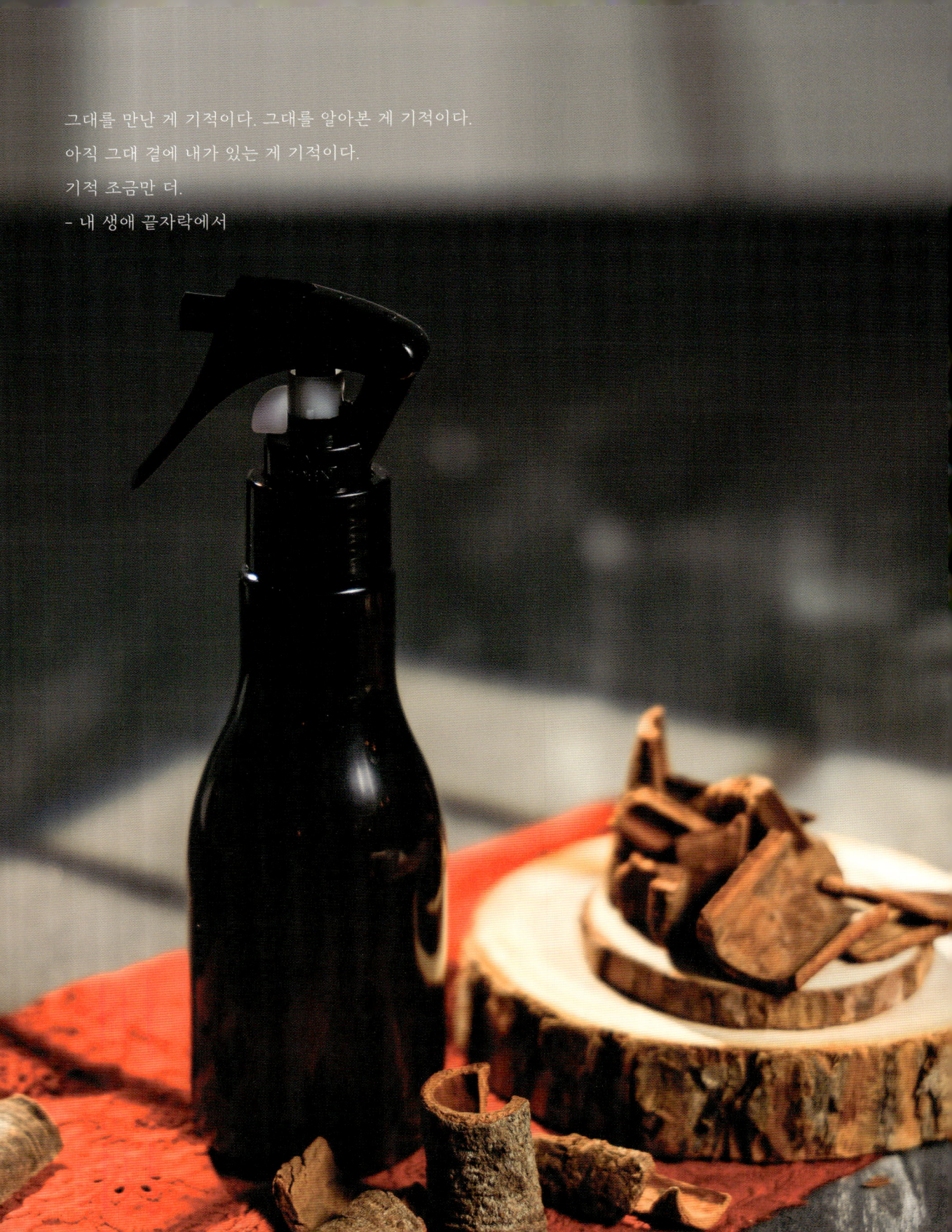

시나몬 진드기 퇴치제 팅처법

진드기 퇴치제 사용법

침구류나 커튼, 쇼파 등 세탁을 자주 하기 힘든 용품에 사용하면 효과적이다. 사용하고자 하는 침구류나, 커튼, 쇼파, 매트리스 등에 뿌리고 햇볕에 4시간 이상 말려준 뒤 탁탁 털고 청소기를 이용해 진드기 사체를 제거해 주어야 효과적이다. 피부병이 자주 생기거나 아토피가 심해지거나 호흡기가 불편해지면 침구류에 혹여 진드기가 기생하고 있는지 점검하고 청결히 관리하는 것이 바람직하다.

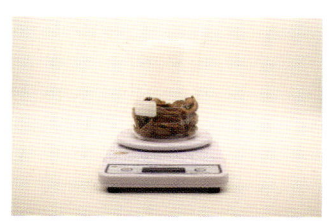

1 시나몬스틱 100g을 계량해 준비해둔다.

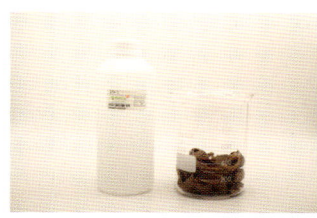

2 시나몬 스틱을 정제수나 알콜에 깨끗이 씻어준다.

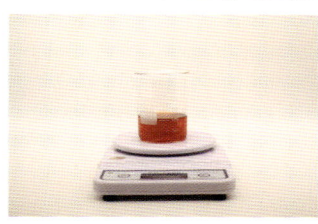

3 깨끗이 씻은 시나몬스틱을 에탄올 1리터 안에 1달 정도 담가 두었다가 스틱을 제거하고 팅처액만 사용한다.

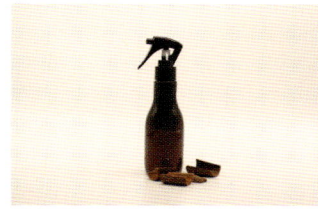

4 계피팅처액 75g에 정제수 25g을 넣고 희석해 스프레이 용기에 담아 사용한다.

[기대효과]

침구류 커튼과 같이 자주 세탁이 어려운 섬유에 뿌려 햇볕에 말리면 집먼지 진드기를 퇴치할 수 있어 아토피 예방과 피부질환을 관리하는데 도움을 줄 수 있다.

[Recipe]

에탄올 1리터
씻은 계피스틱 100g
희석용 정제수 25g

[Tip] 피부에 직접 사용하지 않도록 하고 살균이 필요한 용품에 뿌려준다.

그대의 미소가 가장 아름답고
그대의 위로가 가장 따듯하고
그대의 눈물엔.. 눈물엔..
아무 것도 할 수가 없다.
- 심장마비

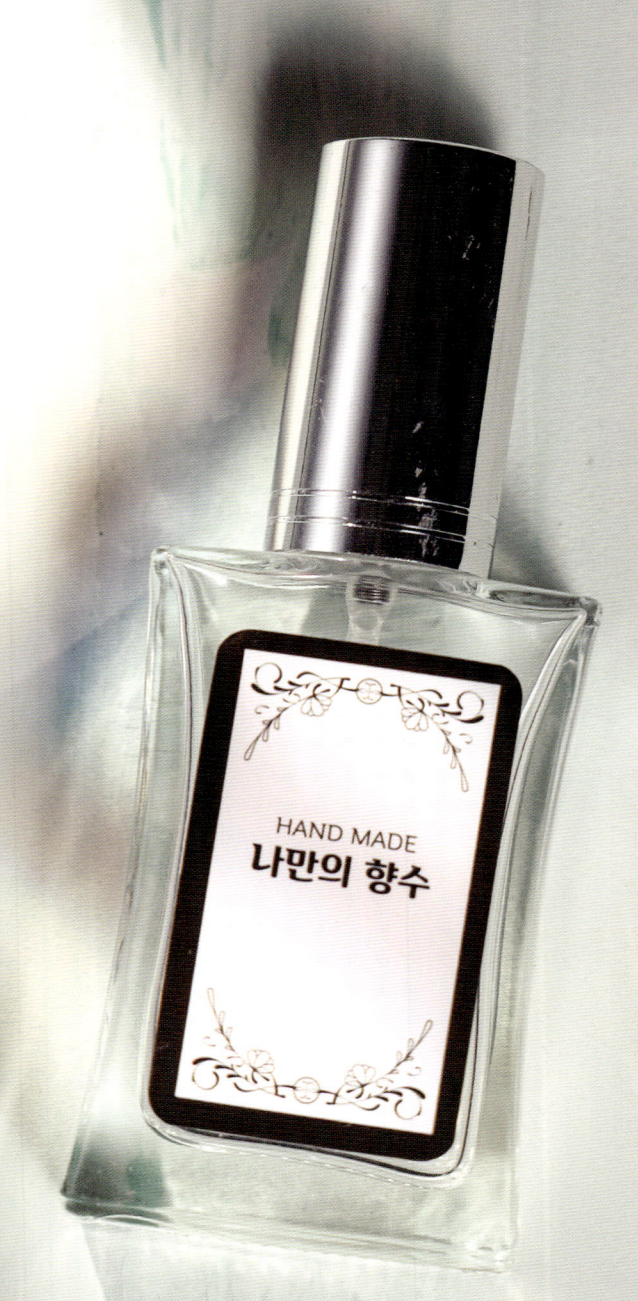

기억에 남을 향수 만들기(조향)

일랑일랑(Ylang ylang) Point
- 과용 시 구토 또는 두통을 유발할 수 있어 적당량 을 사용해야 한다.
- 강장작용, 살균작용, 이완작용, 진정작용, 최음작용, 항우울작용, 혈압강하작용
- 이완과 진정 효과가 뛰어나 혈압을 강하하고, 심계항진 완화에 도움을 준다.
- 깊은 진정 효과와 강한 흥분 효과가 있다.
  우울감, 불안감 완화에 효과적이고 여성의 자신감 회복에 도움을 준다,.

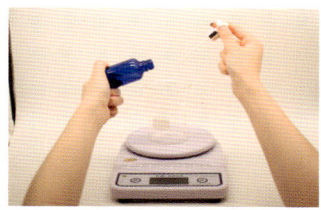

1 소독 된 유리용기에 F.o를 계량해준다.

[기대효과]

깊고 오묘한 매혹적인 향기가 나며 항 세균기능을 기대할 수 있다.

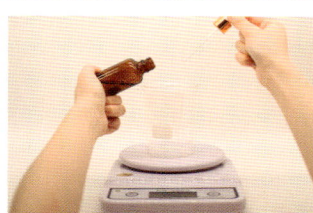

2 계속해서 베이스, 미들, 탑순으로 1분 이상씩 저어가며 향을 첨가해 준다.

[Recipe](약20ml)

레몬(탑) 20dr
라벤더(미들) 20dr
그레이프푸룻(탑) 20dr
페파민트(탑) 10dr
로즈우드(미들) 10dr
일랑일랑(베이스) 10dr
롤리타렘파카F.O 30dr
향수희석제 14ml

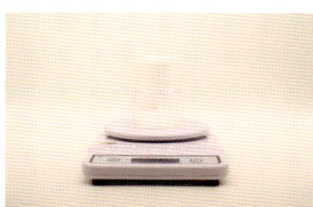

3 향수희석제를 넣고 잘 저어준다.

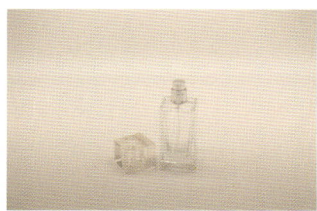

4 완성 된 향수는 2주정도 숙성 후 사용하는 것이 좋다.

[Tip] 조향을 할 때는 베이스노트부터 블렌딩하고 유리용기 유리스틱을 이용해 작업하는 것이 좋다.
조향 된 향은 2주 후에 사용하면 제작 시보다 부드러운 향을 느끼실 수 있다.

소중히 아끼며 사랑할 수 있는가?
그럼 고백해 보라. .
- 지금이다

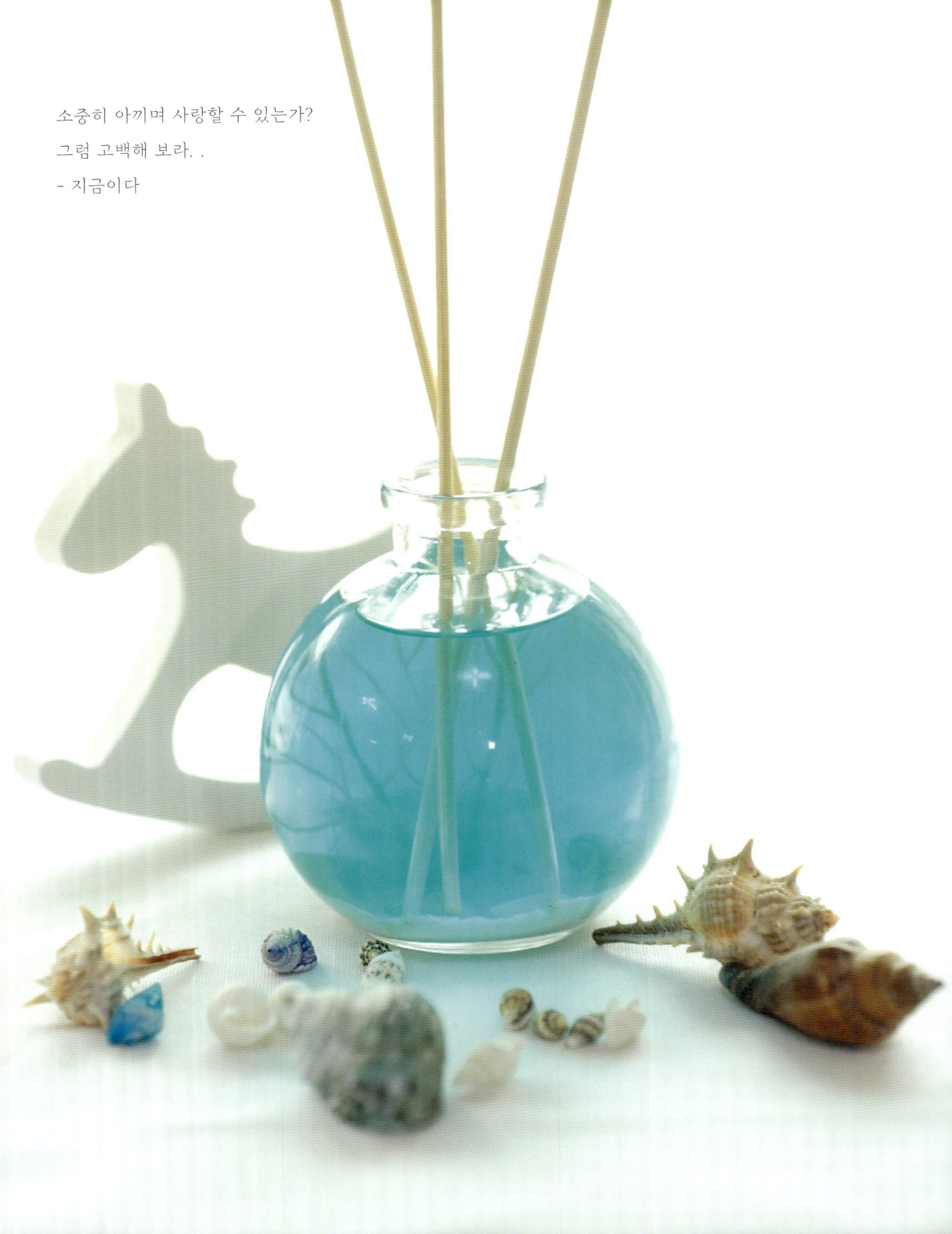

디퓨저 만들기(거실용)

라벤더(Lavender) Point

강장작용, 고양작용, 균형조절작용, 독소배출작용, 면역자극작용, 발한작용, 살균작용, 살진균작용, 상처회복작용, 생리촉진작용, 신경강장작용, 이뇨작용, 이완작용, 심신진정작용, 진통작용, 쿨링작용, 항경련작용, 항바이러스작용, 항염작용, 항우울작용, 혈압 강하작용 등을 하여 주로 진정, 스트레스, 불면증, 분노억제, 과잉행동자제를 위해 블렌딩해 거실에 사용하기에 적합하다.

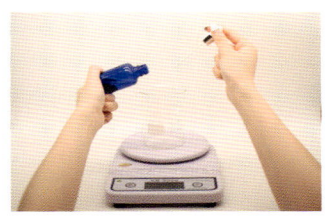

1 소독된 유리용기에 화이트자스민 F.o를 계량해 준다.

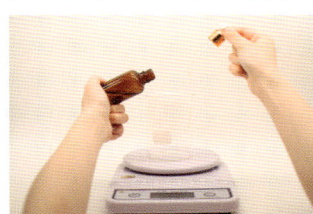

2 1에 로즈우드, 라벤더, 레몬을 순서대로 1분 이상씩 저어가며 향을 첨가해 준다.

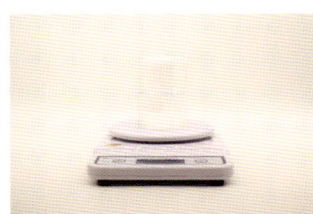

3 베이스를 넣고 잘 저어준다.

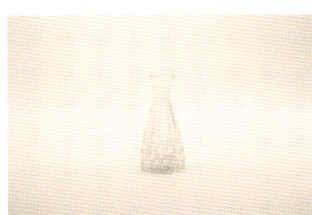

4 완성된 디퓨저는 2주정도 숙성 후 사용하는 것이 좋다.

[기대효과]

편안하고 침착해질 수 있는 블렌딩으로 살균력이 있어 거실, 침실에 사용하기에 적합하다.

[Recipe](약100ml)

베이스
향수희석제 50ml
정제수 20ml

아로마향
레몬 E.O 1ml
로즈우드 E.O 2ml
라벤더 E.O 2ml
샌달우드 F.O 25ml

[Tip] 스틱 개수가 많아지면 발향이 강하고 디퓨저액의 소진이 빨라진다.

예쁘다..
예쁘다..
참 예쁘다..
내 눈에 네가 참 예쁘다.
- 너만 보여서

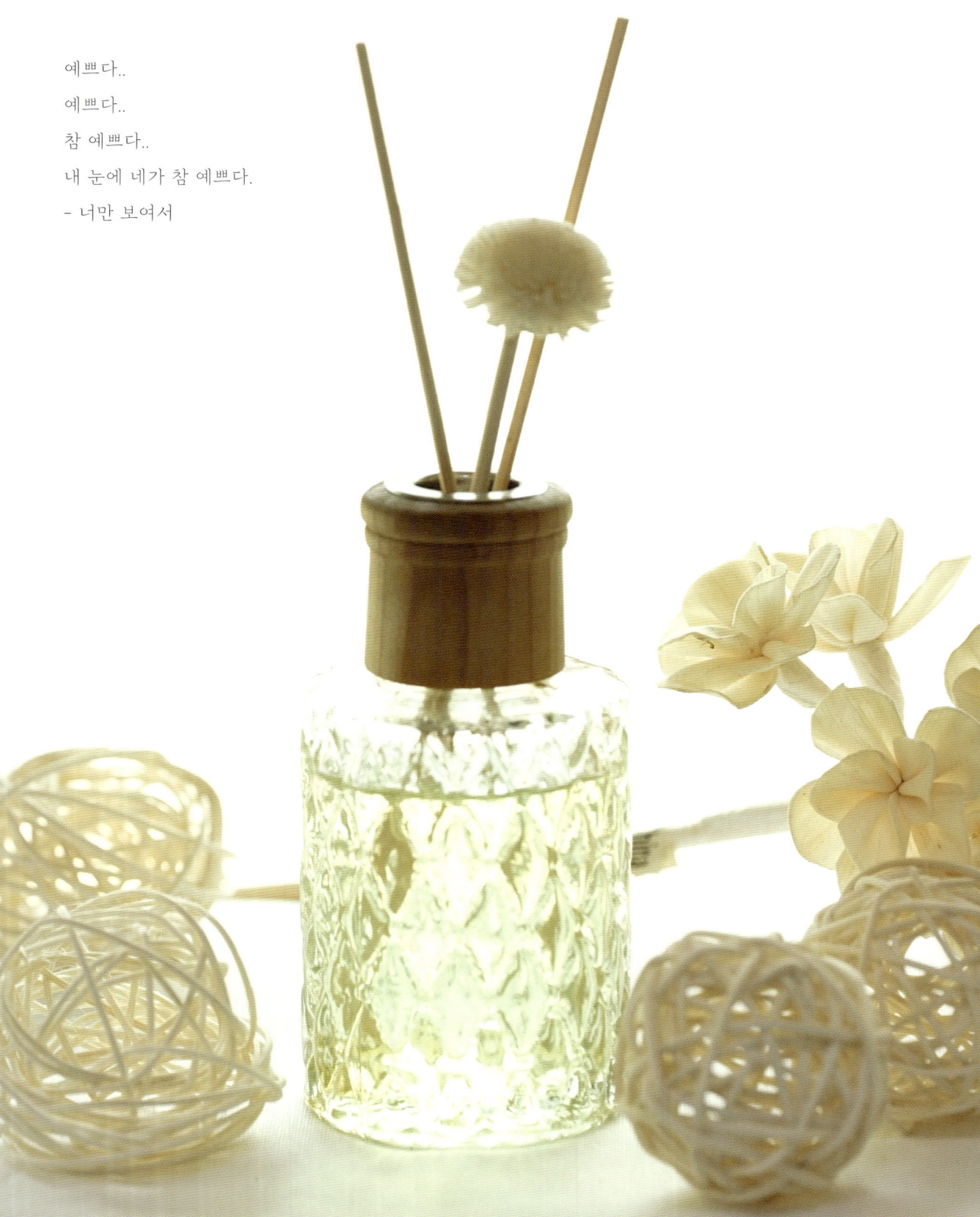

디퓨저 만들기(사무실용)

바질(Basil) Point

정신을 맑게 하고 정서적 안정을 찾을 수 있도록 감정 변화를 안정적으로 도와주며 집중력을 향상시켜준다. 우울증, 긴장감 등에 효과적이고 스트레스를 완화시켜 주며 여행 공포증 감소에도 도움을 준다.
바질엔 메틸차비콜(페놀계)이 함유되어 있어 자극의 원인이 되므로 소량만을 사용해야 하며 통경작용이 있어 임신 중 또는 뇌전증, 발작 등이 우려되는 상황에서 사용을 금한다.

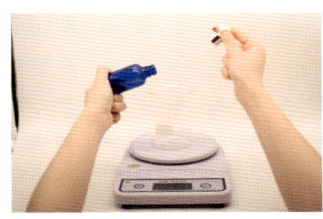

1 소독된 유리용기에 블랙베리앤베이 F.o를 계량해 준다.

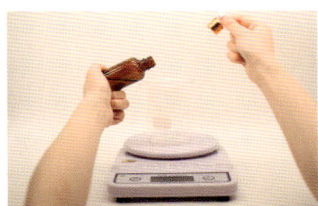

2 계속해서 라벤더, 바질, 페퍼민트를 1분 이상씩 저어가며 향을 첨가해 준다.

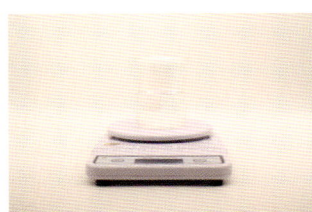

3 2에 베이스를 넣고 잘 저어준다.

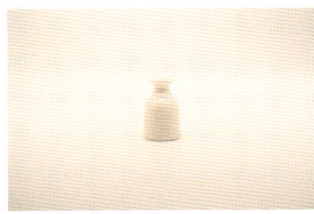

4 완성된 디퓨저는 2주정도 숙성 후 사용하는 것이 좋다.

[기대효과]

뒷목 결림, 편두통, 집중력 향상에 도움을 주며 스트레스 해소에 효과적이고 작업능률을 높여 주어 사무실이나 긴장을 풀어주어야 할 곳에 사용하기에 적합하다.

[Recipe](약100ml)

베이스
디퓨저베이스 50ml
정제수 20ml

아로마향
바질 10ml
라벤더 1ml
페파민트 4ml
블랙베리앤베이F.O 15ml

[Tip] 넓은 공간에서 발향을 하기 위해서는 스틱 개수를 늘리거나 정제수 대신 디퓨저 베이스양을 늘리는 것이 좋다.

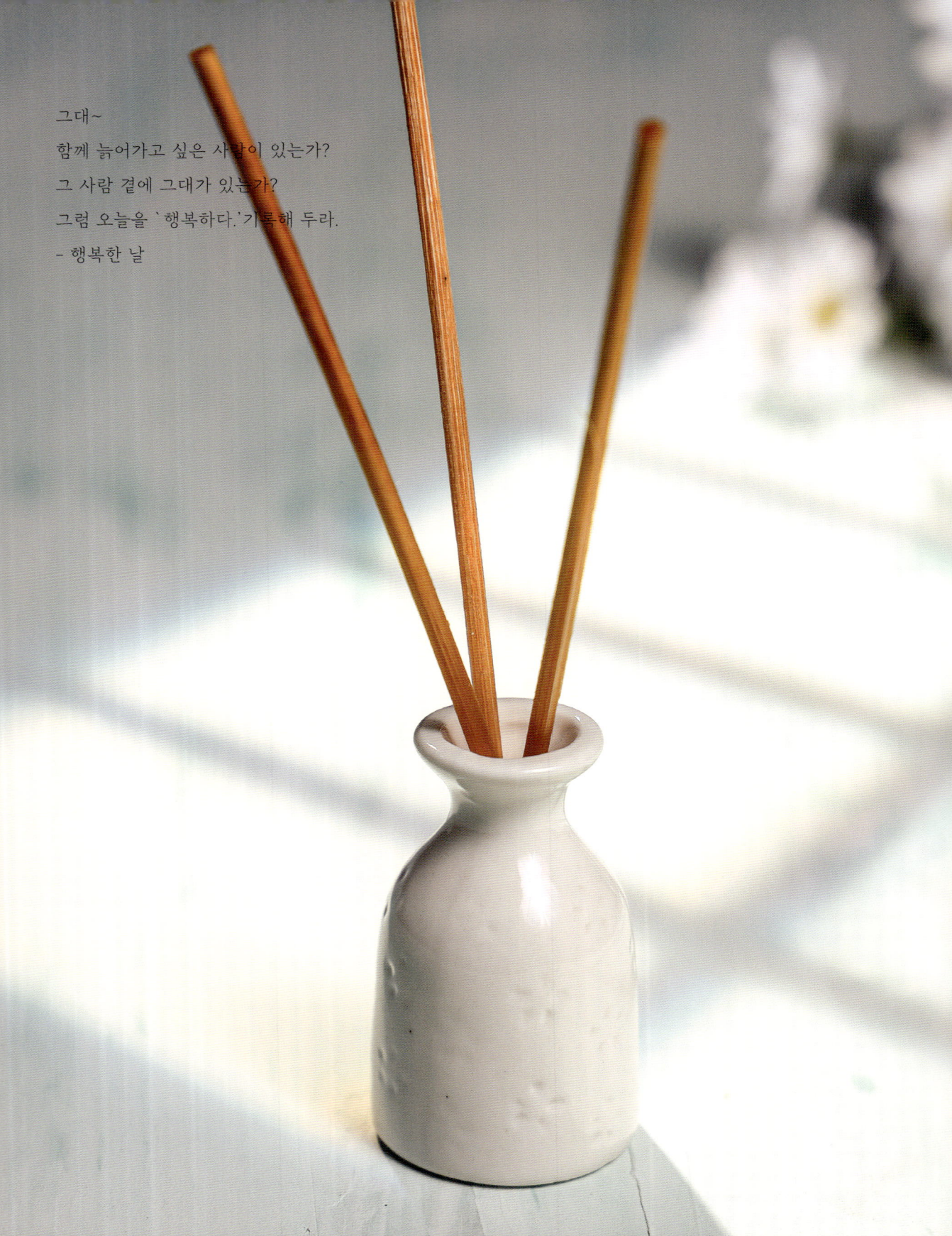

그대~
함께 늙어가고 싶은 사람이 있는가?
그 사람 곁에 그대가 있는가?
그럼 오늘을 `행복하다.'기록해 두라.
- 행복한 날

디퓨저 만들기(침실용)

마조람(Marjoram) Point

마조람은 살균작용, 생리촉진작용, 소화촉진작용, 순환자극작용, 신경강장작용, 워밍작용, 이완작용, 진통작용, 항경련작용, 항바이러스작용, 혈압강하작용 등 다양한 효능이 있으며 감정을 진정시키고 편안하게 해주어 정서 불안, 신경쇠약 회복에 도움을 주고 스트레스와 관련된 두통, 편두통, 불면증 완화에 도움을 준다. 과잉행동장애 완화에 유용하고 이별 후 불안한 심리를 안정시키는 데도 도움을 준다.
진정효과가 매우 뛰어나므로 과다 사용 시 감각이 둔해지거나 졸음이 오는 마취 효과를 낼 수 있고 통경작용을 하므로 임신 중에는 사용을 금한다.

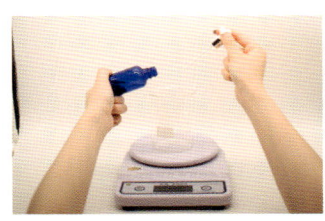

1 소독된 유리용기에 샌달우드F.O를 계량해 준다.

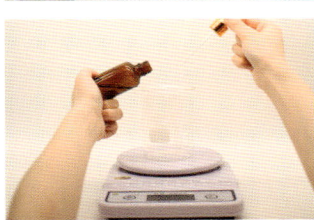

2 계속해서 샌달우드, 마조람, 라벤더를 한 가지씩 향을 첨가하면서 저어준다.

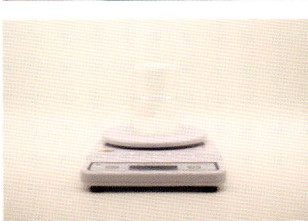

3 2에 베이스를 넣고 잘 저어준다.

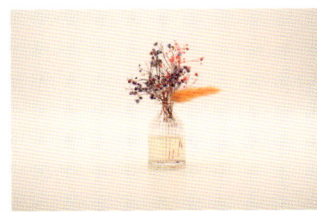

4 완성된 디퓨저는 2주정도 숙성 후 사용하는 것이 좋다.

[기대효과]
심신을 안정시켜주고 릴랙스시켜주어 불면증에 시달리는 분들이 침실에 사용하기에 적합하다.

[Recipe](약100ml)
베이스
디퓨저베이스 50ml
정제수 20ml

아로마향
마조람E.O 5ml
라벤더E.O 5ml
샌달우드E.O 10ml
샌달우드F.O 10ml

[Tip] 불면증 정도에 따라 마조람 비율을 가감할 수 있다.

희뿌연 거울에 내 모습이 비추더니
머리를 쓸어 올리고 립스틱을 바르니
그대만 보인다.
- 그대 만나러 가는 길

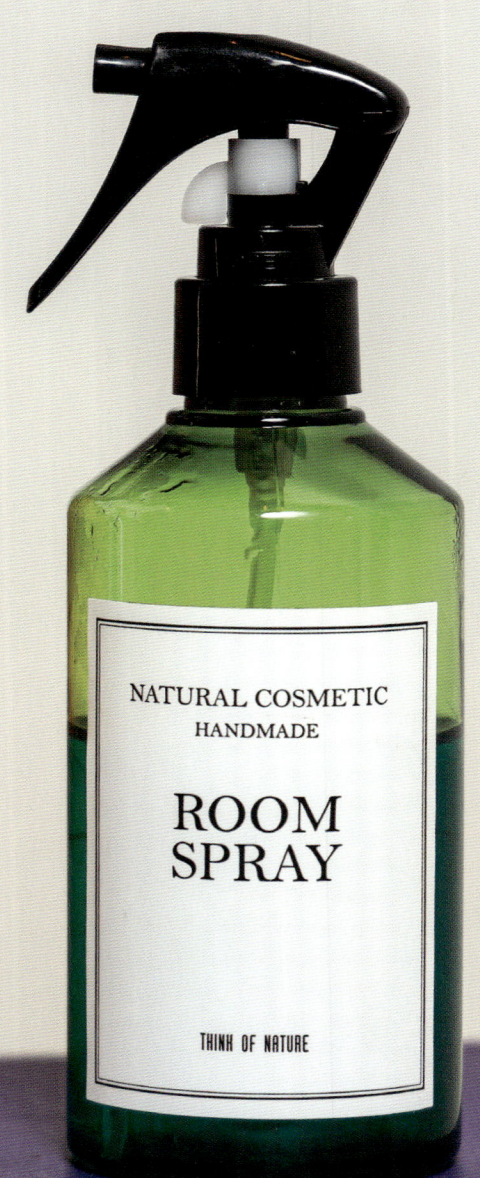

룸 스프레이 만들기(공부방용)

유칼립투스 Point

면역계를 자극하여 면역 능력을 활성화시키고 살균과 항바이러스 작용으로 감기 증상 완화에 도움을 주며 거담효과가 뛰어나 기침을 통해 점액을 제거하는데 효과가 있다. 감염, 상처, 염증에 완화에 도움을 준다. 또한 심리적으로는 좌절감과 격한 분노를 진정시켜 머리를 맑게 해주어 집중력에 향상에 도움을 준다.

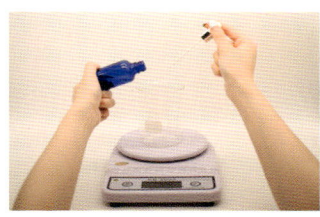

1. 살균된 유리비커에 프래그런스 오일을 계량해 준다.

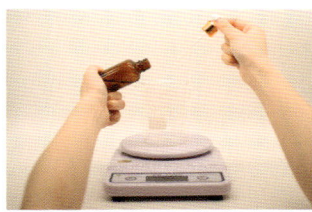

2. 1에 에센셜 오일을 넣고 잘 저어준다.

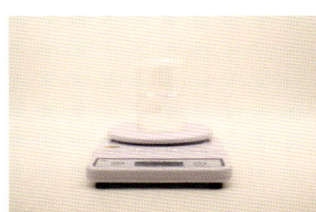

3. 2에 향수희석제를 넣고 잘 저어준다.

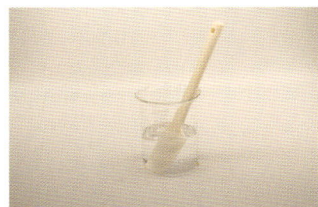

4. 3을 유리스틱이나 실리콘 주걱을 이용해 충분히 3분 이상 저어준 뒤 스프레이 용기에 담아 2주 정도 숙성해 사용한다.

[기대효과]

공기청정 효과와 비염예방에 도움을 줄 수 있으며 머리를 맑게 해주어 공부방에 사용하기에 적합한 제품이다.

[Recipe](약250ml)

베이스
향수 희석제 235 ml

아로마향
유칼립투스 5ml
티트리 5ml
블랙베리앤베이F.O 5ml

[Tip] 공기를 정화시키는데 사용하고 얼굴에 직접 분사되지 않도록 주의한다.

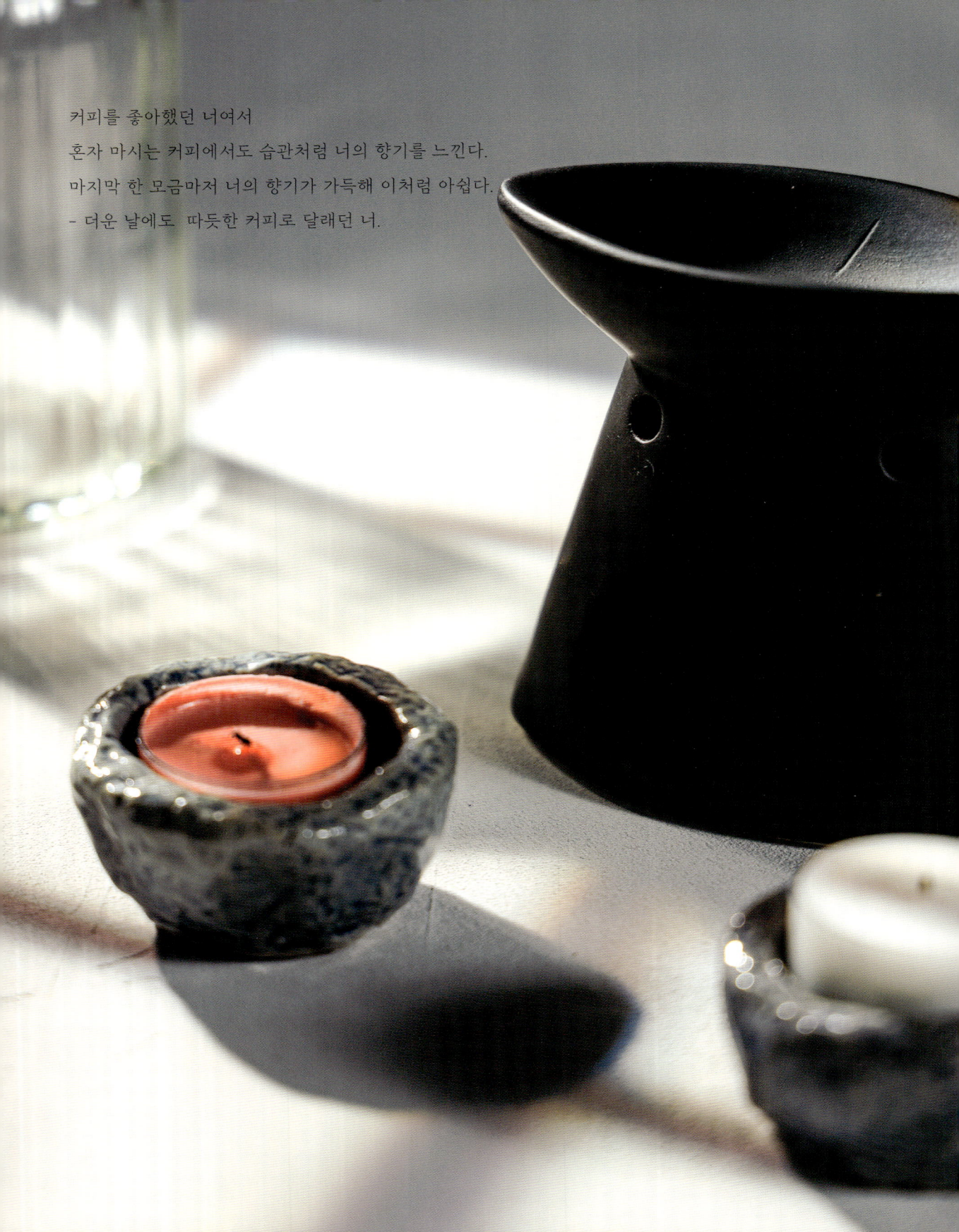

커피를 좋아했던 너여서
혼자 마시는 커피에서도 습관처럼 너의 향기를 느낀다.
마지막 한 모금마저 너의 향기가 가득해 이처럼 아쉽다.
- 더운 날에도 따듯한 커피로 달래던 너.

감기예방을 위한 아로마 램프

티트리 효능

강력한 살균 및 기침, 천식, 기관지염, 부비강염, 백일해 등의 완화에 도움을 주고 면역계를 자극하여 면역을 강화시켜 준다. 지친 몸에 활력을 불어넣어 주고, 자존감과 자신감 회복에 도움을 주며 질병, 사고 등을 당했을 때 심리적 안정에도 도움을 준다.

1 티라이트 캔들을 준비한다.

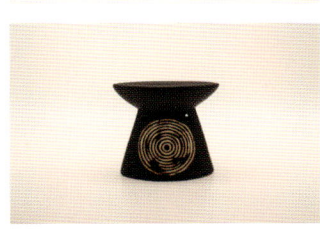

2 아로마 램프에 정수기 물을 30ml 채워준다.

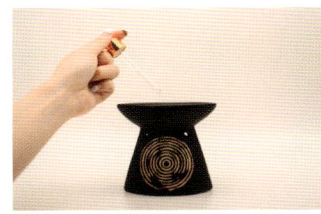

3 준비된 에센셜 오일을 램프 위에 떨어뜨린다.

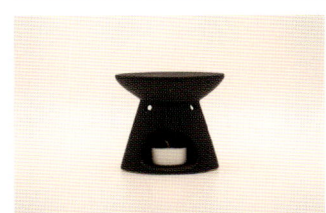

4 티라이트 캔들에 불을 켜고 안전한 곳에 놓아둔다.

[기대효과]

레시피대로 블렌딩한 아로마 램프를 켜면 환절기 비염예방과 감기 예방에 도움을 줄 수 있다.

[Recipe](약30ml)

베이스

정제수 30ml

Essential Oil

티트리 2방울
라벤더 2방울
유칼립투스 1방울

[Tip] 수분이 모두 증발하면 정수기 물을 다시 채우고 다시 몇 방울의 아로마를 첨가하면 된다.
촛불을 켤 때는 환기와 화재에 주의를 기울여야 한다.

북적임 속에 그대를 찾지 못해 외로움이 밀려든다.
- 그대를 떠나고

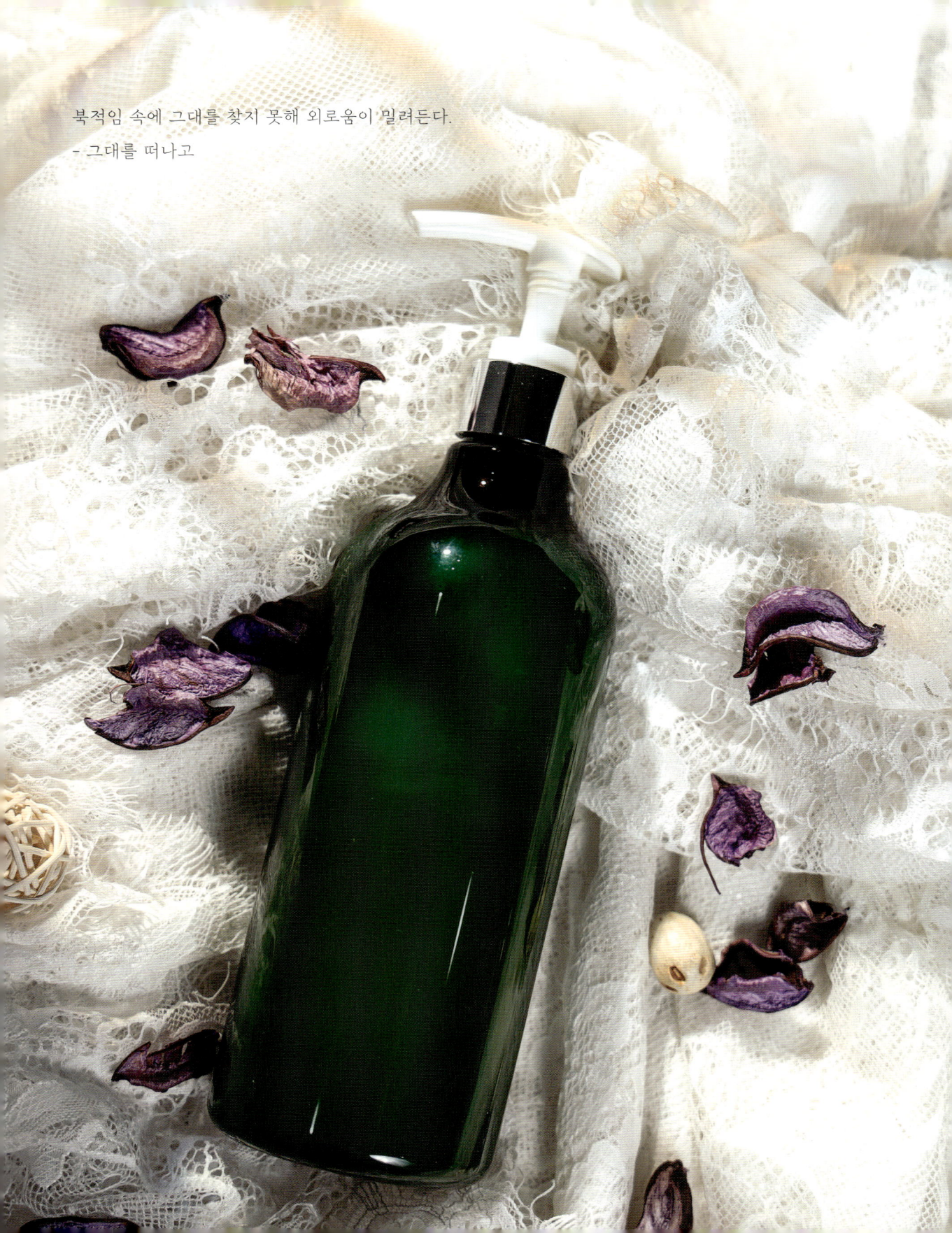

천연 섬유 유연제

유기유황(Methyl Sulfonyl Methane) 효능

소나무에서 추출한 무독, 무취의 수용성 분말 유황으로 약간의 특이취가 있다. 피부의 염증을 완화시켜주고 피부의 각질제거에 도움을 준다. 일반 유황과 달리 피부 자극 및 독성을 제거한 제품으로 안전하며 비누나 화장품에 첨가하여 사용이 가능하다.

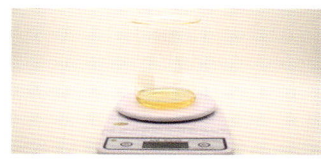

1 살균된 비커에 아로마오일을 계량한다.

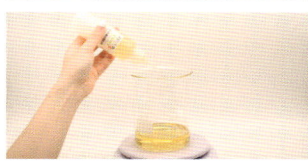

2 1에 솔루블라이저를 계량해 3분 이상 저어준다.

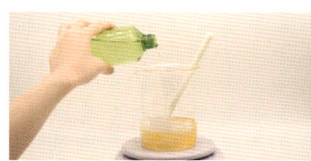

3 2에 정제수를 넣고 저어준다.

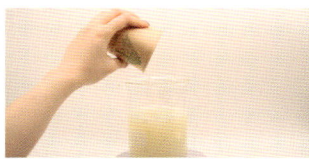

4 3에 구연산을 첨가하고 저어준다.

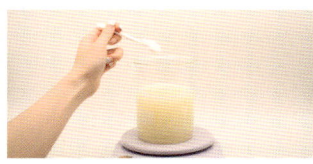

5 4에 유기유황을 첨가하고 저어준다.

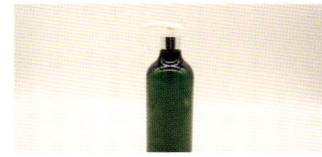

6 살균된 펌핑용기에 담아 헹굼 단계에서 사용한다.

[기대효과]

피부에 자극을 주지 않고 정전기 방지 효과가 있으며 아로마 향기의 지속성 또한 뛰어나다.

[Recipe](약500ml)

정제수 300g
구연산 55g
유기유황 5g
솔루블라이저 90ml

아로마

티트리 10ml
레몬 10ml
코튼향 F.O 30ml

[Tip] 프래그런스 오일인 코튼향은 취향에 따라 양을 줄이거나 늘일 수 있고 넣지 않아도 무방하다.

그대의 허깅은
늘 그랬던 것처럼 모두에게 따듯하다.
- 체온을 빼앗기며

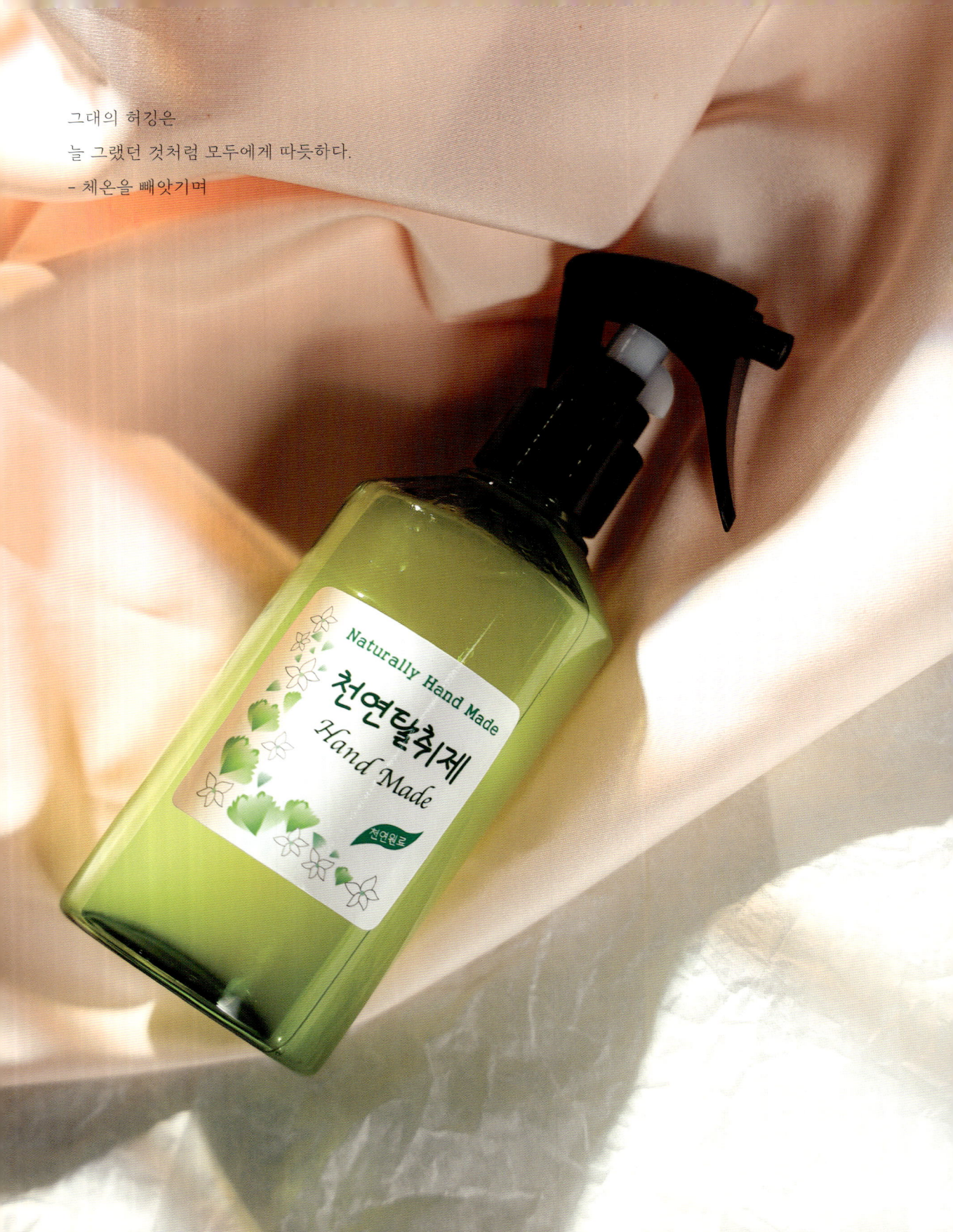

향기로운 만남을 위한 천연탈취제

레몬(Lomom) Point

살균과 항바이러스 작용으로 감기 등과 전염성 호흡기 질환으로부터 보호하고 해열 효과가 있다. 위산 수치를 정상화시켜 소화에 도움을 주고, 소화불량의 완화에 도움을 준다. 피부재생 효과와 각질 제거 효과가 뛰어나 혈색을 좋게 해주고, 과다한 피지 생산을 막으므로 지성 피부, 지루성 모발에 클렌징효과를 주며 강력한 항균 효과가 있어 여드름, 종기 사마귀 치료 등에 유용하다. 광감성이 있어 피부 자극을 일으킬 수 있으므로 직사광선이나 자외선에 주의해야 한다.

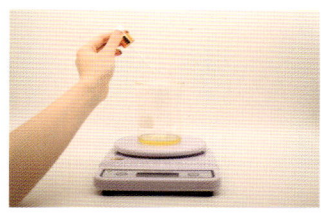

1 아로마 오일을 F.O부터 계량해 준다.

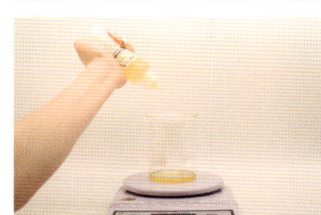

2 1에 솔루블라이저를 넣고 잘 저어 가용화시켜 준다.

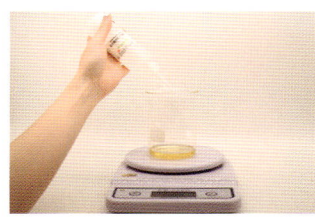

3 2에 향수베이스를 넣고 잘 저어준다.

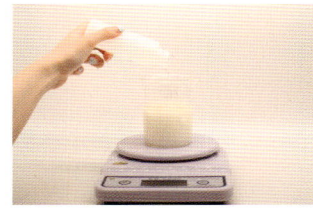

4 3에 정제수를 넣고 잘 저어 마무리한 뒤 일주일 정도 숙성시켜 사용한다.

[기대효과]

외출 시 분사하거나 외식 후 사용하면 잡내를 없애 주고 아로마 향기를 느낄 수 있다.

[Recipe](약100ml)

베이스
정제수 50g
향수희석제 30g
솔루불라이저 10g

아로마
티트리 1ml
레몬 5ml
화이트자스민F.O 1ml
메그놀리아F.O 3ml

[Tip]   · 피부에 직접 분사하지 말고 공기 중에 분사한다.
　　　　 · 일주일 정도 숙성하면 부드러운 향기가 난다.

그대는 영화를 보고 난 그대를 본다.
그댄 영화 이야기를 하고 난 그대의 이야기여서 듣는다.
- 의미 무의미

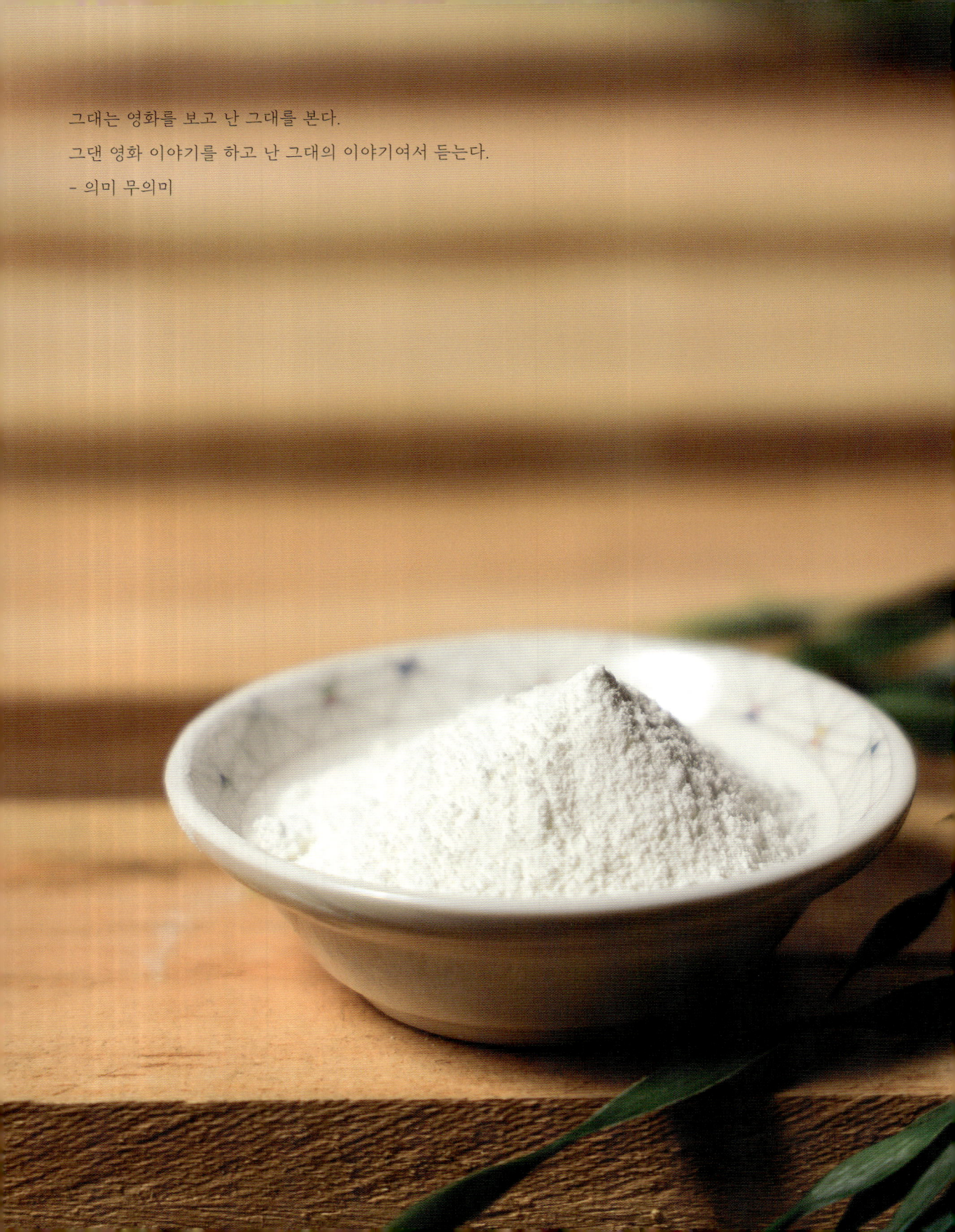

천연 세탁세제(분말타입)

베이킹소다(Sodium Bicarbonate)효능

탄산수소나트륨으로 불리며 인체에 무해한 물질로 화장품에서는 약알칼리성을 가지므로 완충제나 pH조절제로 사용하고 중화 작용을 하며 산성때를 제거하는데 효과적이다. 산성과 만나 이산화탄소를 발생시키고 작은 거품을 만들어 내며 연수 작용을 하여 금속 이온의 영향을 줄여준다. 미세한 결정으로 표면에 손상을 주지 않으며 연마 작용을 한다. 습기를 제거하고 냄새의 원인 분자를 흡수하여 탈취 작용을 한다.

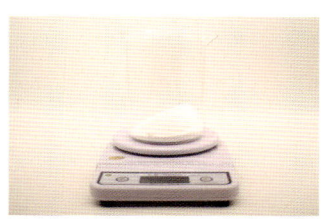

1 과탄산소다, 구연산, 베이킹소다를 계량해 섞어준다.

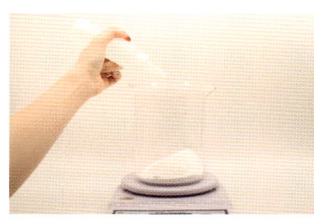

2 1에 LES와 코코베타인을 넣고 버무려준다.

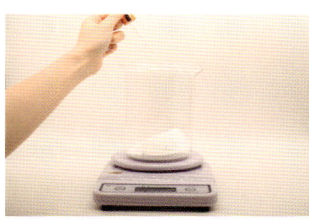

3 2에 아로마오일을 넣고 잘 섞어준다.

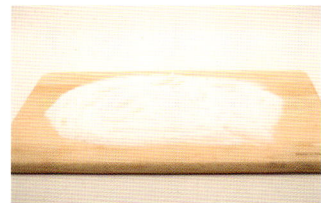

4 햇볕과 바람에 말려 밀폐용기에 담아두고 사용한다.

[기대효과]

자극적이지 않고 표백력과 세척력이 뛰어난 제품으로 민감한 피부를 관리에 도움을 줄 수 있다.

[Recipe](약300g)

베이스
과탄산소다 120g
구연산 50g
베이킹소다 95g

계면활성제
LES 10ml
코코베타인 20ml

아로마
코튼블라썸 3ml
레몬 2ml

[Tip] 찌든때나 흰 옷 세탁 시 조금 불린 후 사용하면 큰 효과를 볼 수 있다.

그대!
가난을 이기고 어둠을 견디고
아픔을 딛고 일어설 때 쯤
서론 변치 않을 동지가 되어있을 것이나
설렘을 찾으려 하지 말아야 할 것이다.
- 남아 있지 않은 것들

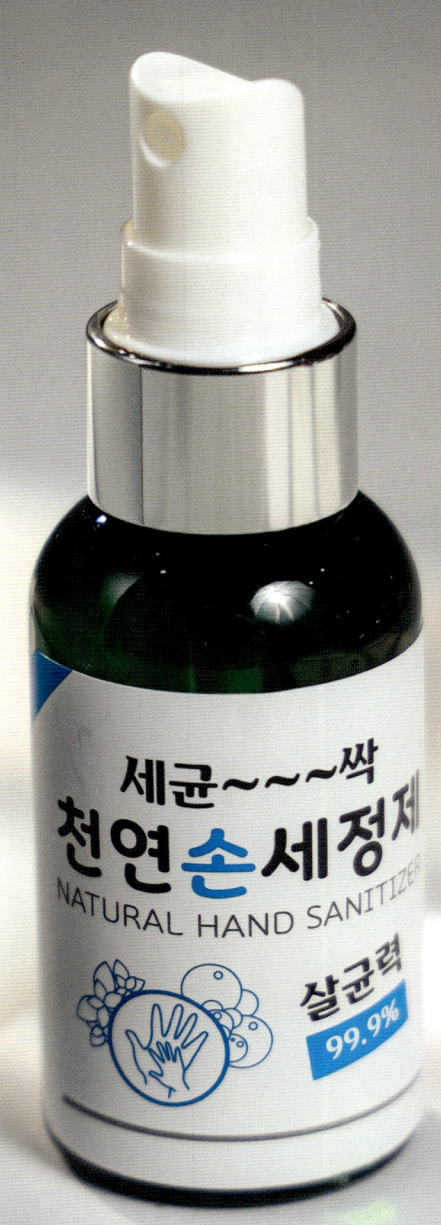

손세정제 스프레이 타입

병풀 추출물 효능

일명 호랑이풀이라고 불리며 오래전부터 약재료로 사용되던 병풀잎과 줄기에 있는 마데카식산(madecassic acid)이란 성분이 염증을 낫게 하고 종양과 궤양 등의 상처를 치유하는 힘이 있다는 게 밝혀지면서 연고나 치약, 화장품 등의 원료로도 많이 사용되고 있다.
살균력이 있어 피부염, 아토피, 민감성 피부 진정 등에 효과적이다.

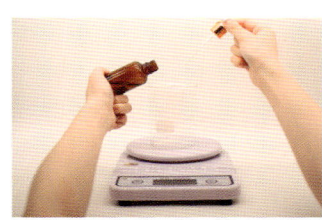

1 Essential Oil을 계량한다.

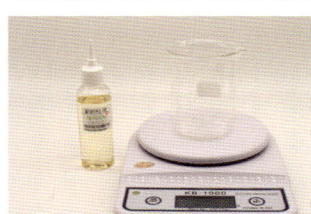

2 1을 올리브리퀴드에 가용화 시켜준다.

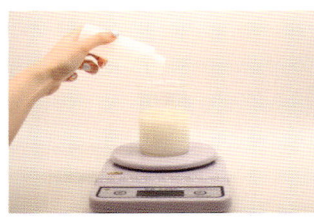

3 2에 베이스를 첨가해준다.

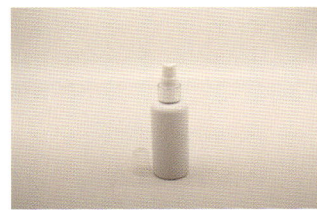

4 3에 나머지 첨가물을 모두 넣고 1주일 정도 숙성시킨 뒤 사용한다.

[기대효과]

항세균 항바이러스효과가 있어 살균력이 뛰어나며 스프레이 타입으로 휴대가 간편해 물 없는 곳에서 사용하기에 적합하다.

[Recipe](약100ml)

베이스

소독제(75%) 95g

첨가물

병풀추출물 1g
꿀추출물 1g
올리브리퀴드 2g

Essential Oil

라벤더 불가리안 5방울
버가못 3방울
유칼립투스 2방울
티트리 3방울

[Tip] 에탄올 함량이 60% 이하로 떨어지면 살균력이 떨어진다.

혹 지금 불행하다 느끼는가?
누군가는 지금 당신으로 인해
사무치게 행복해 할 수도 있으니
불행함을 들켜 그의 행복을 빼앗지 마라
- 다시 찾을 행복 앞에.

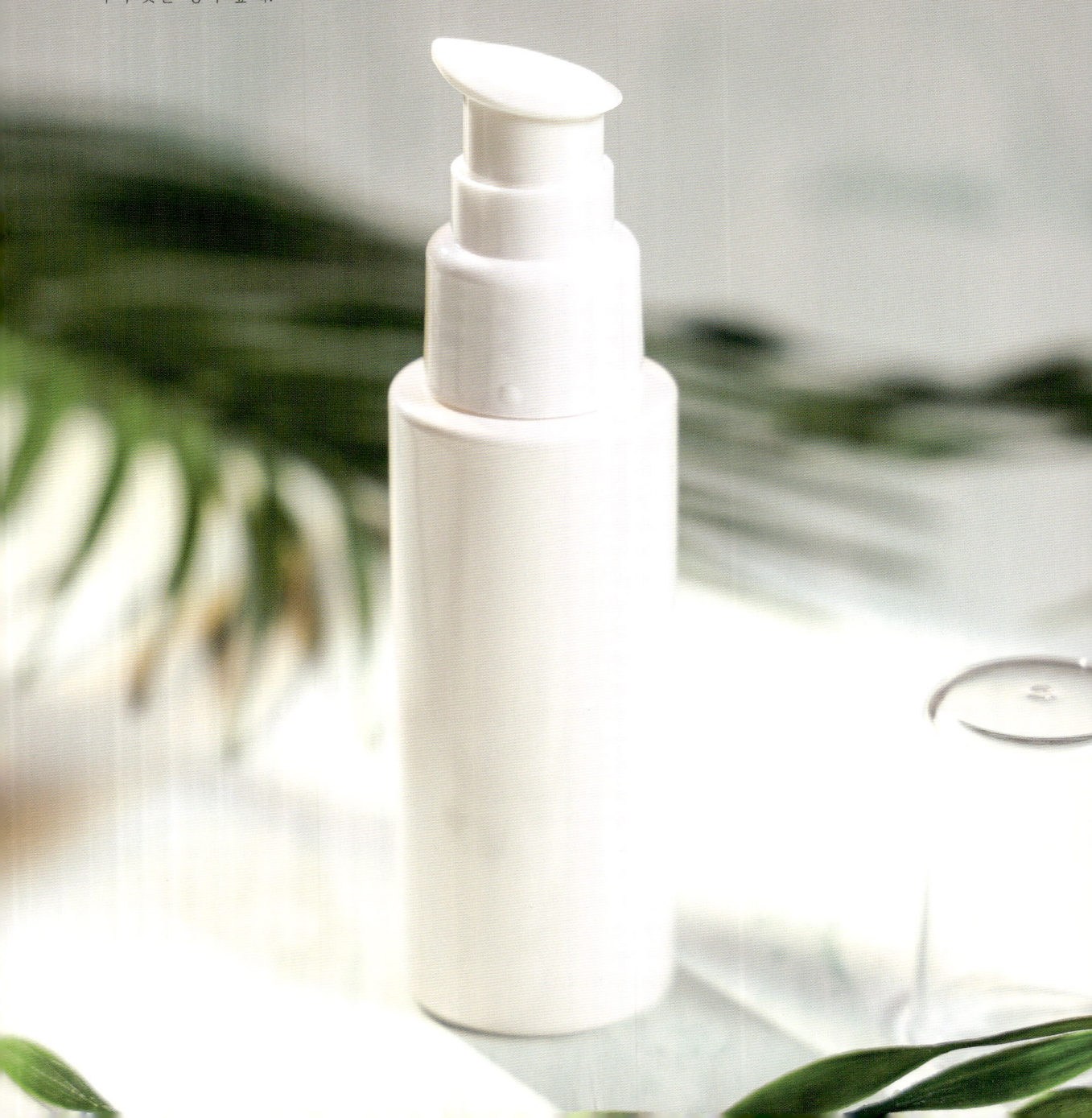

피부 보호 알로에 손 소독제

황금추출물 효능

항산화, 항염 항균활성이 높아 화장품에서 천연 방부제로 많이 사용되며 피부 진정 및 항균 작용으로 지성피부나 여드름 피부에 사용하면 효과적이다. 활성 성분인 바이칼린(Baicaline)이 피부 보습과 산화 방지 효과로 피부에 활력을 더해주며 멜라닌 색소 생성 효소인 티로시나 제의 활성을 억제하여 피부 톤을 환하게 하는데 도움을 준다.

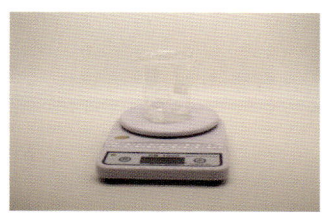

1 알로에베라겔을 계량해준다.

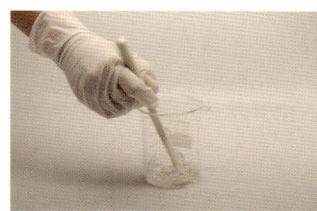

2 1에 에탄올을 넣고 겔을 풀어준다.

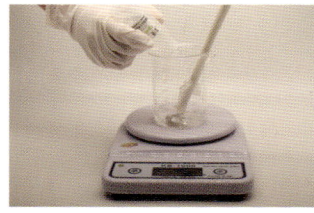

3 2에 첨가물을 한 가지씩 넣어가며 저어준다.

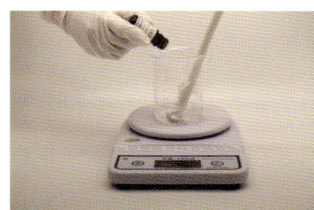

4 에센셜오일을 넣고 저어 마무리해준다.

[기대효과]

항세균 항바이러스 기능을 하고 있으며 자주 씻는 손에 보습감을 더해주어 효과적인 손 관리에 도움을 준다.

[Recipe](약100g)

베이스

알로에베라겔 15g

첨가물

에탄올 75g
황금추출물 5g
솔비톨(보습제) 4g

Essential Oil

라벤더불가리안 5방울
티트리 10방울

[Tip] 민감한 피부에는 에탄올 함량을 낮추고 워터류로 대신한다.
상온 보관이 가능하며(약 6개월) 워터류 대체 시 사용기간이 짧아질 수 있다.

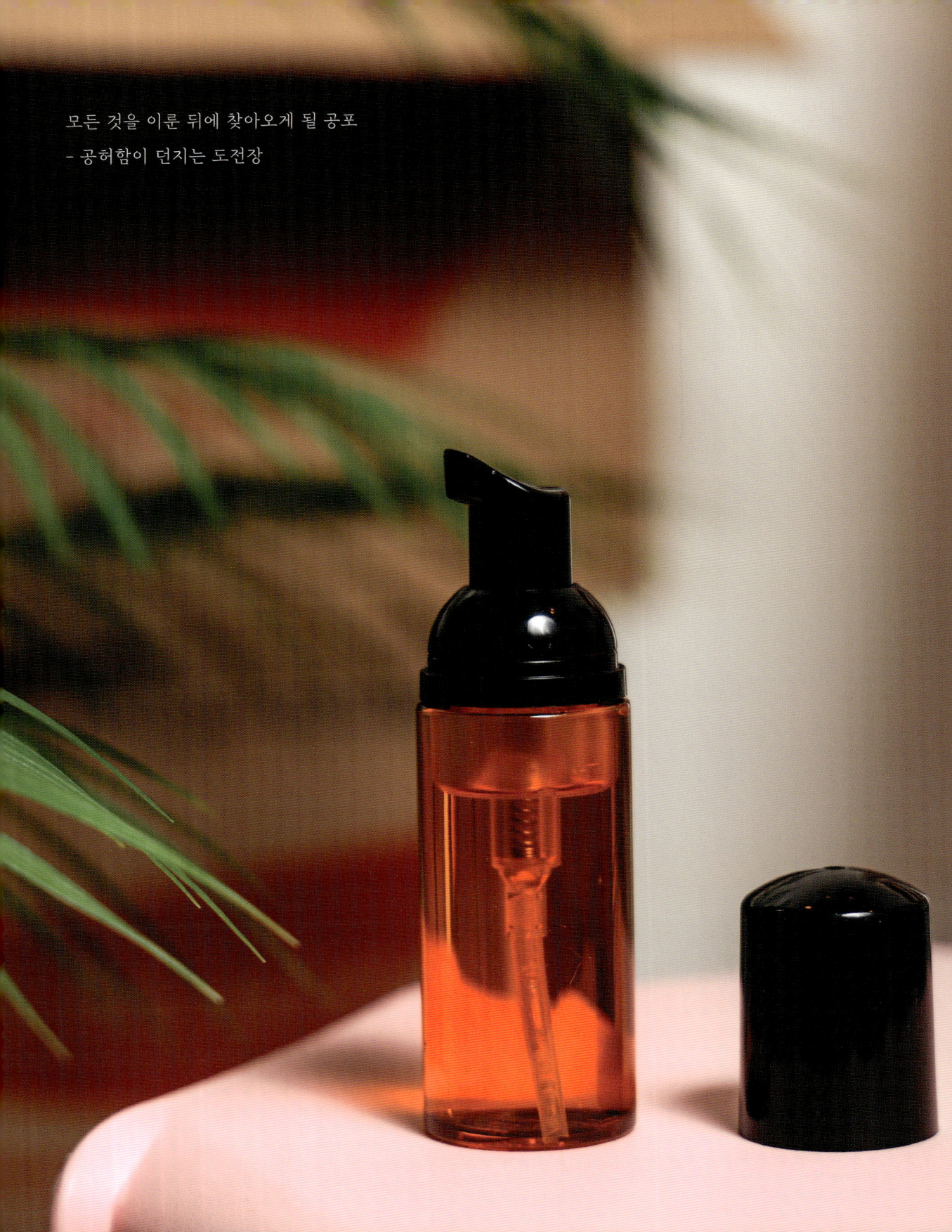

모든 것을 이룬 뒤에 찾아오게 될 공포
- 공허함이 던지는 도전장

거품 손 세정제

유카 추출물 효능
유카뿌리를 추출하여 얻어지는 천연의 거품제로 계면활성제를 사용하지 않고 세정제를 만들 수 있는 제품이다. 다양한 사포닌 성분들이 물과 함께 혼합되었을 때 강한 거품을 형성하고 표면 장력을 감소시켜 풍부하고 질 좋은 거품을 유지하는데 도움을 준다. 화학적인 계면활성제와 혼합하여 사용하면 안정적인 거품을 유지시켜 주며 피부의 자극을 줄일 수 있다. 피부에 습윤제 역할을 하여 세정 후 피부를 촉촉하게 가꾸어 주는데 도움을 준다.

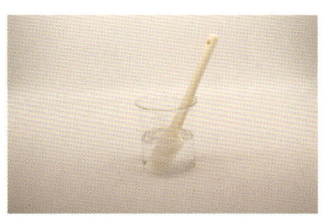

1 편백워터에 내츄럴베타인을 넣고 완전히 녹을 때까지 주걱을 이용해 저어준다.

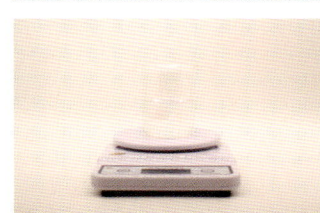

2 1에 코코베타인, 애플워시를 넣고 거품이 생기지 않도록 저어준다.

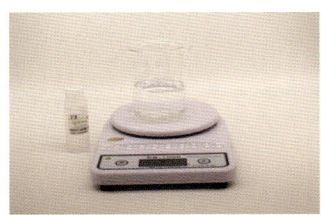

3 2에 첨가물을 한 가지씩 넣고 저어준다.

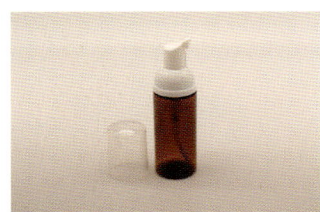

4 3에 에센셜오일을 넣고 마무리해 거품용기에 담아 사용한다.

[기대효과]
여러 사람이 함께 쓰는 장소에 비치해 사용해도 위생적으로 관리할 수 있어 개인위생 관리에 도움을 줄 수 있다.

[Recipe](약150ml)
베이스
애플워시 50g
코코베타인 5g
편백워터 70g

첨가물
내츄럴베타인 5g
실크아미노산 5g
마린엘라스틴 7g
유카추출물 5g

Essential Oil
라벤더불가리안 20방울
버가못 10방울
레몬 10방울
티트리 10방울

[Tip] 용기에 담아 사용하므로 여러 사람이 함께 사용해도 위생적으로 관리할 수 있다는 장점이 있다.

한 걸음 한걸음 어제보다 한 걸음 또 한걸음
이렇게 네 곁으로 다가가는데 너는 점점 작아진다.
- 이제 멈춰야 할 때

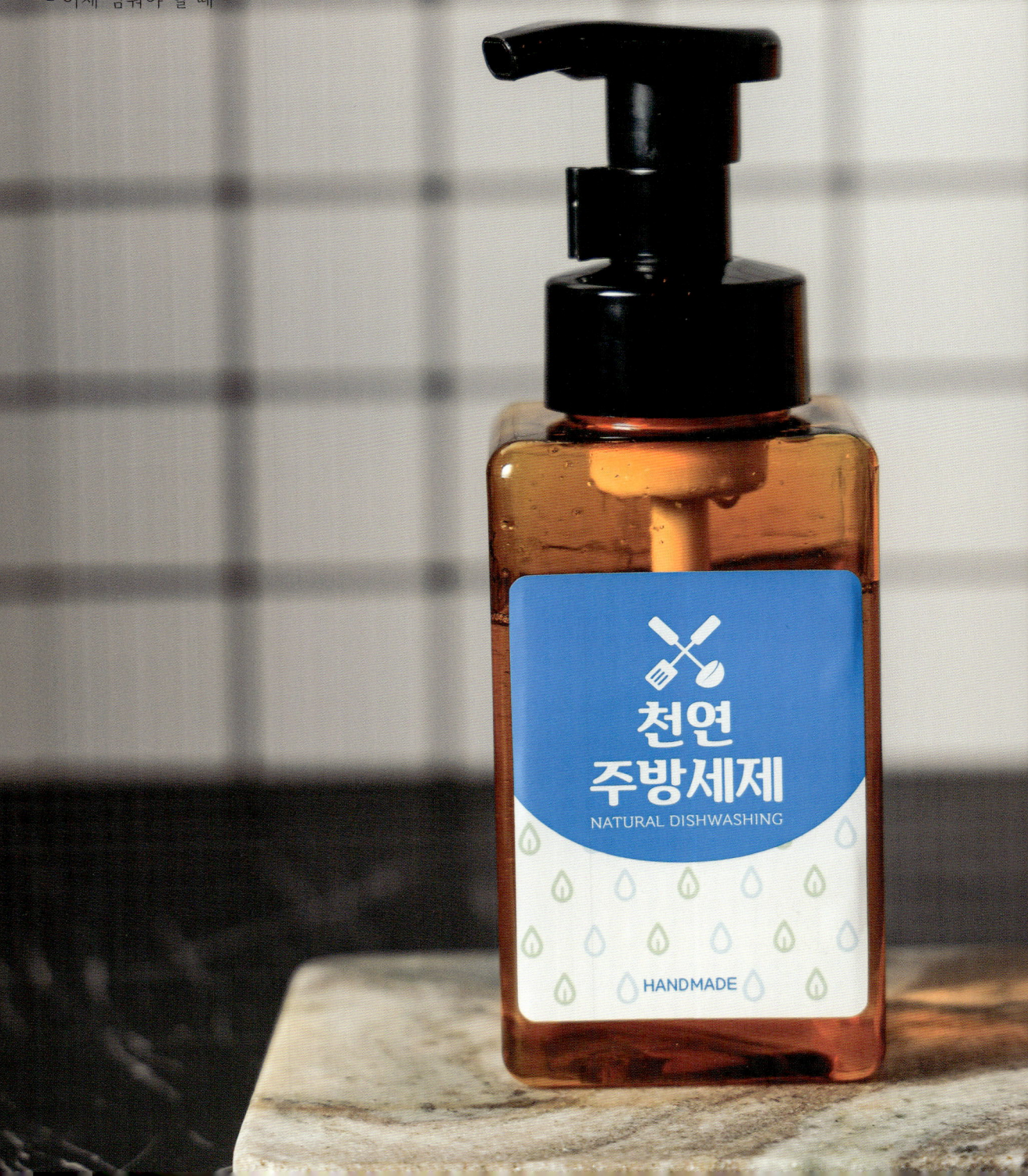

천연 주방세제

애플워시 효능

애플워시는 방부제를 함유하고 있지 않으며 미생물에 의해 완전히 분해되는 환경친화적인 제품으로 주방세제로 사용하기에 적합하다. 사과쥬스에서 추출한 아미노산에 유래하여 피부단백질을 변성시키지 않고 피부 각질 방어 체계에도 영향을 미치지 않는다. 다른 음이온 계면활성제에 비해 자극이 거의 없고 피부를 부드럽게 하여 민감성 피부나 유아용 제품에 좋다.

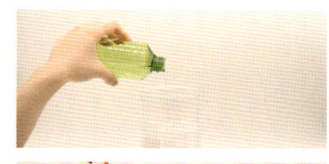

1 베이스1을 모두 계량해준다.

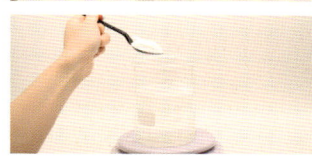

2 1에 중조를 첨가해 저어준다.

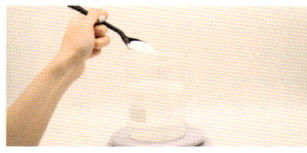

3 2에 구연산을 첨가해준다.

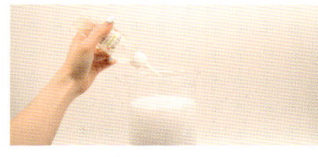

4 3에 솔비톨과 글리세린을 첨가해 저어준다.

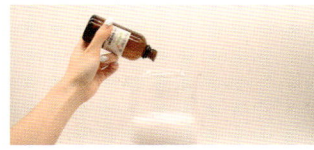

5 4에 아로마 오일을 첨가해 준다.

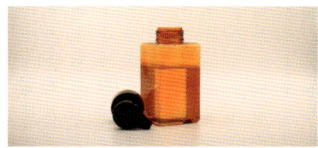

6 거품이 적당히 가라앉으면 용기에 담아 준다.

[기대효과]

액체 타입의 주방세제로 항세균 기능을 갖추고 있어 식기 세척용으로 적합하다.

[Recipe](약500ml)

베이스1
코코베타인 120g
애플워시 130g
정제수 200g

베이스2
중조 20g
구연산 10g
솔비톨 10g
글리세린 6g

아로마오일
레몬 2ml
사과식향 1ml

[Tip] 구연산 첨가 시 거품이 일시적으로 부풀어 오르므로 큰 용기에 작업한다.

나의 이야기엔 향기가 있었으면한다.
저 마다 다르게 느껴져도 기억에 남을
그 이야기가 위로가 되고 용기가 될 수 있었으면 한다.
- 향기백서

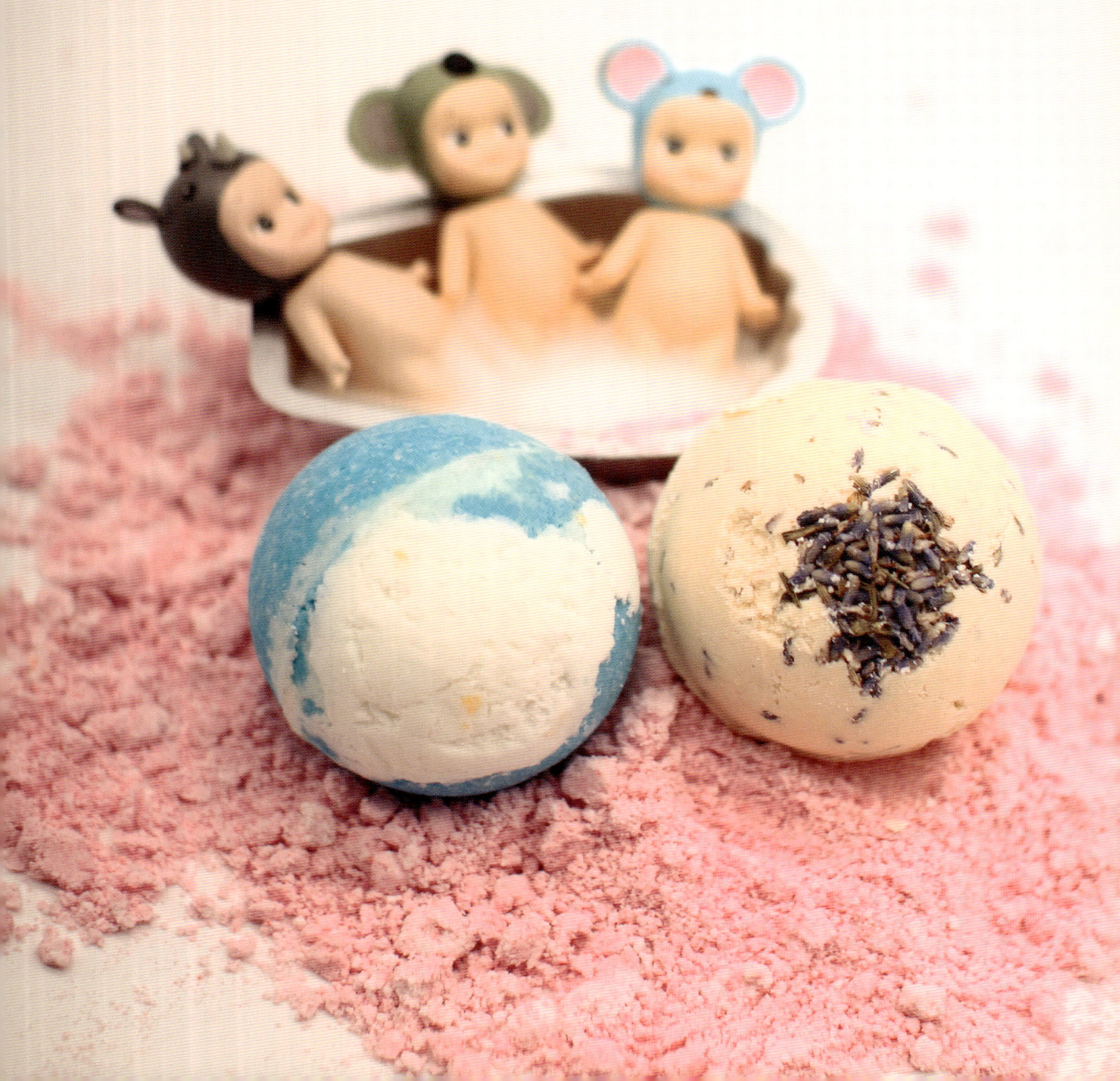

입욕제 ; 버블 바스붐

입욕제 성분

아로마 향을 담은 온천 입욕제로 온천 성분인 무수황산나트륨과 탄산수소나트륨이 90% 이상 함유되어 있으며 물에 용해되면 나트륨과 마그네슘 및 칼슘이 양이온으로 황산, 탄산, 염소가 음이온으로 용존한다. 미네랄이 풍부한 온천수를 재현한 제품으로 매끄러운 피부를 관리하는데 도움을 준다.

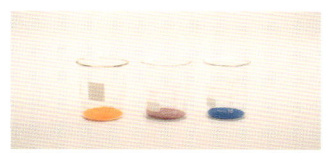

1 소독한 볼에 베이스와 입욕제를 계량해 준다.

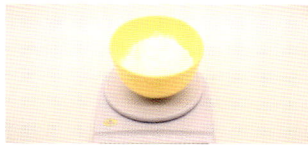

2 1에 Essential Oil이 뭉치지 않도록 조금씩 넣으며 섞어준다.

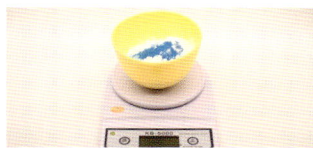

3 2에 첨가물을 넣어준다.

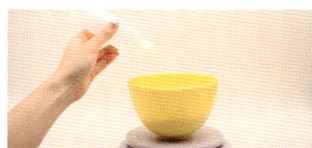

4 편백워터를 스프레이에 담아 뿌려가며 뭉쳐준다.

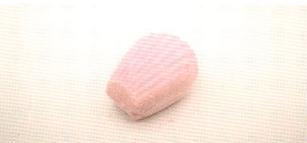

5 잘 뭉쳐지면 바스붐 틀에 허브잎을 넣고 꼭꼭 눌러준 뒤 살짝 돌리면서 천천히 빼준다.

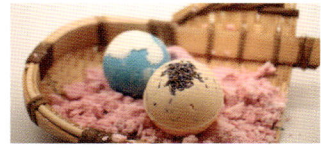

6 완성된 제품을 건조 후 랩핑해 준다.

[기대효과]

입욕 시 따뜻한 욕조 물에 풀고 샤워기로 거품을 만들어 준 후 입욕하면 피부를 매끄럽게 해주어 거친 피부와 아토피 피부에 도움을 줄 수 있다.

[Recipe](약200g)

베이스
중조(중탄산나트륨) 90g
구연산 43g
콘스타치 50g

첨가물
편백워터 약 10g
입욕제 3g
글리세린 2g
카렌듈라허브 1g

Essential Oil
라벤더 10방울
그레이프푸룻 5방울

[Tip] · 틀에 굳히지 않고 분말타입으로 용기에 담아 사용해도 편리하다.
· 입욕 시 50g~100g 정도 욕조에 넣고 샤워기를 이용해 거품을 낸 후 입욕하면 된다.

지난 사랑을 생각해도 이제 눈물이 나질 않는다.
이 사랑이 지나가면 눈물이 나겠지.
- 또 다시 찾아온 사랑

딥 클렌징 폼 (건성용)

폼 클렌징베이스

자극이 적은 계면활성제로 만들어진 베이스로 바로 사용이 가능하며 피부에 자극이 적고 높은 세정력과 부드럽게 세안이 가능하다. 세정력에 유효성을 첨가할 때는 이미 제형이 만들어진 제품으로 첨가물 10% 내외, 분말 2% 내외, 에센셜오일 1% 내외로 첨가하는 것이 좋다.

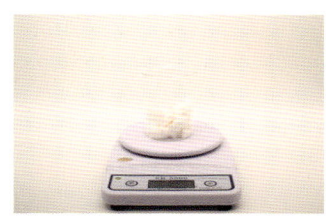

1 폼 클렌징베이스를 계량한다.

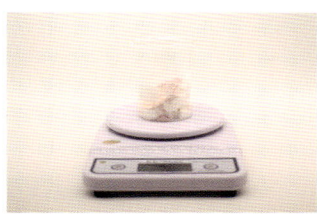

2 1에 첨가물1도 계량해준다.

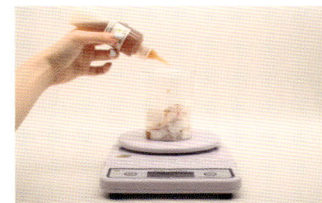

3 2에 첨가물2를 넣고 잘 저어 섞어준다.

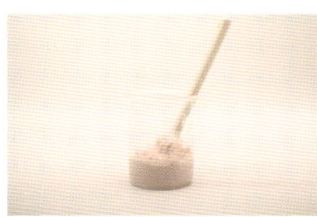

4 3에 Essential Oil을 넣고 거품이 생기지 않도록 주걱으로 저어 마무리한다.

[기대효과]

딥 클렌징과 각질제거에 도움을 줄 수 있으며 보습감이 남아 있어 건성 피부에 도움을 준다.

[Recipe](약120ml)

베이스
클렌징 베이스 110g

첨가물1
팥 2g
핑크클레이 1g

첨가물2
토마토추출물 2g
히아루론산 2g
한방보존제 2g

Essential Oil
로즈우드 10방울
파인 10방울

[Tip] 지성 피부에는 녹차 분말과 녹차 추출물을 사용해도 효과적이다.

지난밤 일은 있었던 걸까?
없었던 걸까?
긴 시간 보지 못했던 것처럼 그대가 그립다.
- 그대이기에

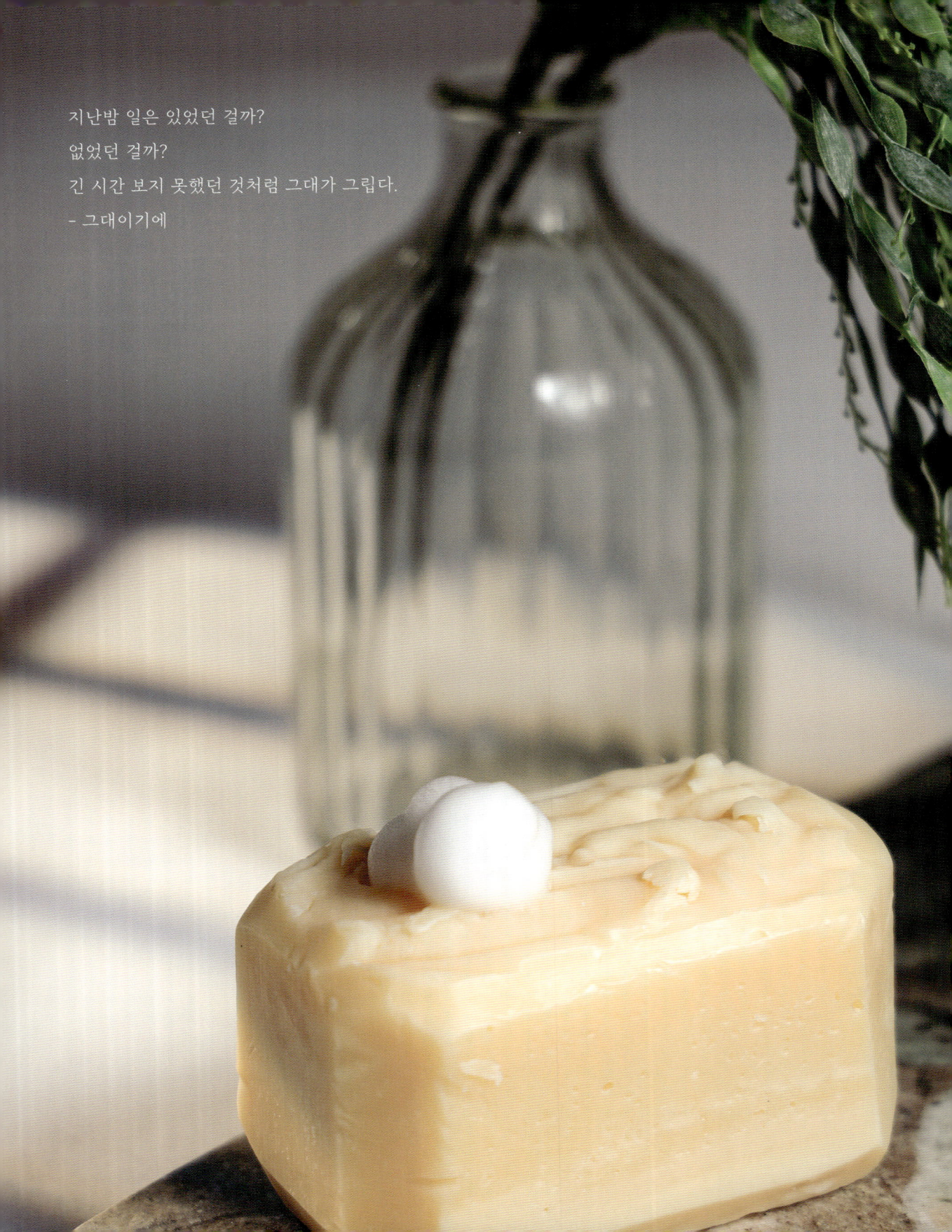

딥 클렌징비누_CP

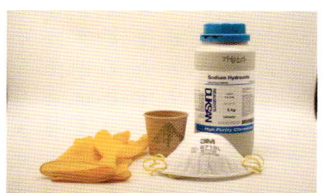

1. 방진마스크와 고무장갑을 착용하고 종이컵에 가성소다를 계량한다. (이때 가성소다의 분진이 얼굴로 향하지 않도록 바람을 등지고 작업해야한다.)

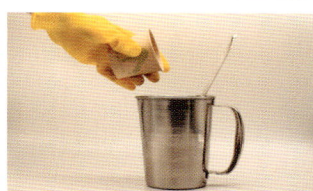

2. 편백워터를 다른 비커에 계량하고 계량한 워터에 가성소다를 조금씩 부어가며 가성소다가 다 녹을 때까지 저어 가성소다 수용액을 만들어준다.

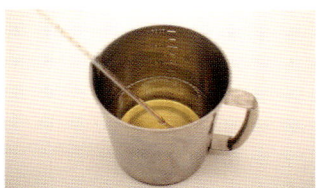

3. 오일은 가열하고 가성소다 수용액은 온도를 낮춰 두 비커의 온도가 각각 45도가 된 상태에서 가성소다 수용액을 오일에 부어가며 저어준다.

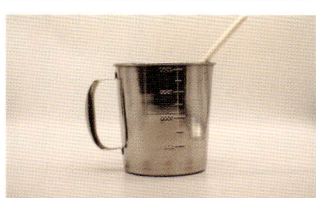

4. 3을 주걱을 이용해 초기트레이스가 날 때까지 저어 준다. (초기트레이스는 주걱으로 별 모양을 그려 별모양이 잠시 보이는 것으로 확인하면 된다.)

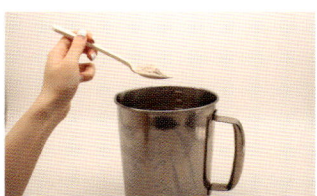

5. 주걱으로 별모양을 그려보고 흔적이 생기면 분말과 비타민e, 에센셜오일을 첨가해 주면서 분말이 잘 섞이도록 저어준다.

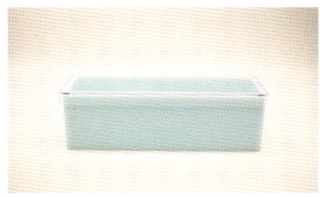

6. 5의 비누액을 소독된 1k비누몰드에 부어준 뒤 몰드 옆을 톡톡 두들겨 기포를 빼주고 뚜껑을 덮고 무릎담요에 감싸 24시간 정도 보온하고 4주 이상 숙성해 ph가 7~9인 상태에서 사용하면 된다.

[기대효과]
클렌징에 도움을 주는 오일로 구성되어 딥 클렌징에 도움을 준다.

[Recipe](약1kg)

유상층
팜오일 200g
코코넛오일 200g
스윗아몬드오일 150g
살구씨오일 150g
마카다미아넛오일 50g

수상층
편백워터 247g
가성소다(-5%)108g

첨가물
팥분말 30g
천연비타민e 5g

Essential Oil
레몬 10ml
시더우드 4ml
라벤더 7ml

[Tip] 팜 코코넛 오일이 투명해 질때까지만 가열 한뒤 다시 45도로 낮추어 작업한다.

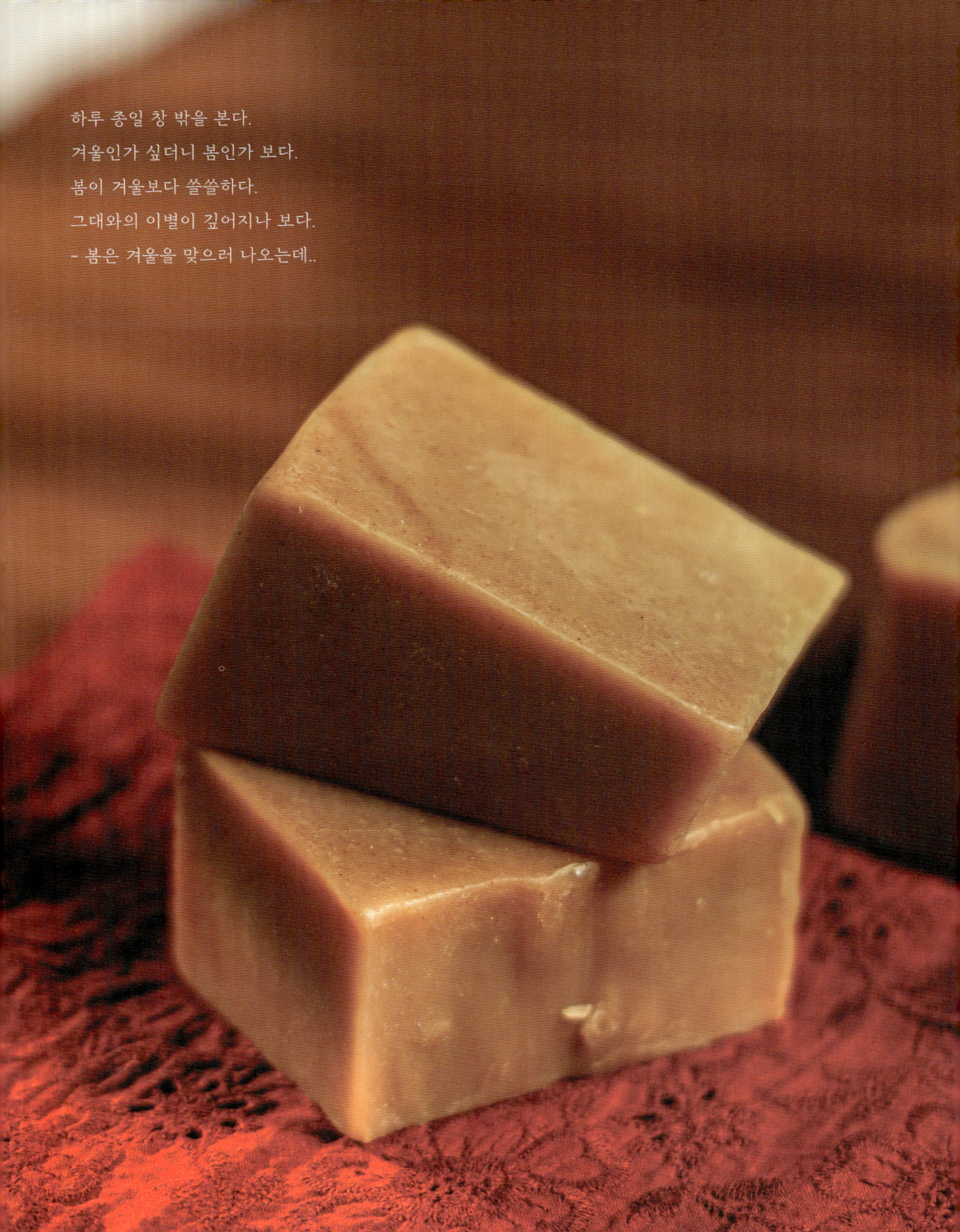

하루 종일 창 밖을 본다.
겨울인가 싶더니 봄인가 보다.
봄이 겨울보다 쓸쓸하다.
그대와의 이별이 깊어지나 보다.
- 봄은 겨울을 맞으러 나오는데..

여드름엔 어성초비누_CP

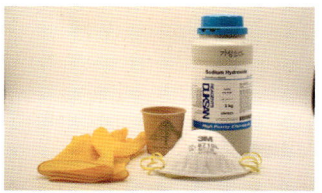

1. 방진마스크와 고무장갑을 착용하고 종이컵에 가성소다를 계량한다. (이때 가성소다의 분진이 얼굴로 향하지 않도록 바람을 등지고 작업해야한다.)

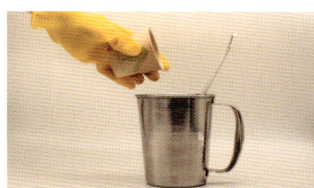

2. 편백워터를 다른 비커에 계량하고 계량한 워터에 가성소다를 조금씩 부어가며 가성소다가 다 녹을 때까지 저어 가성소다 수용액을 만들어준다.

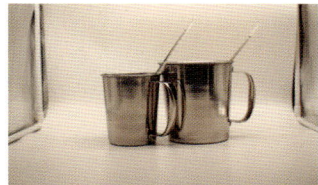

3. 오일은 가열하고 가성소다 수용액은 온도를 낮춰 두 비커의 온도가 각각 45도가 된 상태에서 가성소다 수용액을 오일에 부어가며 저어준다.

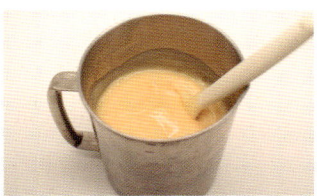

4. 3을 주걱을 이용해 초기트레이스가 날 때까지 저어 준다. (초기트레이스는 주걱으로 별 모양을 그려 별모양이 잠시 보이는 것으로 확인하면 된다.)

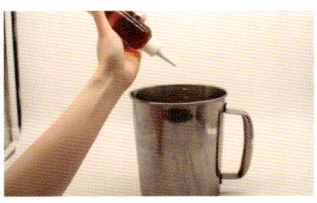

5. 주걱으로 별모양을 그려보고 흔적이 생기면 분말과 비타민e, 에센셜오일을 첨가해 주면서 분말이 잘 섞이도록 저어준다.

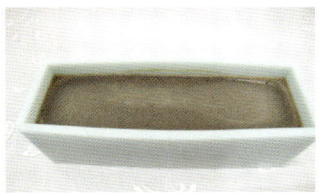

6. 5의 비누액을 소독된 1k비누몰드에 부어준 뒤 몰드 옆을 톡톡 두들겨 기포를 빼주고 뚜껑을 덮고 무릎담요에 감싸 24시간 정도 보온하고 4주 이상 숙성해 ph가 7~9인 상태에서 사용하면 된다.

[기대효과]

염증에 도움을 주는 원료로 구성된 레시피로 염증성 피부에 도움을 준다.

[Recipe](약1kg)

유상층

팜오일 200g
코코넛오일 200g
녹차씨유 150g
해바라기유 150g
포도씨유 50g

수상층

편백워터 247g
가성소다(-5%) 107g

첨가물

어성초분말 20g
천연비타민e 5g

Essential Oil

티트리 10ml
프랑킨센스 4ml
라벤더 7ml

노란 바람개비 빙글 거리던 그곳에 가면
그리움은 쌓여와도 외로움이 걷힌다.
오월의 따듯한 햇살에 사람 냄새 가득 풍기던 그날에도
시린 바람 이기지 못해 주머니에 손 넣고 걷던 적막했던 그날에도
그대의 당부가 내 마음에 고스란히 남아 외로움이 걷힌다.
- 먼저 가신 그대

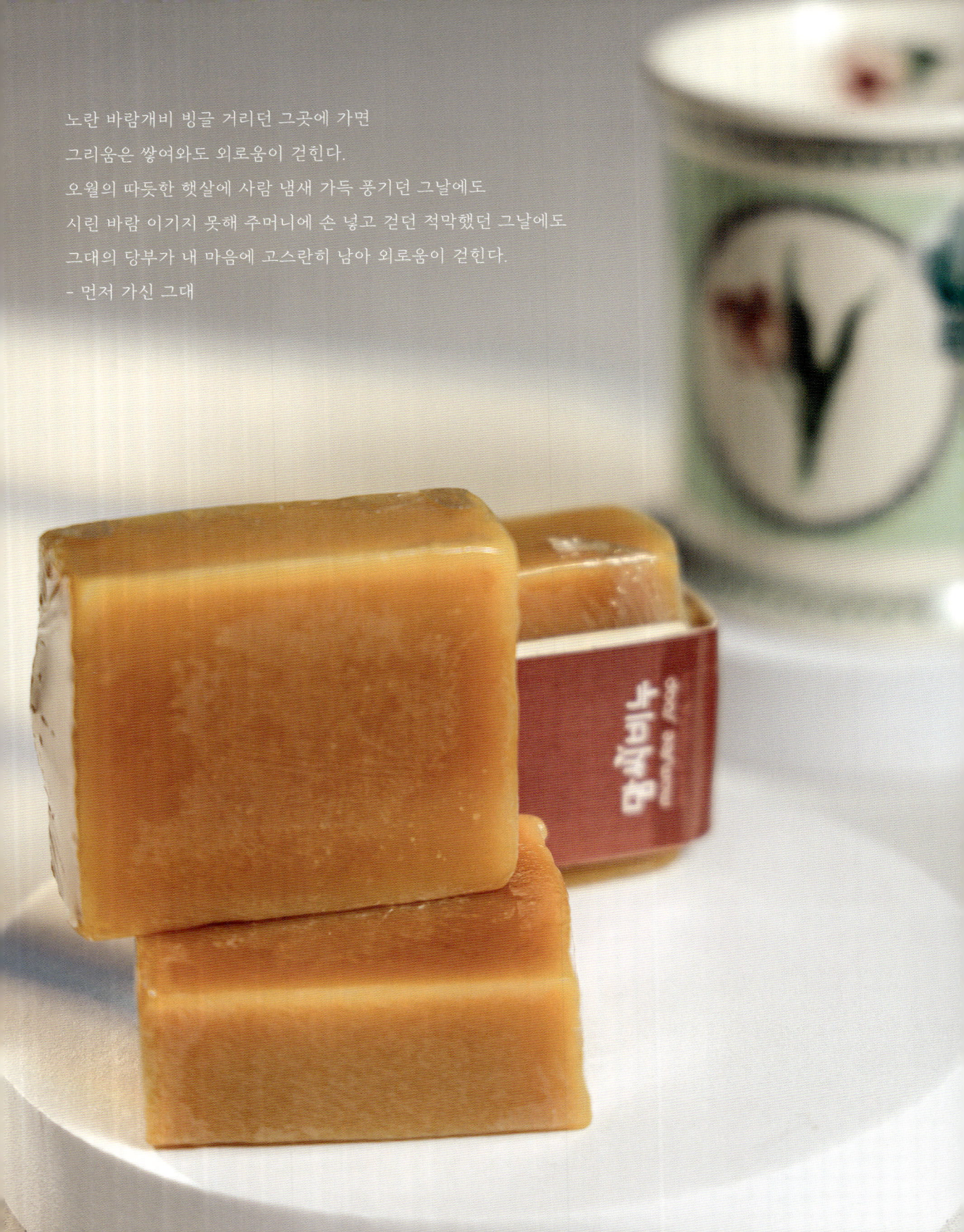

피부 수렴 녹차비누_CP

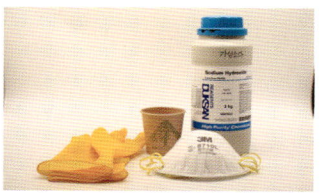

1. 방진마스크와 고무장갑을 착용하고 종이컵에 가성소다를 계량한다. (이때 가성소다의 분진이 얼굴로 향하지 않도록 바람을 등지고 작업해야한다.)

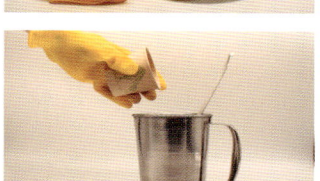

2. 편백워터를 다른 비커에 계량하고 계량한 워터에 가성소다를 조금씩 부어가며 가성소다가 다 녹을 때까지 저어 가성소다 수용액을 만들어준다.

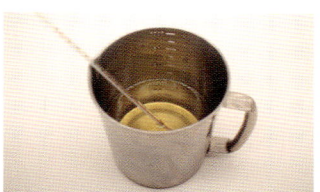

3. 오일은 가열하고 가성소다 수용액은 온도를 낮춰 두 비커의 온도가 각각 45도가 된 상태에서 가성소다 수용액을 오일에 부어가며 저어준다.

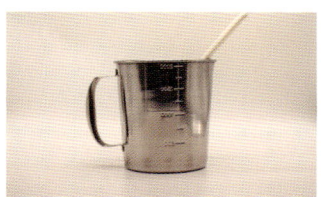

4. 3을 주걱을 이용해 초기트레이스가 날 때까지 저어 준다. (초기트레이스는 주걱으로 별 모양을 그려 별모양이 잠시 보이는 것으로 확인하면 된다.)

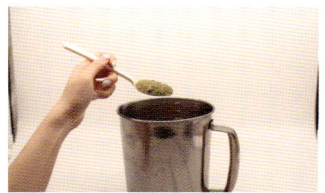

5. 주걱으로 별모양을 그려보고 흔적이 생기면 분말과 비타민e, 에센셜오일을 첨가해 주면서 분말이 잘 섞이도록 저어준다.

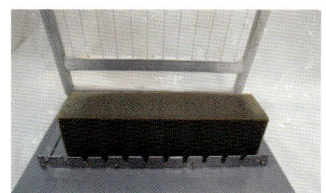

6. 5의 비누액을 몰드에 부어 무릎담요로 감싸 24시간 보온한 뒤 꺼내어 피아노 커터기를 이용해 커팅해 4주~6주정도 숙성 후 사용한다.

[기대효과]

녹차 성분이 함유되어 있어 피부 수렴작용과 모공 관리에 도움을 주며 미백 성분을 함유하고 있다.

[Recipe](약1kg)

유상층
팜오일 200g
코코넛오일 200g
녹차오일 150g
살구씨오일 150g
마카다미아넛오일 50g

수상층
편백워터 247g
가성소다(-5%)108g

첨가물
녹차분말 30g
천연비타민e 5g

Essential Oil
바질 5ml
시더우드 4ml
라벤더 10ml

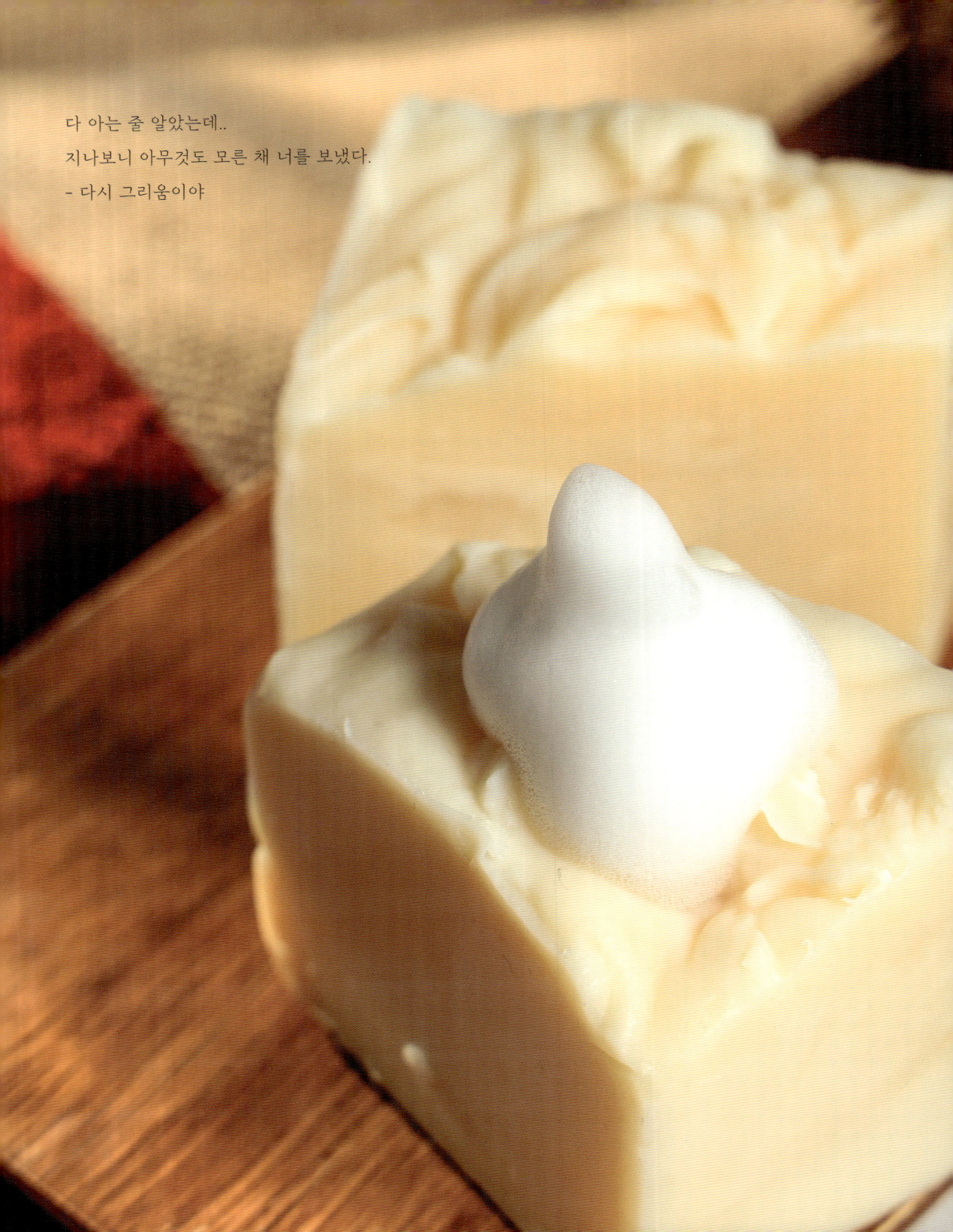

다 아는 줄 알았는데..
지나보니 아무것도 모른 채 너를 보냈다.
- 다시 그리움이야

탄력회복 인삼비누_CP

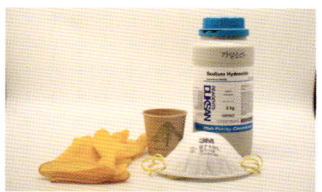

1. 방진마스크와 고무장갑을 착용하고 종이컵에 가성소다를 계량한다. (이때 가성소다의 분진이 얼굴로 향하지 않도록 바람을 등지고 작업해야한다.)

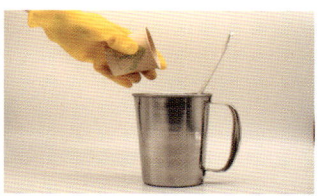

2. 편백워터를 다른 비커에 계량하고 계량한 워터에 가성소다를 조금씩 부어가며 가성소다가 다 녹을 때까지 저어 가성소다 수용액을 만들어준다.

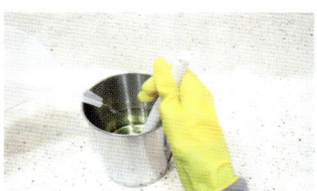

3. 오일은 가열하고 가성소다 수용액은 온도를 낮춰 두 비커의 온도가 각각 45도가 된 상태에서 가성소다 수용액을 오일에 부어가며 저어준다.

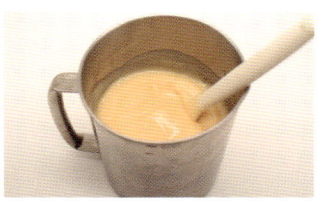

4. 3을 주걱을 이용해 초기트레이스가 날 때까지 저어 준다. (초기트레이스는 주걱으로 별 모양을 그려 별모양이 잠시 보이는 것으로 확인하면 된다.)

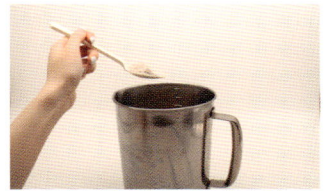

5. 주걱으로 별모양을 그려보고 흔적이 생기면 분말과 비타민e, 에센셜오일을 첨가해 주면서 분말이 잘 섞이도록 저어준다.

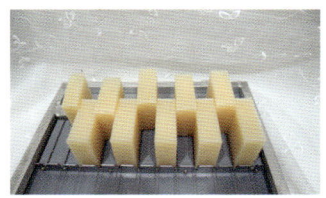

6. 5의 비누액을 몰드에 부어준 뒤 담요에 감싸 24시간 정도 보온하고 커팅 후 4주~6주 이상 비누 건조대에서 숙성시킨 후 사용한다.

[기대효과]

잔주름 예방에 도움을 주고 피부를 탄력 있게 관리하는데 도움을 줄 수 있다.

[Recipe](약1kg)

유상층

팜오일 200g
코코넛오일 200g
달맞이꽃종자유 150g
아르간오일 100g
로즈힙오일 50g
시벅턴오일 50g

수상층

편백워터 247g
가성소다(-5%) 107g

첨가물

인삼분말 20g
천연비타민 e 5g

Essential Oil

그레이프푸룻 5ml
프랑킨센스 4ml
로즈우드 7ml

사랑을 느끼면서부터 아름다운 이별을 꿈꾼다.
사랑은 영원하질 않으니 이별만은 아름다운 기억으로 영원하길
- 사랑했기에

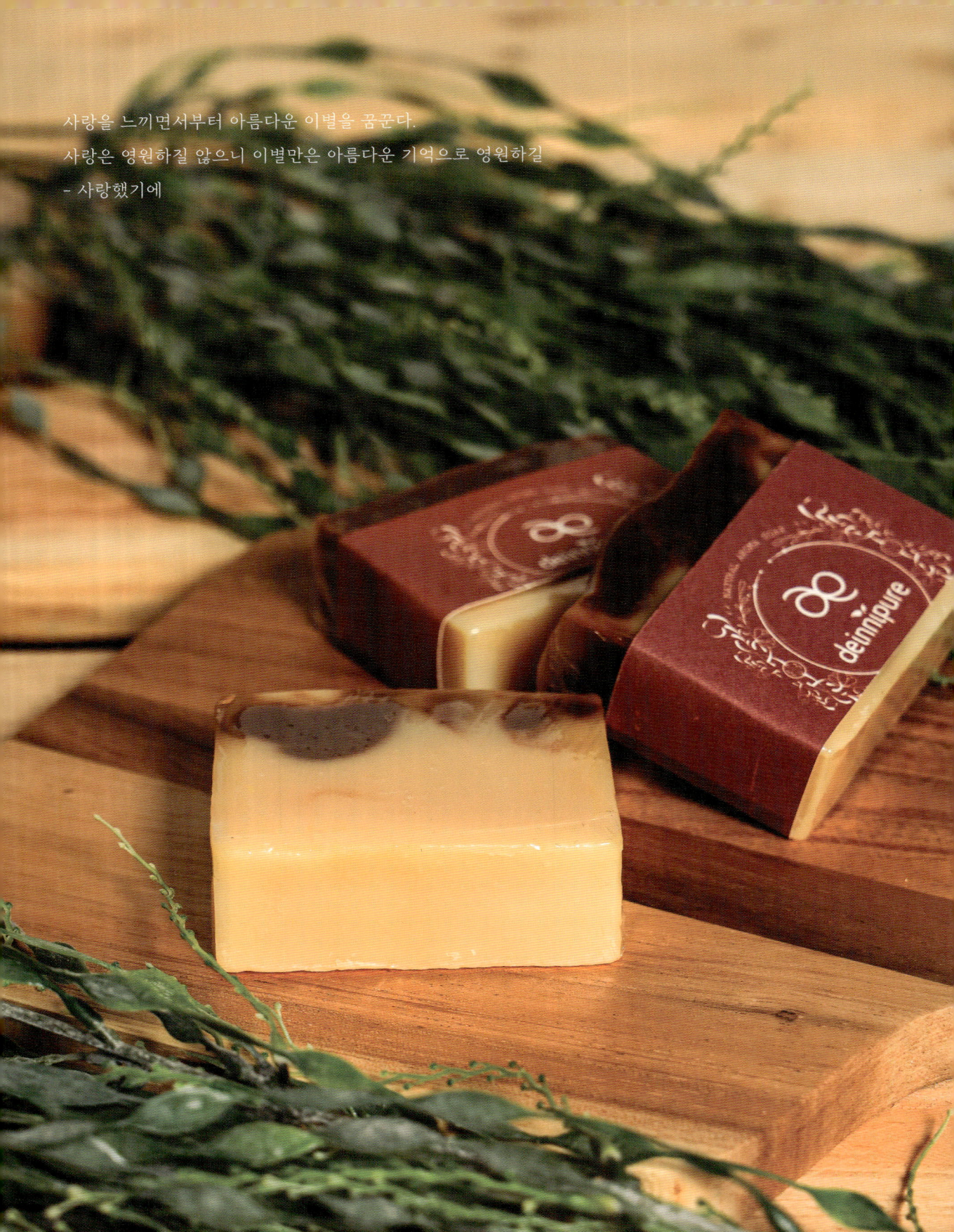

피부재생 상황버섯비누_CP

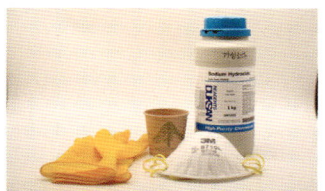

1. 방진마스크와 고무장갑을 착용하고 종이컵에 가성소다를 계량한다.
(이때 가성소다의 분진이 얼굴로 향하지 않도록 바람을 등지고 작업해야한다.)

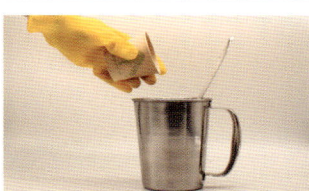

2. 편백워터를 다른 비커에 계량하고 계량한 워터에 가성소다를 조금씩 부어가며 가성소다가 다 녹을 때까지 저어 가성소다 수용액을 만들어준다.

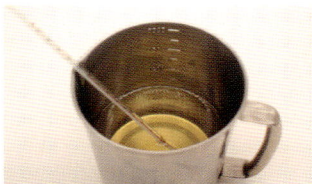

3. 오일은 가열하고 가성소다 수용액은 온도를 낮춰 두 비커의 온도가 각각 45도가 된 상태에서 가성소다 수용액을 오일에 부어가며 저어준다.

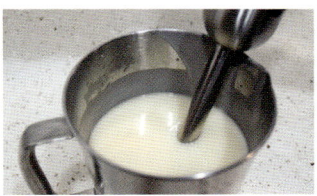

4. 블렌더와 주걱을 이용해 트레이스를 내주고 비타민e, 에센셜오일을 첨가해 저어준 뒤 종이컵 한컵 분량을 따로 남겨둔다.

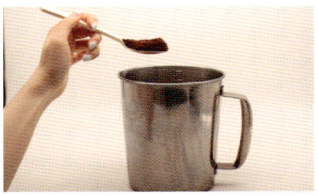

5. 4에 분말을 넣고 잘 섞어 몰드에 부어 둔 뒤 종이 컵에 덜어둔 분말이 섞이지 않은 비누액을 그 위에 자연스럽게 부어 준다.

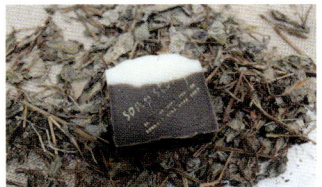

6. 5를 24시간 보온한 뒤 하루 정도 통건조해 커팅해 주고 4주 이상 숙성해 ph가 7~9사이에 세안 비누로 사용한다.

[기대효과]

기미 주근깨 예방에 효과적이고 피부 재생에 도움을 주어 노화 피부 관리에 적합하다.

[Recipe](약1kg)

유상층

팜오일 200g
코코넛오일 200g
녹차씨유 100g
살구씨오일 150g
포도씨오일 50g
햄프씨드오일 50g

수상층

편백워터 247g
가성소다(-5%)107g

첨가물

상황버섯분말 30g
천연비타민e 5g

Essential Oil

레몬 10ml
시더우드 4ml
라벤더 7ml

내가 하도 소중해서
내가 택한 그댈 소중히 여겨야 한다고 생각했다.
이런 오만..
이미 그대가 나보다 소중하다.
- 빼앗겨 버린 마음

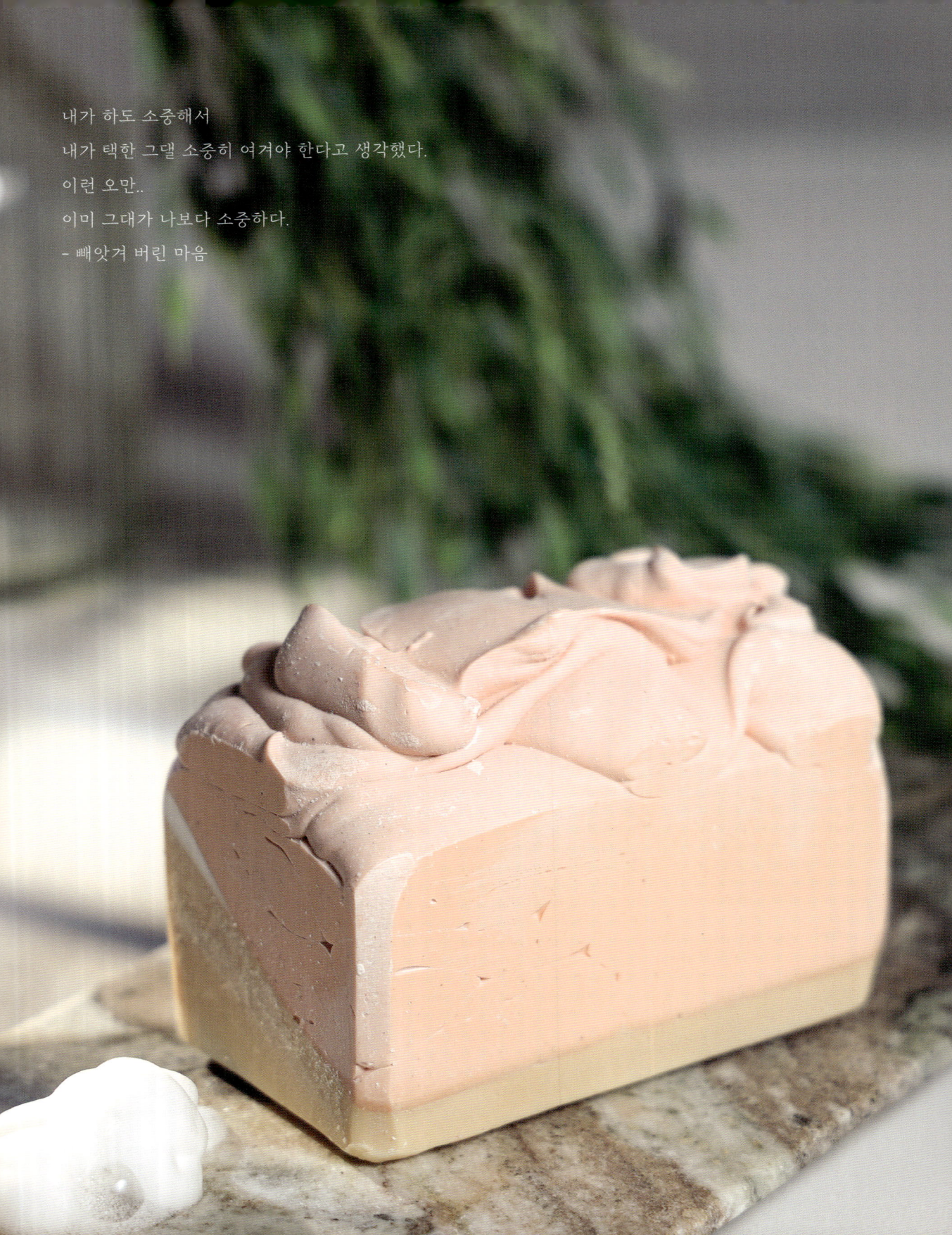

아토피엔 파프리카비누_CP

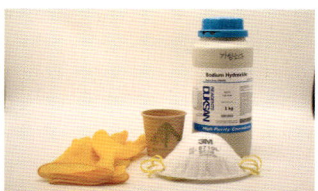

1. 방진마스크와 고무장갑을 착용하고 종이컵에 가성소다를 계량한다.
(이때 가성소다의 분진이 얼굴로 향하지 않도록 바람을 등지고 작업해야한다.)

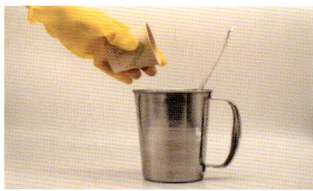

2. 편백워터를 다른 비커에 계량하고 계량한 워터에 가성소다를 조금씩 부어가며 가성소다가 다 녹을 때까지 저어 가성소다 수용액을 만들어준다.

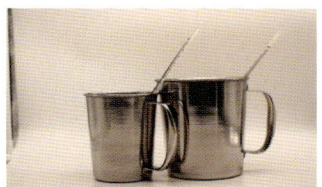

3. 오일은 가열하고 가성소다 수용액은 온도를 낮춰 두 비커의 온도가 각각 45도가 된 상태에서 가성소다 수용액을 오일에 부어가며 저어준다.

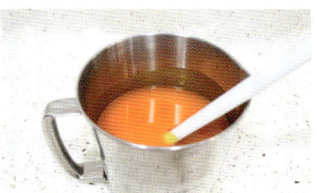

4. 3의 비누액에 점도가 생겨 주걱으로 별모양을 그려보고 흔적이 생기면 분말과 비타민e, 에센셜오일을 첨가해주면서 분말이 잘 섞이도록 저어준다.

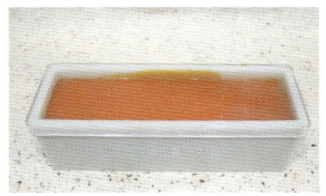

5. 4를 살균된 몰드에 붓고 기포를 뺀 뒤 뚜껑을 덮고 온장고에 넣거나 무릎담요를 감싸 24시간 이상 보온 후 하루 정도 통 건조한다.

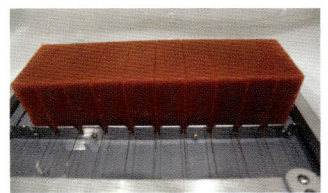

6. 통건조된 5를 커터기로 자유롭게 잘라 4주 이상 숙성해 세안용으로 사용하면 된다.

[기대효과]

건성피부와 민감성 피부 아토피 피부에 효과적으로 사용된다.

[Recipe](약1kg)

유상층

팜오일 200g
코코넛오일 200g
동백오일 150g
해바라기유 150g
달맞이꽃종자유 50g

수상층

편백워터 247g
가성소다(-5%) 108g

첨가물

파프리카 30g
천연비타민e 5g

Essential Oil

캐모마일로먼 5ml
프랑킨센스 4ml
라벤더 7ml

겨울이 깊어지는가 싶더니
눈도 내리지 않고 이내 봄이다.
겨울을 놓지도 못하고 봄을 느껴야 하나 보다.
- 멈춰버린 시간

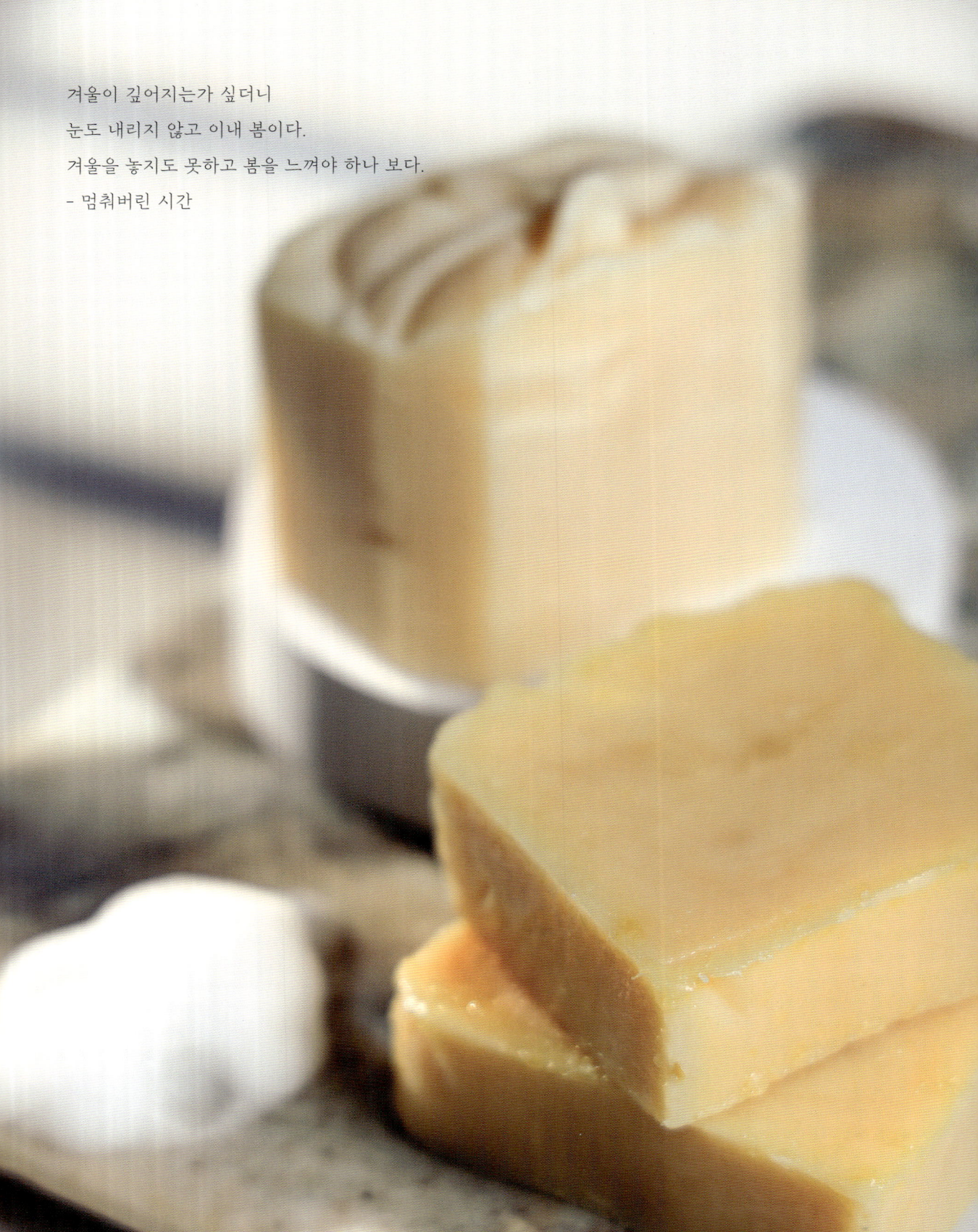

샤워엔 곡물비누_CP

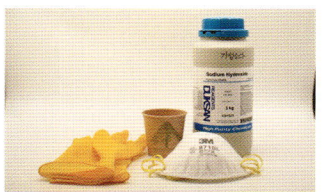

1. 방진마스크와 고무장갑을 착용하고 종이컵에 가성소다를 계량한다. (이때 가성소다의 분진이 얼굴로 향하지 않도록 바람을 등지고 작업해야한다.)

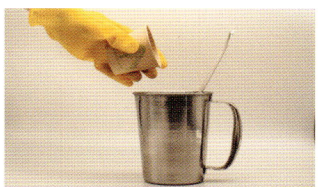

2. 정제수를 다른 비커에 계량하고 계량한 워터에 가성소다를 조금씩 부어가며 가성소다가 다 녹을 때까지 저어 가성소다 수용액을 만들어준다.

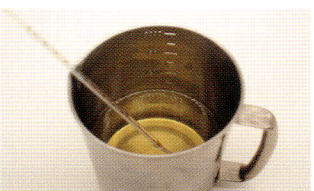

3. 오일은 가열하고 가성소다 수용액은 온도를 낮춰 두 비커의 온도가 각각 45도가 된 상태에서 가성소다 수용액을 오일에 부어가며 저어준다.

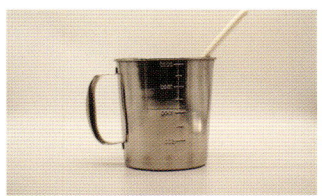

4. 3을 주걱을 이용해 초기트레이스가 날 때까지 저어 준다. (초기트레이스는 주걱으로 별 모양을 그려 별모양이 잠시 보이는 것으로 확인하면 된다.)

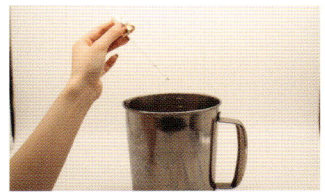

5. 주걱으로 별모양을 그려보고 흔적이 생기면 분말과 비타민e, 에센셜오일을 첨가해 주면서 분말이 잘 섞이도록 저어준다.

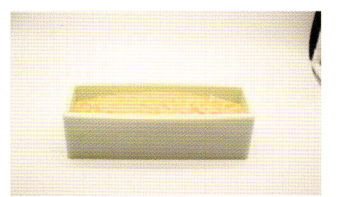

6. 5의 비누액을 소독된 1k비누몰드에 부어준 뒤 몰드 옆을 톡톡 두들겨 기포를 빼주고 뚜껑을 덮고 무릎담요에 감싸 24시간 정도 보온하고 4주 이상 숙성해 ph가 7~9인 상태에서 사용하면 된다.

[기대효과]

클렌징 기능이 뛰어나며 각질관리에 도움을 주고 샤워할 때 사용하면 매끄러운 피부관리에 도움을 줄 수 있다.

[Recipe](약1kg)

유상층
팜오일 200g
코코넛오일 200g
스윗아몬드유 150g
유채유 150g
살구씨유 50g

수상층
정제수 247g
가성소다(-5%) 107g

첨가물
11곡물분말 30g
천연비타민e 5g

Essential Oil
레몬 10ml
시더우드 4ml
라벤더 7ml

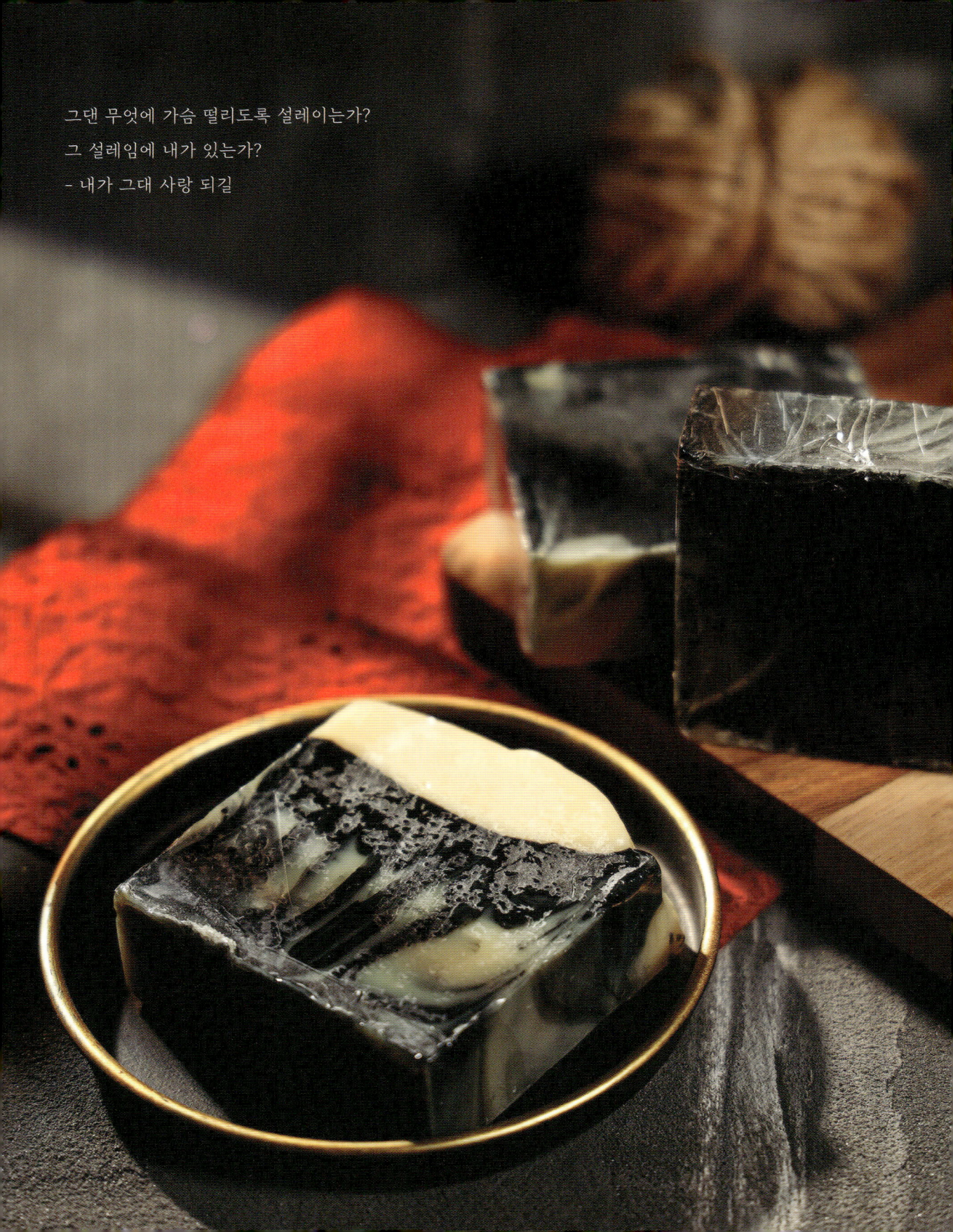

그댄 무엇에 가슴 떨리도록 설레이는가?
그 설레임에 내가 있는가?
- 내가 그대 사랑 되길

피지케어 참숯 비누

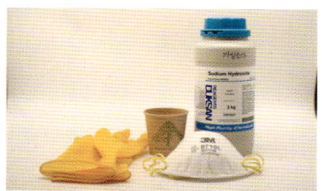

1. 방진마스크와 고무장갑을 착용하고 종이컵에 가성소다를 계량한다.
(이때 가성소다의 분진이 얼굴로 향하지 않도록 바람을 등지고 작업해야한다.)

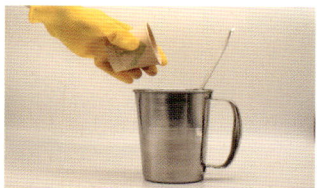

2. 편백워터를 다른 비커에 계량하고 계량한 워터에 가성소다를 조금씩 부어가며 가성소다가 다 녹을 때까지 저어 가성소다 수용액을 만들어준다.

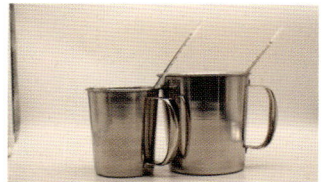

3. 오일은 가열하고 가성소다 수용액은 온도를 낮춰 두 비커의 온도가 각각 45도가 된 상태에서 가성소다 수용액을 오일에 부어가며 저어준다.

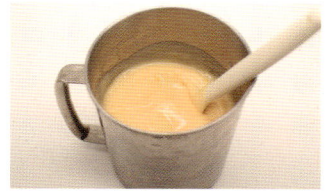

4. 블랜더와 주걱을 이용해 트레이스를 내주고 비타민e, 에센셜오일을 첨가해 저어준 뒤 종이컵 한 컵 분량을 따로 남겨둔다.

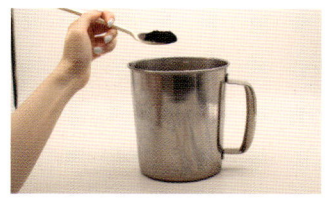

5. 4에 분말을 넣고 잘 섞어 몰드에 부어 준 뒤 종이 컵에 덜어둔 분말이 섞이지 않은 비누액을 그 위에 붓고 자유롭게 저어 준다.

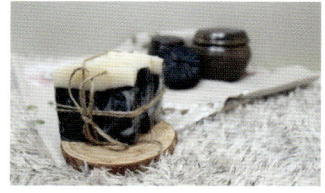

6. 5를 24시간 보온한 뒤 하루 정도 통 건조해 커팅해 주고 4주 이상 숙성해 ph가 7~9사이에 세안 비누로 사용한다.

[기대효과]

노폐물이 많은 피부를 청결히 관리하는데 도움을 주며 참 숯의 성분으로 아토피, 여드름 피부에 사용해도 효과적이다.

[Recipe](약1kg)

유상층
팜오일 200g
코코넛오일 200g
스윗아몬드유 150g
유채유 150g
포도씨유 50g

수상층
정제수 247g
가성소다(-5%) 107g

첨가물
숯분말 10g
천연비타민e 5g

Essential Oil
레몬 10ml
시더우드 4ml
라벤더 7ml

생을 다시 살 수 있다면..
다시 돌이킬 수 있다면 그 삶에 네가 없을까 두렵다.
- 의미 없는 회상

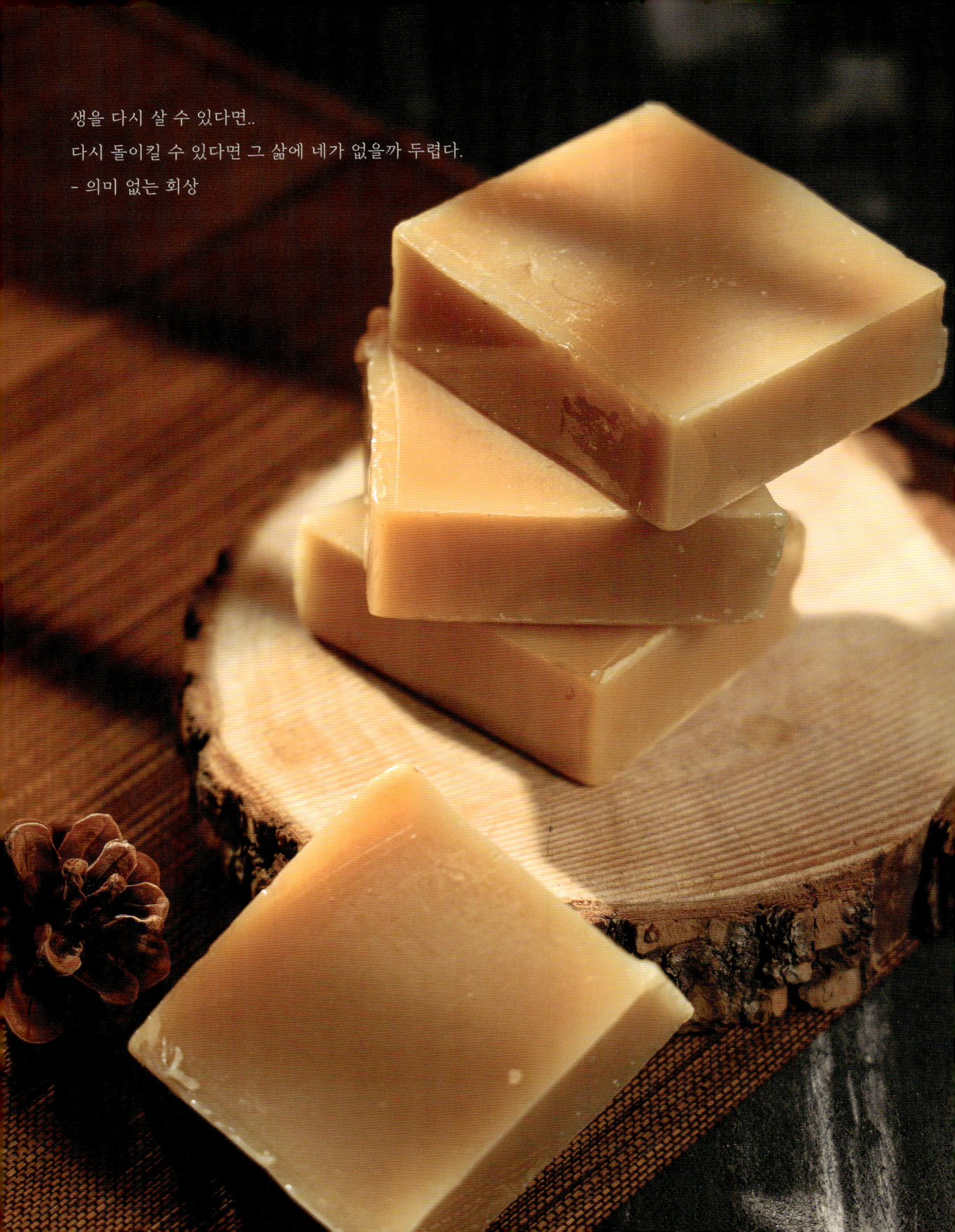

미백엔 서시옥용산비누_CP

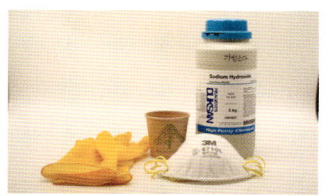

1. 방진마스크와 고무장갑을 착용하고 종이컵에 가성소다를 계량한다. (이때 가성소다의 분진이 얼굴로 향하지 않도록 바람을 등지고 작업해야한다.)

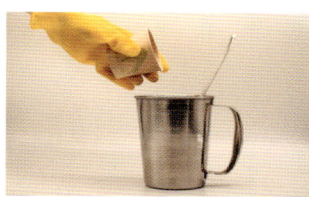

2. 녹차워터를 다른 비커에 계량하고 계량한 워터에 가성소다를 조금씩 부어가며 가성소다가 다 녹을 때까지 저어 가성소다 수용액을 만들어준다.

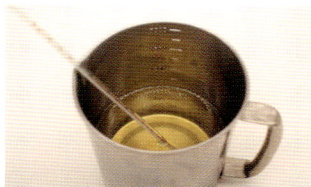

3. 오일은 가열하고 가성소다 수용액은 온도를 낮춰 두 비커의 온도가 각각 45도가 된 상태에서 가성소다 수용액을 오일에 부어가며 저어준다.

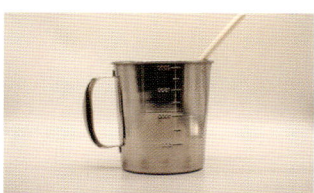

4. 3을 주걱을 이용해 초기트레이스가 날 때까지 저어 준다. (초기트레이스는 주걱으로 별 모양을 그려 별모양이 잠시 보이는 것으로 확인하면 된다.)

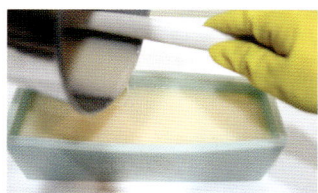

5. 주걱으로 별모양을 그려보고 흔적이 생기면 분말과 비타민e, 에센셜오일을 첨가해 주면서 분말이 잘 섞이도록 저어준다.

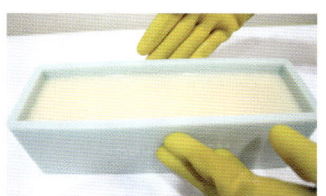

6. 5의 비누액을 소독된 1k비누몰드에 부어준 뒤 몰드 옆을 톡톡 두들겨 기포를 빼주고 뚜껑을 덮고 무릎담요에 감싸 24시간 정도 보온하고 4주 이상 숙성해 ph가 7~9인 상태에서 사용하면 된다.

[기대효과]
피부를 잡티 없이 관리하는데 도움을 줄 수 있다.

[Recipe](약1kg)

유상층
팜오일 200g
코코넛오일 200g
블랙블랙세서미오일 150g
녹차씨유 150g
살구씨유 50g

수상층
녹차워터 247g
가성소다(-5%) 108g

첨가물
서시옥용산분말 30g
천연비타민e 5g

Essential Oil
패츌리 10ml
프랑킨센스 4ml
라벤더 7ml

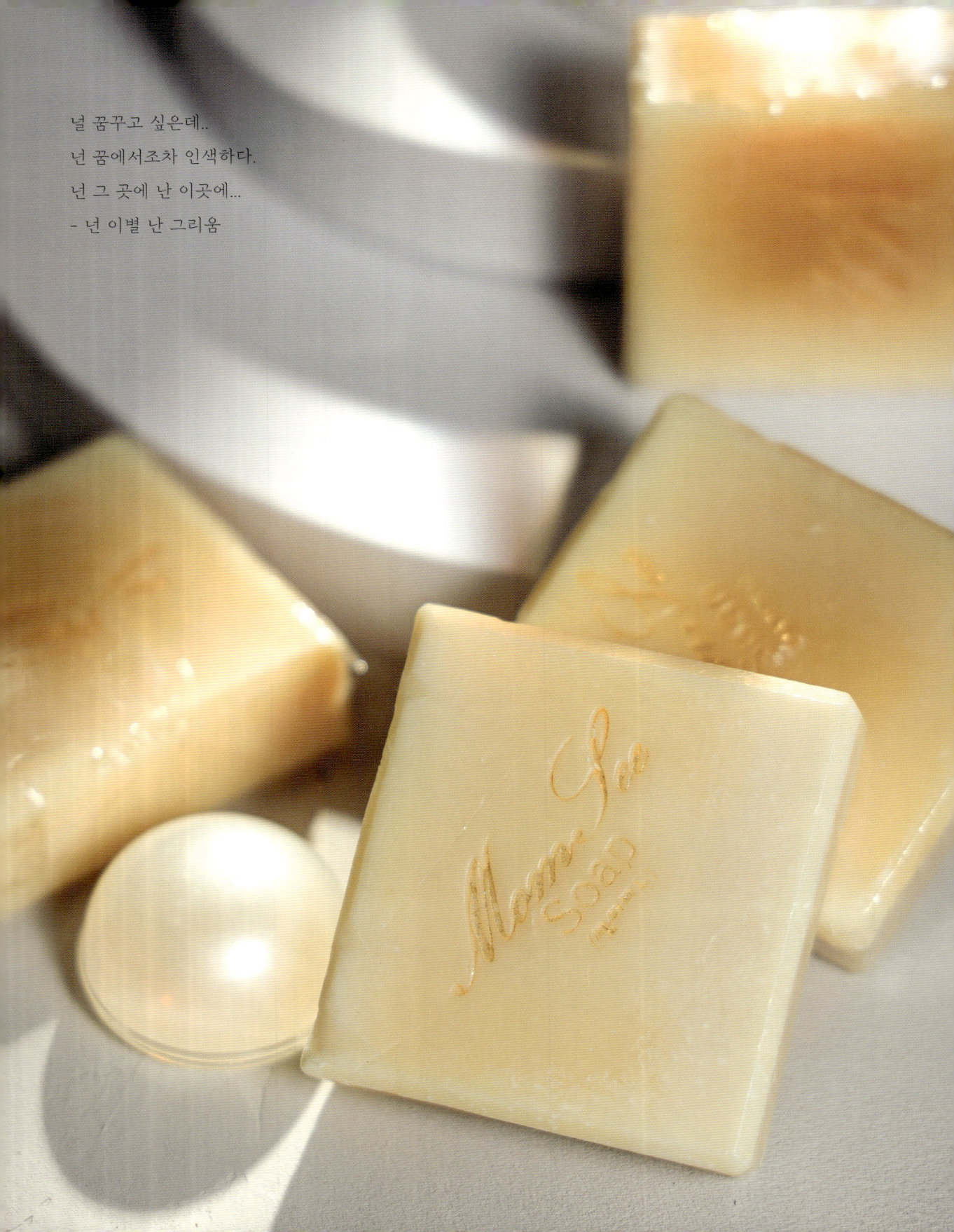

널 꿈꾸고 싶은데..
넌 꿈에서조차 인색하다.
넌 그 곳에 난 이곳에...
- 넌 이별 난 그리움

동안피부 진주비누_CP

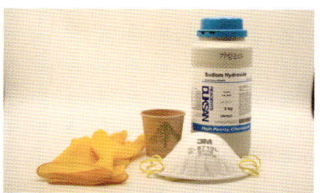

1. 방진마스크와 고무장갑을 착용하고 종이컵에 가성소다를 계량한다. (이때 가성소다의 분진이 얼굴로 향하지 않도록 바람을 등지고 작업해야한다.)

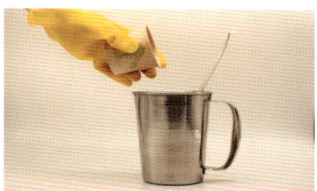

2. 편백워터를 다른 비커에 계량하고 계량한 워터에 가성소다를 조금씩 부어가며 가성소다가 다 녹을 때까지 저어 가성소다 수용액을 만들어준다.

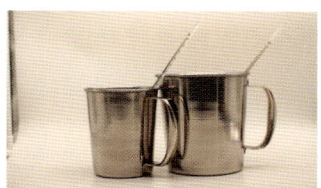

3. 오일은 가열하고 가성소다 수용액은 온도를 낮춰 두 비커의 온도가 각각 45도가 된 상태에서 가성소다 수용액을 오일에 부어가며 저어준다.

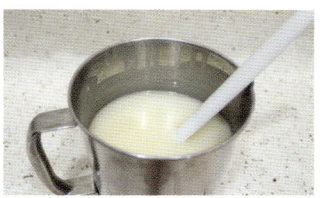

4. 3을 주걱을 이용해 초기트레이스가 날 때까지 저어준다. (초기트레이스는 주걱으로 별 모양을 그려 별모양이 잠시 보이는 것으로 확인하면 된다.)

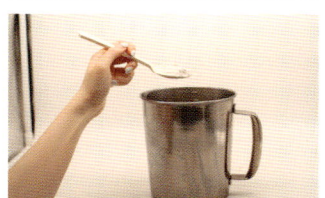

5. 주걱으로 별모양을 그려보고 흔적이 생기면 분말과 비타민e, 에센셜오일을 첨가해 주면서 분말이 잘 섞이도록 저어준다.

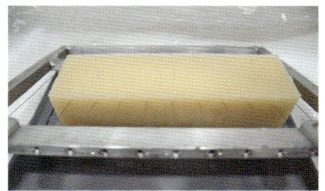

6. 5의 비누액을 소독된 1k비누몰드에 부어준 뒤 몰드 옆을 톡톡 두들겨 기포를 빼주고 뚜껑을 덮고 무릎담요에 감싸 24시간 정도 보온하고 4주 이상 숙성해 ph가 7~9인 상태에서 사용하면 된다.

[기대효과]

피부를 밝고 환하며 약산성의 건강한 피부로 관리하는데 도움을 줄 수 있다.

[Recipe](약1kg)

유상층

팜오일 200g
코코넛오일 200g
해바라기오일 150g
아르간오일 100g
호호바오일 100g

수상층

편백워터 247g
가성소다(-5%) 101g

첨가물

진주분말 30g
천연비타민e 5g

Essential Oil

레몬 10ml
프랑킨센스 4ml
캐롯시드 7ml

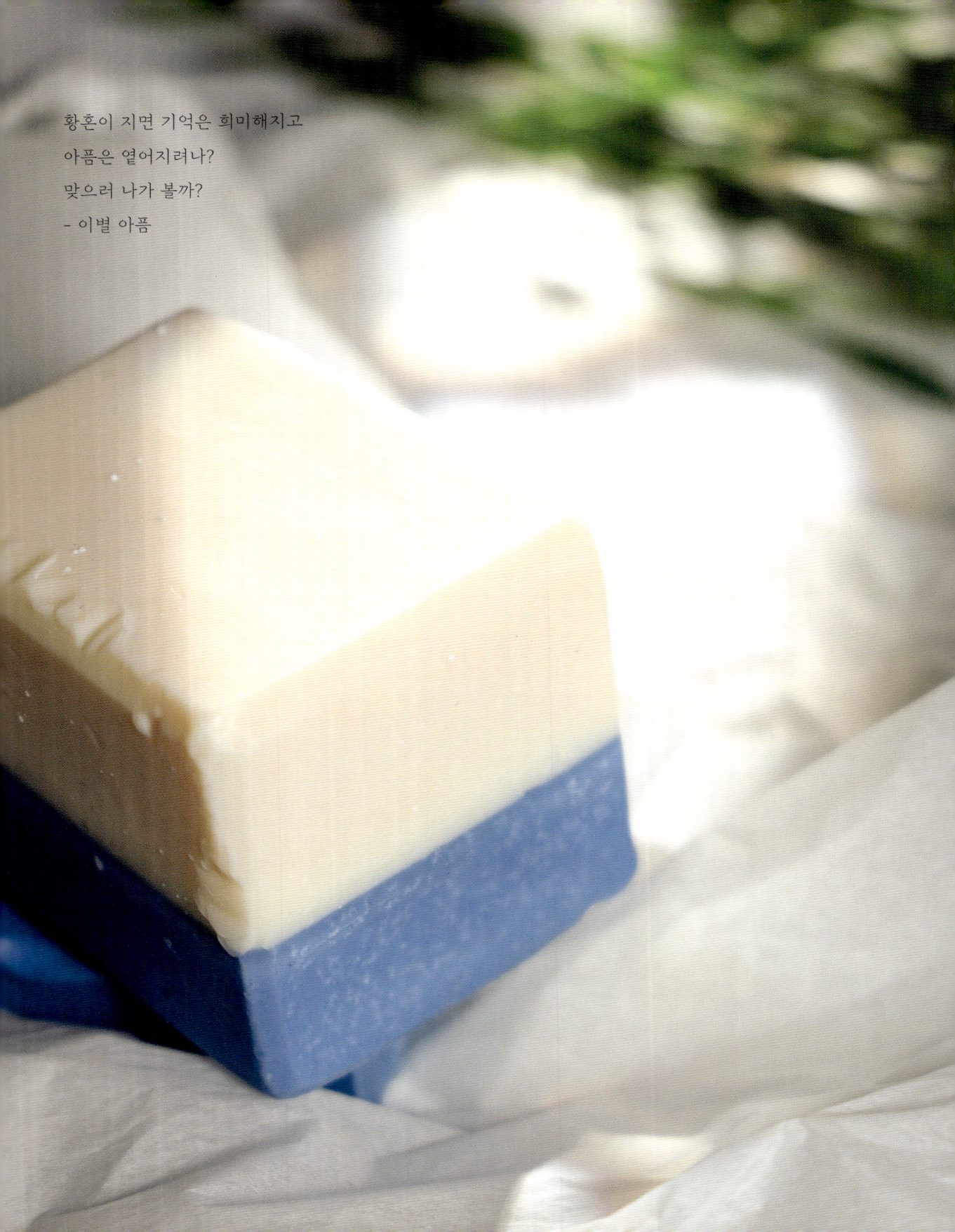

황혼이 지면 기억은 희미해지고
아픔은 옅어지려나?
맞으러 나가 볼까?
- 이별 아픔

쿨링 페파민트비누_CP

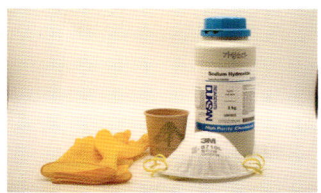

1. 방진마스크와 고무장갑을 착용하고 종이컵에 가성소다를 계량한다.
(이때 가성소다의 분진이 얼굴로 향하지 않도록 바람을 등지고 작업해야한다.)

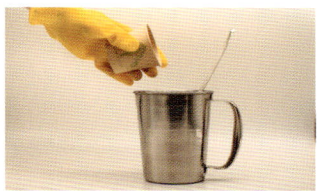

2. 티트리워터를 다른 비커에 계량하고 계량한 워터에 가성소다를 조금씩 부어가며 가성소다가 다 녹을 때까지 저어 가성소다 수용액을 만들어준다.

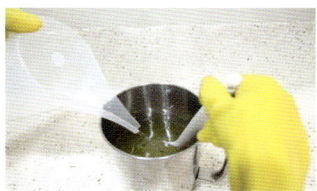

3. 오일은 가열하고 가성소다 수용액은 온도를 낮춰 두 비커의 온도가 각각 45도가 된 상태에서 가성소다 수용액을 오일에 부어가며 저어준다.

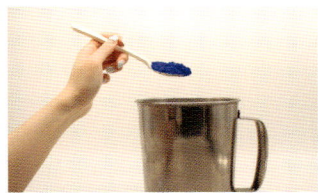

4. 3의 점도가 걸쭉해 요거트 정도가 되면 첨가물과 에센셜오일을 넣고 저어 마무리한 후 비누 몰드에 넣고 24시간 정도 보온해 준다

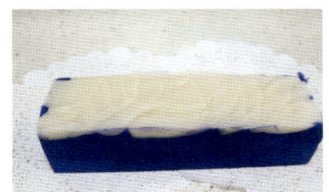

5. 4의 완성된 비누를 몰드에서 꺼내 하루 정도 통건조해준다.

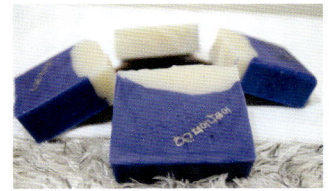

6. 5의 비누를 커팅해 4주~6주 정도 숙성시킨 뒤 세안비누로 사용하면 된다.

[기대효과]

한 여름 더위를 느끼거나 운동 후 상쾌함을 느끼기에 좋은 비누로 미백효과와 쿨링 효과가 뛰어난 제품이다.

[Recipe](약1kg)

유상층

팜오일 200g
코코넛오일 200g
녹차씨유 150g
살구씨오일 100g
포도씨유 100g

수상층

티트리워터 247g
가성소다(-5%)107g

첨가물

청대분말 10g
천연비타민e 5g

Essential Oil

페파민트 10ml
시더우드 4ml
라벤더 7ml

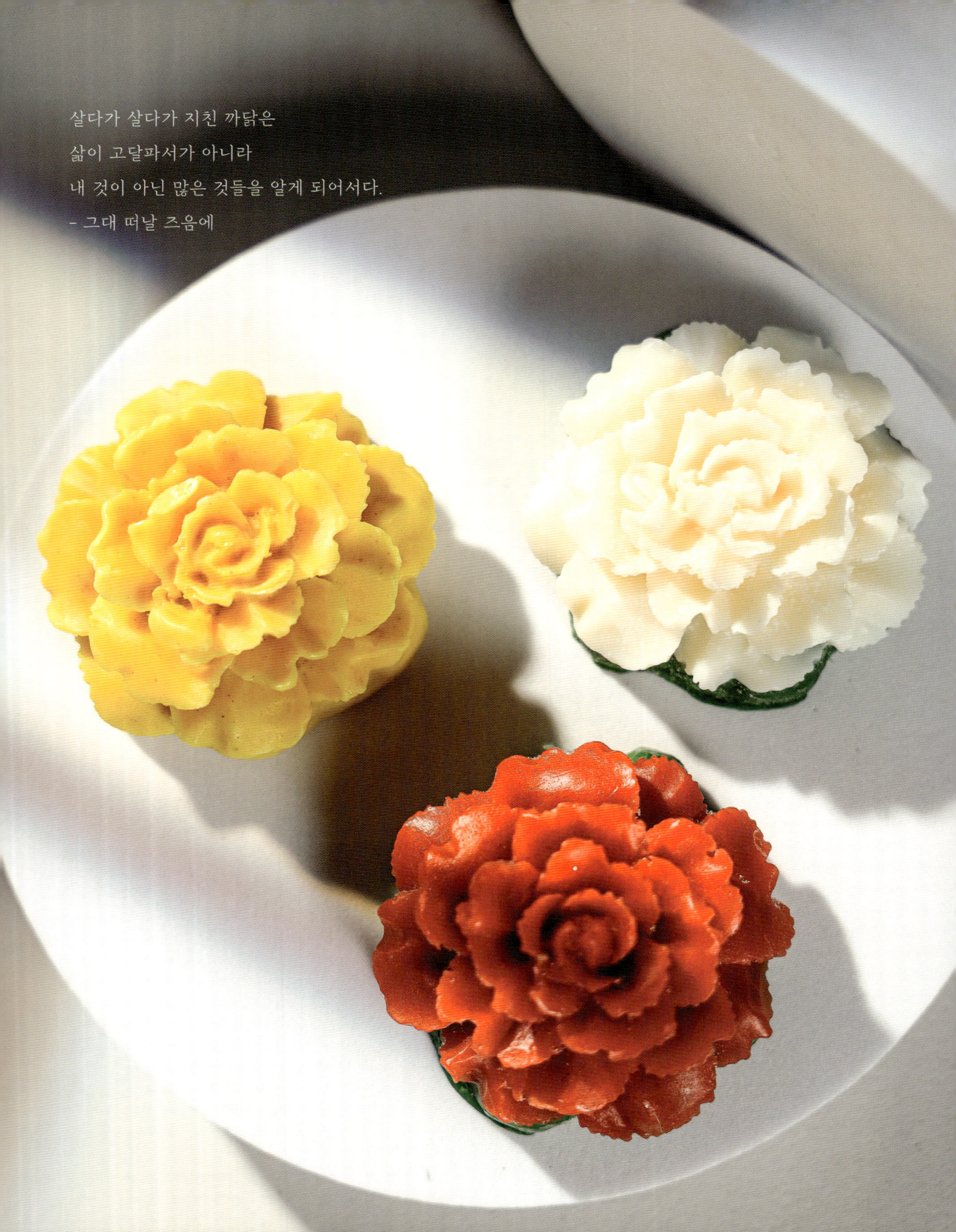

살다가 살다가 지친 까닭은
삶이 고달파서가 아니라
내 것이 아닌 많은 것들을 알게 되어서다.
- 그대 떠날 즈음에

카네이션 MP비누 만들기

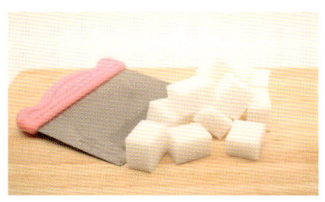

1 세라마이드비누베이스를 깍둑썰기해 비커에 녹여준다.

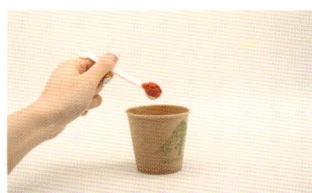

2 종이컵에 분말, 추출물, 글리세린을 계량해둔다.

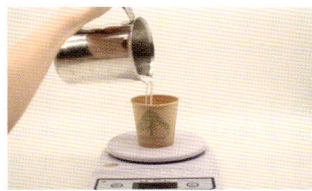

3 2에 1의 비누베이스 녹인물을 95g을 계량해 섞어준다.

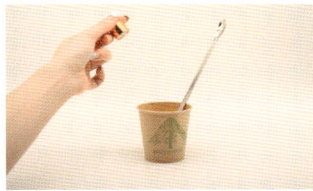

4 3에 호호바오일 0.5g과 천연비타민e 0.5g을 넣고 잘 섞어준다.

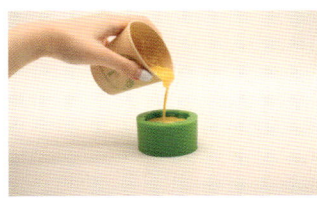

5 4에 에센셜 오일을 넣고 잘 섞은 뒤 살균된 비누 몰드에 부어준다.

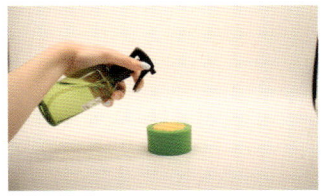

6 비누액을 부은 몰드에 에탄올을 뿌려 거품이 가라 앉도록 한 뒤 2시간 정도 굳혀 랩으로 포장 후 스티커를 붙여준다.

[기대효과]

고마우신 분께 선물하기 좋은 비누로 모든 피부 타입에 사용할 수 있다.

[Recipe](약100g)

화이트 비누베이스 95g
편백추출물 1g
호호바오일 0.5g
글리세린 1g
분말 1g
천연비타민e 0.5g
라벤더 에센셜오일 0.5g
스윗오렌지 에센셜오일 0.5g

분말은 1g~3g 내외로 첨가해 주고 글리세린은 피부상태와 계절에 따라 0.5g에서 최대 3g정도 첨가한다.

[Tip] 위 이미지는 예쁜 색감을 내기 위해 밑작업을 미리하고 프로세스 순서를 이어서 진행했음_ 작업이 익숙해지면 MP비누는 다양한 색감을 연출하기에 좋은 비누제조 기법임.

부록 1, 2, 3

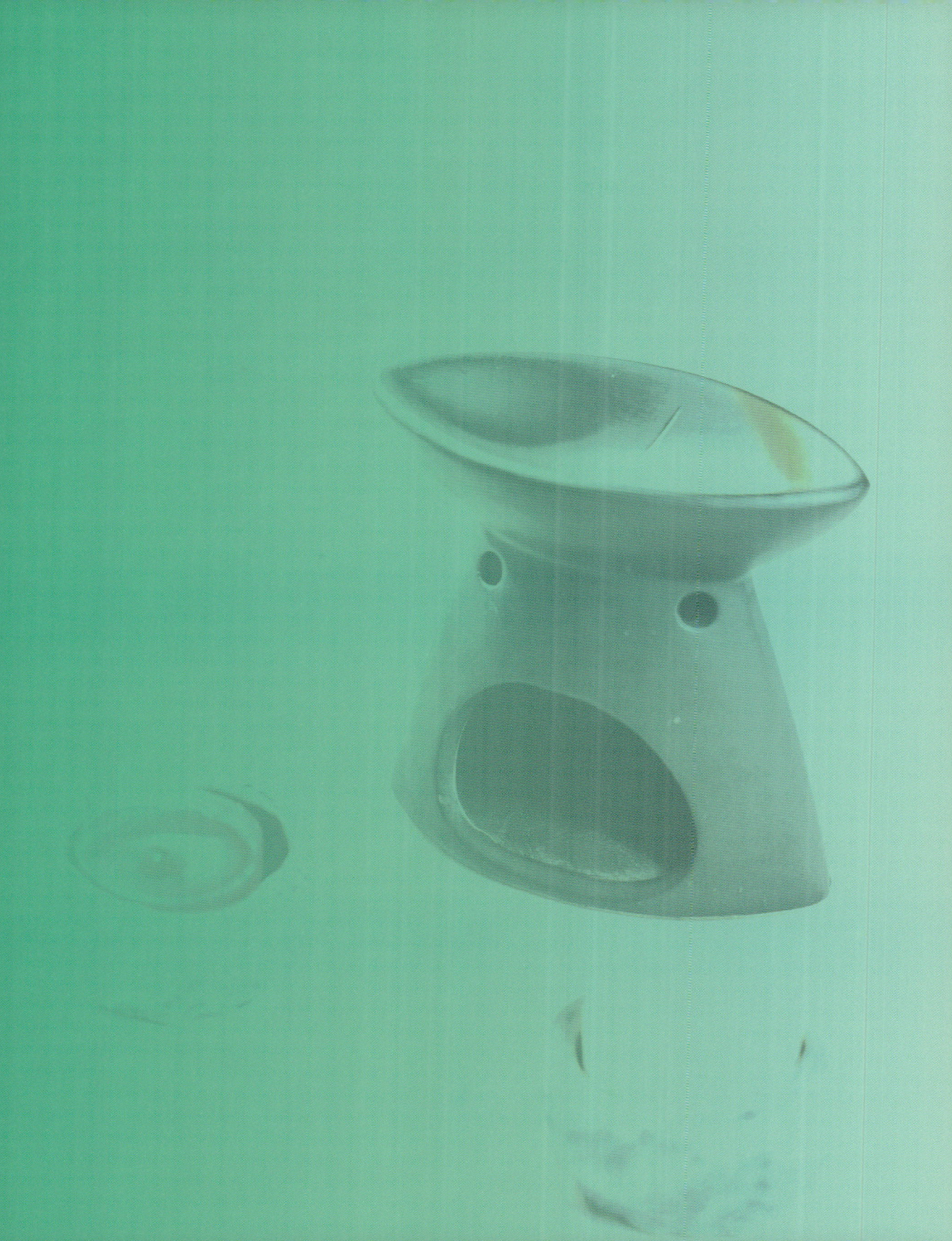

부록 1

[부록1] 에셴셜오일 이야기

향유별 특징과 기능

1. 바질(basil)

바질에는 여러 가지 종류가 있는데, 우선 바질의 종류를 살펴보자. 스위트 바질은 이집트, 남부 유럽 또는 동부 유럽에서 주로 재배된다. 코모로(comore)타입 바질은 마다가스카르 섬이나 그 부근에서 재배가 되고 있다. 기타의 바질은 인도, 하이티, 북아메리카 및 중앙아메리카, 아프리카, 러시아, 모로코, 피지섬에서 생산되고 있다. 바질에는 많은 변종이 있으며 각각의 화학 성분도 다르다. 바질은 식물 전체가 증류되어서 향유를 생산하는 것이며, 약 0.2%~1.5%의 향유를 생산한다. 바질 향유는 일반적으로 맑고 투명하지만, 어떤 향유는 약간 노란빛을 띠기도 하고 초록빛이 감돌기도 한다.

바질 오일은 화학적으로 메틸 카비콜(methyl carvicol)이라는 주된 성분이 있기 때문에 신선하고 달콤하며 스파이시한 향을 낸다. 또한 바질 오일은 종류에 따라서 리날룰(linalool)이 대량 함유된 종이 있다. 따라서 이런 경우는 신경 안정 효과도 있다. 역사적으로 바질은 음식의 향료로 쓰여 왔고, 민간요법으로도 쓰여 왔다. 인도에서 항박테리아라든가 피부질환 같은 데 쓰여 오기도 했으며, 17세기에 존 제라드(John Gerad)라는 사람이 쓴 책에는 바질의 냄새가 심장병과 두통에 좋다고 했다. 또한 바질의 씨는 우울증으로 인한 슬픔을 없애주고 사람을 즐겁고 기쁘게 만든다고 했다.

바질은 강력한 항균 작용이 있기 때문에 피부 질환에도 유용하게 쓰일 수 있다. 피부에 4%의 농도로 도포할 때 정상적인 피부에서는 어떠한 부작용도 나타나지 않는 것으로 보고되고 있다. 그러나 매우 강한 향유이기 때문에 어린이의 경우 5cc 정도를 음용하면 위험한 결과를 불러올 수도 있다. 따라서 어린이의 손에 닿지 않는 곳에 두어야 하겠다. 이것은 모든 향유에 해당된다.

바질은 공기 발향으로는 감정을 전환하고 상승시키며 신경쇠약과 우울증을 회복시켜 주는 작용이 있다. 증기 흡입에 의해서 기침이나 코막힘을 뚫어줄 수가 있다. 또한 목욕 시 사용하면 피로를 풀어주고, 수면 상태를 깊게 할 수 있고 로즈마리나 솔, 버가못과 같이 사용하면 상승 효과를 기대할 수 있다. 피부 마사지를 할 때에는 불안 증상에 대해 상당한 효과를 볼 수 있으며, 로즈마리나 솔, 버가못과 같이 마사지하면 불안을 감소시키는데 훌륭한 역할을 한다.

2. 베이(bay)

다음으로 베이 오일에 대해서 알아보자. 대부분의 베이 오일은 도미니카와 서인도제도, 중남미에서 생산된다. 베이는 잎으로부터 증류하며 0.5~1.5%의 향유를 생산한다. 베이 향유의 색깔은 노란색부터 진갈색까지 다양하며 그 향은 특징적으로 강력하고 달콤하며 스파이시한 냄새가 난다. 역사적으로 베이는 럼주라든가 남성의 애프터 셰이브 로션에 많이 쓰여 왔다. 또한 두통에 유용하게 쓰여 온 기록도 있다.

베이 오일 역시 항박테리아 효과가 강한 것으로 알려져 있다. 10% 농도의 베이 오일을 정상적인 사람의 피부에 적용했을 때 아무런 부작용이 나타나지 않는 것으로 되어 있다. 하지만 드물게 과민한 피부에서는 피부염을 일으킨다는 보고도 있다. 이러한 베이 향유는 로렐(laurel)과는 다른 식물이므로 혼동하지 말아야 한다.

베이 오일은 공기 발향 시 램프 확산법으로 아주 좋은 것이며 감귤류라든가 일랑일랑(ylangylang) 등과 잘 배합하면 훌륭한 방향제로 쓰일 수 있다. 증기 흡입법으로는 비염이나 기관지염의 증상 완화에 도움이 된다. 목욕을 할 때 2~3방울을 욕조에 떨어뜨려서 사용하면 감기라든가 기침 증상을 완화하는데 도움을 줄 수 있다. 또는 마사지를 할 때 베이 오일의 유제놀(eugenol) 성분 때문에 근육통을 이완하는 데 도움이 될 수 있으며, 신경 피로를 회복시키는 데도 효과가 있는 것으로 알려져 있다.

기타 베이 향유는 두발을 관리하는 로션으로 오랫동안 쓰여 왔으며, 머리카락의 성장을 촉진하고 탈모 방지에도 유용하게 쓰일 수 있다. 따라서 10cc의 식물유에 5방울의 베이 오일을 희석하여 두피를 마사지하면 훌륭한 발모 촉진제가 된다. 베이 오일은 감귤류라든가 일랑일랑, 페티그레인과 잘 블렌드된다.

3. 버가못(bergamot)

이제 버가못을 살펴보자. 시트러스(citrus) 즉 감귤류 계통의 식물들은 중국에서 유래된 것으로 알려져 있다. 이러한 감귤류들은 이미 고대 지중해나 북아프리카로 도입된 것으로 보인다. 버가못은 많은 변형들이 있으며, 이탈리아 지방에서 여러 가지 변형이 나온 것으로 알려져 있다. 버가못 향유는 껍질로부터 추출되는 것이다. 버가못 향유 중에 FCF급이라고 표시되어 있는 것이 있는데, 이것은 버가못에 있는 위험한 성분이며 광독성 물질인 카우마린(cowmarin)을 제거한, 즉 카우마린의 일종의 버갑틴(bergapten)을 제거한 것을 말한다. 버가못 FCF는 연한 노랑에서 연한 초록빛을 띠며 자연산 버가못보다 더 신선한 성향을 갖고 있다.

버가못 향유는 자연스럽고 신선하며 레몬과 비슷한 과일향을 갖고 있는 아주 상큼한 향유이다. 역사적으로 버가못은 향수를 만드는데 쓰였고, 향 비누라든가 음식, 주류의 향료로도 쓰여 왔다. 버가못 향유에 리날룰

(linalool)과 리날릴아세테이트(linaly-lacetate) 성분이 고농도로 발견되고 있으며 이것은 신경 안정의 역할을 한다. 또한 이러한 것은 항박테리아 및 항진균 작용을 하고 있다. 최근 들어서 버가못 향유를 흡입한 후에 뇌파에 치료적인 변화가 발견되었다는 보고들이 있다. 버가못 FCF는 30% 농도만으로는 정상적인 피부에 아무런 부작용도 일으키지 않는다. 그러나 자연 그대로의 버가못은 카우마린 계열의 버갑틴이라는 화학 물질이 들어 있는데 이런 것은 광과민성을 일으키므로 피부에 도포하는 것은 적절치 않고 반드시 버가못 FCF를 피부에 사용해야 되겠다. 버가못은 공기 발향제로서 아주 이상적인 것이며 가벼운 우울증이나 피곤하고 상처받은 기분을 푸는데 매우 유용하게 쓰인다.

목욕법으로는 욕조에 6~8방울을 떨어뜨려서 사용하면 정신을 자극하고 긴장을 이완시키는 데 도움을 준다. 또는 냉대하나 방광염, 치질의 가려운 증상을 완화하는 데 있어서 뒷물용의 좋은 치료제로 쓰일 수 있다. 버가못은 피부 도포를 통해서 감정의 불안정을 잡아주고 불안증을 완화시키며 식용 부진을 치료하고 또한 여드름이라든지 습진 등의 치료에도 효력이 있다.

버가못은 라벤더, 네롤리, 호(ho), 만다린 같은 것과 잘 배합된다. 버가못 향유는 드라이진이나 보드카 같은 술에도 부분적으로 잘 녹는다. 이러한 배합은 수두라든가 홍역, 헤르페스 물집 같은 피부 질환에도 유용하게 쓰일 수 있다. 5ml의 알콜에 10방울의 버가못 FCF를 떨어뜨린 후 피부 질환에 적용하면 상당히 유용한 치료제로 쓰일 수 있다.

4. 카예푸트(cajeput)

카예푸트는 말레이시아가 원산지이나 인도네시아, 필리핀, 호주, 베트남에도 자라고 있다. 카예푸트의 잎에서는 1%의 향류가 추출된다. 카예푸트 향유는 투명하고 연한 노란색을 띠고 있으며 옅은 캄포 향이나 유카리 향 같은 냄새를 풍긴다.

역사적으로 볼 때 말레이시아 사람들은 피부 질환에 외형으로 이 카예푸트 향유를 사용해 왔으며 몸에 기생하는 이나 벼룩의 퇴치에도 썼다고 한다. 민간적으로 앞이마에 문질러서 두통을 완화하는 데 쓰였고, 후두염이나 기관지염의 거담제로도 쓰여 왔다. 또한 인두염, 루머티스, 치통, 신경통에도 쓰여 왔으며 피부의 궤양, 여드름, 건선에도 쓰여 왔다. 카예푸트는 강력한 항박테리아, 항진균 작용이 있다. 4%의 카예푸트 공기 발향으로 볼 때 카예푸트는 그렇게 특별히 기분 좋은 향은 아니지만 감기 같은 것이 있을 때 감기 바이러스의 번식을 방지한다. 유칼립투스라든가 라벤더, 레몬그래스, 제라늄과 배합을 해서 공기 발향으로 사용하면 도움이 될 수가 있다.

증기 흡입법으로는 몇 방울의 카예푸트 오일을 40°C의 물에 떨어뜨려서 흡입을 하면 감기나 기관지염, 후두염에 도움을 받을 수 있다. 또한 카예푸트는 진경 작용이 있어서 심한 기침이라든가 생리통의 완화에도 도움을 준다.

5. 캄포(camphor)유

 캄포는 보통은 나무로부터 얻어지는 것이다. 나무는 잘게 쪼개져서 물에 끓여지게 된다. 그래서 크리스탈 캄포가 생성이 되고 액체와 분리가 된다. 이 액체는 다시 증유되어서 우리가 쓰는 캄포유를 만들게 된다. 따라서 캄포 향유는 크리스탈 캄포 생성 과정의 부산물이다. 따라서 크리스탈 캄포와 우리가 쓰는 캄포유는 엄격히 구별이 되는 것이다.

 역사적으로 캄포는 오래된 치료용 향유의 기록을 갖고 있다. 중국에서는 민간 의학에 써왔고 시신을 보관할 때도 역시 사용했다. 아라비아에서는 성욕을 억제하기 위해서 사용했다고 한다. 피부의 가려움증을 완화하기 위해서 쓰여 오기도 했다. 캄포는 각성제로 쓰이기도 하며 스트레스성 두통, 딸꾹질, 신경통 등에도 넓게 쓰여 왔으며 신경성으로 인한 심계항진증에도 치료제로 쓰인다. 또한 류머티스나 관절염에도 쓴다. 4%의 캄포유로는 정상적인 사람의 피부에 아무런 부작용도 일으키지 않는다.

 캄포 향유는 크리스탈 캄포와 구별되어야 한다. 크리스탈 캄포는 강력해서 역사적으로 과용으로 인한 죽음이 야기되었다. 캄포 향유는 공기 흡입법으로는 썩 좋은 냄새는 아니지만 그것을 증기 흡입할 때 감기라든가 기관지염 같은 것을 치료하는 효과는 있다. 그러나 어린 아이에게는 사용해서 안 도고 어른에 있어서도 역시 임시적으로 단기 치료에 써야 한다. 피부 도포 시에는 국소적으로 근육통이라든가 관절통에 쓰일 수가 있다. 그러나 전신 도포로 인한 마사지는 적당치 않다. 캄포는 또한 곤충을 쫓는 데 훌륭한 역할을 한다.

6. 세다우드(cedarwood)

 세다우드는 원산지에 따라서 텍사스 세다우드, 버지니아 세다우드, 아틀라스 세다우드로 나눌 수 있다. 텍사스 세다우드는 아로마 치료에 거의 사용되지 않는데, 왜냐하면 너무 딱딱해서 사용하기 어렵기 때문이다. 아틀라스 세다우드는 고대로부터 쓰였던 유명한 세다우드로서 중동 지방이 원산지이나 지금은 국가적으로 벌목이 금지되어 있기 때문에 실제로 쉽게 사용되기는 어렵다. 현재 사용되고 있는 것은 버지니아 세다우드로서 미국의 남부 지방에서 주로 생산되고 있다.

 세다우드는 나무를 증류해서 생산하며, 주로 남성 화장품에 많이 들어가는 향이다. 색깔은 연한 노란색이나 연한 오렌지색이며, 점성이 있고 독특한 발사믹 향을 풍긴다.

 역사적으로 세다우드는 미이라를 보관하는데 사용되기도 하였고 애프터세이브 르션이나 남성 향수에도 흔히 쓰이고 있다. 피부 질환 특히 습진이라든가 피부염, 여드름, 건성 피부에도 쓰여 왔으며 근육통이라든지 관절통에도 쓰여 왔다. 또한 기관지염이나 호흡기 질환에도 효과가 있다. 또한 요도 질환에도 치료 효과가 있는 것을 알려져 있다.

 이러한 역사적으로 다양한 사용과는 달리 실제 의학적으로는 거의 실험된 결과는 나타나지 않고 있다. 8%의 버지니아 세다우드는 정상적인 피부에 아무런 부작용을 일으키지 않는 것으로 나타나 있다. 공기 발향으로는 아주 훌륭한 향이며 오랫동안 지속되고 긴장 이완을 시켜주며 안정을 시키는 향이어서 상처를 받은 하루를 편안히 회복시켜 주는 향이다.

또한 증기 흡입을 함으로써 호흡기 질환에 효과가 있다. 목욕법은 샌달우드와 마찬가지로 신경 이완과 피로 회복에 좋은 것으로 되어 있다. 피부에 도포할 때는 남성적인 기분을 자극하는 것으로 알려져 있으며, 스트레스와 연관된 성기능 장애를 회복시키는 데 도움을 주는 것이다. 즉 신체와 정신의 균형을 잡아준다. 또한 급한 성격의 사람을 편안하게 이완시켜주는 효과를 갖고 있다. 습진이라든가 피부염, 여드름 같은 데서도 유용한 효과가 있다.

7. 카모마일유 저먼(chamomile German) 타입

이 식물은 전유럽을 통하여 자연적으로 재배되는 것이며 세계적으로 치료용과 향료로 널리 알려져 있는 것이다. 이 식물은 잎을 증류하는 것이며, 0.5~2% 정도의 향유를 생산하게 된다. 생산은 주로 동부 유럽과 이집트에서 집중되고 있다. 원래 이 향유는 주로 헝가리에서 식물이 재배되어 독일에서 향유를 추출했다 해서 저먼 카모마일 또는 헝가리안 카모마일이라고 부르기도 한다.

카모마일의 저먼 타입 향유는 색깔이 짙은 잉크색을 띄고 있다. 냄새는 썩 좋다고는 할 수 없다. 너무나 강한 소독약 냄새가 나기 때문이다. 그렇지만 이 카모마일 저먼 타입은 수천 년 동안 치료제로 사용되어 온 것이며, 충분히 효과가 입증되었다. 카모마일 저먼 타입의 향유에는 아줄렌(azulen) 성분과 마트리센(matricen) 성분이 많이 들어 있어서 항염 작용과 항진통 작용이 강력하다. 또한 알파 비사볼롤(α - bisabolol)이라는 성분 역시 항염증 작용이 강한 것으로 되어 있다. 또한 이 향유는 항박테리아 작용이 강할 뿐만 아니라 진균인 칸디다증에도 효과가 있다.

피부에 도포 시 4%의 용액으로는 정상적인 피부에 아무런 부작용을 일으키지 않는다. 그러나 드물게 알레르기가 있는 사람에게는 피부염을 일으킨다는 보고도 있다. 공기 발향법으로 사용할 때 그 자체로는 냄새가 그렇게 썩 즐거운 것이 아니기 때문에 적당치는 않으나 로만 카모마일과 라벤더와 배합이 되어서 점막의 염증이라든가 목이 답답할 때 또는 감기, 기관지염 등에 효과적으로 쓰인다.

증기 흡입법으로 역시 코나 기관지가 충혈되었을 때 효과적으로 치료할 수가 있는 것이며, 라벤더와 로만 카모마일과 배합을 하여 더욱 상승 작용을 기대할 수 있다. 목욕법 역시 배합을 하여 충분한 신경 안정 효과를 기대할 수가 있고, 습진이라든지 건선 같은 피부 질환에도 도움이 된다. 또한 가정에서 화상을 입었다든지 상처가 났을 때 쉽게 아물게 하는 효과도 갖고 있다.

8. 카모마일 로만(chamomile Roman) 타입

카모마일 로만 타입은 아로마 치료에서 흔히 쓰이고 있는 것으로, 유럽 각국에서 널리 생산이 된다. 애초에는 로마 근처에서 이 향유가 재배되었다. 그래서 로만 카모마일이라고 부른다.

카모마일 로만 타입의 향유는 영국산이 가장 질이 좋은 것으로 알려져 있으며 증류 시 약 1%의 향유를 생산한다. 이 로만 타입의 카모마일은 반투명의 노란색에서 초록색 또는 엷은 파란색을 띠고 있으며 향은 과일향 또는 사과향 비슷한 냄새가 나지만 아주 강하여 그렇게 즐겁게 느끼지 못하는 사람들도 많이 있다.

역사적으로 카모마일 로만 타입은 많은 치료 효과로 알려져 있으며 특히 상처를 아물게 하는 데 명성을 가지고 있다. 또한 강력한 안정 효과와 항염증 작용을 가지고 있으며, 카모마일 저먼 타입보다는 항박테리아 작용이 강하진 않지만 안정 작용은 더욱 강한 것으로 알려져 있다.

피부에 4%의 용액으로는 아무런 부작용도 일으키지 않는다. 공기 발향으로는 신경 안정과 심신의 피로를 푸는데 아주 적당한 향유이다. 또한 기관지염이라든지 감기에도 공기 발향법으로 좋은 효과를 낸다. 로만 카모마일과 저먼 카모마일, 그리고 라벤더를 배합하여 증기 흡입을 하면 코나 기관지의 충혈된 상태를 쉽게 치료할 수 있다. 또한 목욕법으로 신경을 이완시키는 효과를 기대할 수 있고 습진이나 건선에도 도움이 된다. 그리고 상처를 쉽게 아물게 하는데 쓰일 수가 있는데, 그것은 저먼 카모마일과 로만 카모마일, 라벤더를 배합하면 되고 화상 치료에도 역시 뚜렷한 효과가 있다.

9. 신나몬(cinamon)

신나몬 잎 오일은 스리랑카, 인도네시아, 마다가스카르, 중국, 베트남 등에서 재배된다. 잎으로부터 약 1%의 향유가 추출이 된다. 색깔은 투명한 노란색으로부터 투명한 갈색까지 있으며 향은 특징적으로 클로브(clove)와 비슷한 향을 내나 클로브만큼 달콤하거나 스파이시하지는 않다.

역사적으로 신나몬 잎은 진경제, 방부제, 구풍제로 쓰여왔다. 따라서 배에 가스가 차거나 소화 장애가 있거나 위장 분비물이 적을 때 소화 촉진제로 쓰인다. 또한 거담제로도 쓰여 왔으며 구강청정제라든가 가그린 등으로도 쓰여온 적이 있다.

신나몬 잎 향유는 클로브 향유와 화학적으로 매우 비슷하다. 왜냐하면 유제놀 성분이 들어 있기 때문이다. 따라서 강력한 항박테리아 효과를 갖고 있다. 피부에 10%의 신나몬 잎 오일을 적용했을 때 정상적인 피부에서는 부작용이 없는 것으로 되어 있다. 그렇지만 몇몇 경우에 강력한 피부염 같은 알레르기 반응이 보고되기도 했다.

주의할 것은 신나몬 잎 오일은 신나몬 바크(bark) 오일과는 완전히 다르다는 것이다. 신나몬 잎에서 나는 향유는 신나몬의 껍질, 즉 바크와 화학 성분도 다르고 냄새도 완전히 다르다.

우리나라 사람들이 흔히 느끼는 계피향은 신나몬 바크 오일에서 비슷한 냄새가 난다. 공기 발향으로서 신나몬 잎 오일은 감귤류 오일과 잘 배합이 되어 매우 독특한 즐거움을 주는 향내가 난다. 또한 그것은 일랑일랑, 파촐리, 재스민, 샌달우드와 잘 배합이 되어서 공기의 발향을 매우 뛰어나게 해줄 수가 있다. 이런 식으로 신나몬 잎 향유는 세균의 번식을 막아주기도 한다. 그러나 신나몬 잎 오일은 때로는 강력하게 눈에 자극을 주기 때문에 주의를 해야 한다.

목욕법은 피부에 자극을 줄 수 있기 때문에 권할 바가 못 된다. 마사지 역시 권해지는 방법은 아니지만 국소적으로 류머티스나 근육통에 일시적으로 적용할 수는 있다.

10. 클라리 세이지 향유(clary sage)

새르비아 계통의 변형으로서 대부분의 클라리 세이지 향유는 러시아, 동부 유럽, 불가리아, 중국, 모로코, 미국, 프랑스, 이탈리아 등에서 온다.

클라리 세이지는 증류시 약 0.1~0.3%의 향유를 생산한다. 클라리 세이지유는 투명한 연한 노란색으로부터 약간의 녹색조를 띠기도 한다. 그것은 달콤하고 자연스러운 향을 풍긴다.

역사적으로 이 클라리 세이지는 치료용 또는 요리용으로 명성이 있으며 진경 작용과 신경 안정 작용도 있다. 따라서 배가 아플 때 통증 완화를 위해서 사용되기도 하고 자궁 수축을 촉진시키기 위해서 주스로 사용되기도 한다. 또한 클라리 세이지는 술에 섞어 마심으로써 사람을 명랑하게 만드는 것으로 알려져 있으며, 향수를 만드는 데 사용되기도 한다. 의료용으로 클라리 세이지는 항박테리아 작용이 약간 있긴 하나, 주로 리날릴 아세테이트 성분 때문에 신경 안정 작용에 효과가 있다.

영국의 조산원에서는 산모의 분만이 지연되는 경우 클라리 세이지가 자궁 수축을 촉진시켜서 아기 분만을 쉽게 하는 것으로 시도되고 있다. 피부에 8%를 도포하면 정상적인 피부에서는 부작용을 일으키지 않는다. 그러나 그 냄새의 독특함 때문에 일부 사람들은 두통이라든가 역겨움을 느끼기도 한다. 공기 발향으로서 신경을 안정시키고 기분 전환을 시키는 데 적당하다. 목욕법으로 생리 전 긴장 증후군이나 신경 쇠약에 도움을 주며, 최음 효과도 있는 것으로 알려져 있다. 피부 도포 시에는 몽롱한 상태를 주기도 하며 신경 피로나 불안증에 효과가 있고, 마사지를 통해서는 생리 전 긴장 증후군이나 폐경기 증후군에 효과가 있어 남녀 모두에게 성적 자극을 상승시키는 것으로 알려져 있다.

11. 클로브(clove)유

여러 가지 변종이 있으며 주로 코모로 섬이나 마다가스카르, 인도네시아, 브라질에서 생산된다. 클로브 나무의 재배는 약 2천년의 역사를 갖고 있으며 클로브는 인류의 오래된 상업적 교역물의 하나였다. 잎이나 싹, 가지들이 증류되며 약 15~20%의 향유를 만든다.

 냄새는 매우 독특하며 특히 싹에서 증류한 클로브 오일이 가장 좋은 향내를 낸다. 유제놀 성분으로 인하여 누구나 쉽게 구별할 수 있는 스파이시하고 강렬한 냄새를 느끼게 한다. 색깔은 투명하거나 약간 갈색을 띤다.

 역사적으로 진경제, 방부제, 구풍제 등으로 쓰여 왔으며, 소화기 장애에 효력이 있는 것으로 알려져 있다. 또한 기관지의 거담 효과가 있으며 치통이나 정신각성제로도 알려져 있다.

 클로브 오일은 합성 유제놀(eugenol)이 생산되기 전에 구강 세척제라든지 가글액으로도 쓰였다. 강력한 항박테리아 작용이 있으며 휘발성 향은 공기 중에서 강력하게 살균을 시키며 향진균 작용도 가지고 있다. 클로브는 피부에 많은 문제점을 일으키기 때문에 피부에 사용하는 것은 적당치 않다. 입이나 구강 또는 치아에 사용하는 것을 제외하고는 예측할 수 없는 부작용을 일으킬 수가 있다.

 클로브 오일은 치아 신경이 손상됐을 때 신경을 마취시키는 효과가 있으므로 치통 완화제로도 유용하게 쓰인다. 공기 발향으로 감귤류 종류와 매우 잘 배합해서 아주 향긋한 냄새를 낸다. 또는 일랑일랑, 파출리, 재스민, 샌달우드와도 잘 배합이 되어서 공기 발향에 쓰인다. 그러나 눈에 자극을 줄 수 있기 때문에 예민한 사람에게는 주의를 요한다. 증기 흡입으로 한 방울이나 두 방울의 클로브유를 더운 물에 떨어뜨려서 흡입을 하면 감기라든가 불안, 두통 치료에 좋다. 피부 도포는 적당치 않으며 아주 엷은 농도로 희석을 하여 류머티즘이나 근육통에 국소적으로 쓰일 수는 있다. 목욕법 역시 자극성이 있어서 적당치가 않다.

12. 사이프러스(cypress)

 사이프러스 나무는 지중해 지역에서 특히 많이 자라며 야생에서 나기도 하고 재배도 되고 있다. 프랑스, 이탈리아, 코르시카, 발칸 반도에서 많이 재배된다.

 사이프러스는 잎과 가지에서 증류를 하며 0.2~1%의 향유를 만들 수가 있다. 사이프러스 오일은 무색으로부터 반투명의 노랗고 녹색조를 띠기도 한다. 그것은 즐겁고 달콤하고 상쾌한 냄새를 갖고 있다. 역사적으로 사이프러스의 잎과 열매는 오래 전부터 치료에 이용이 되어 왔다. 설사 치료나 자궁 질환, 폐경기 질환에도 쓰여 왔으며, 출혈 방지를 위해서 또는 열을 내리는 데도 쓰여 왔다. 그러나 이는 사이프러스 나무 전체를 다리거나 거기에 대한 추출물을 먹었을 때 얘기고 사이프러스로부터 추출된 향유가 전체 나무와 같은 효과가 있는지는 불확실하다.

 1633년 제라드(Gerad)에 의하면 사이프러스 열매는 궤양을 치료하고 상처를 깨끗이 하며 빨리 낫게 한다고 하였다 또한 사이프러스 향유는 거담제로서 쓰일 수 있다고 했으며 진경효과도 있다고 주장하였다. 사이프러스 향유의 주성분은 알파 피엔이라는 것이며 여러 가지 각도에서 광범위하게 약리작용을 테스트하였다.

 동물이 알파 피엔(α - piene)을 흡입할 때 그들의 뇌파가 자극이 되든지 또는 뇌파가 느려지던지 하는 양극

단의 반응이 나타난 것이 보고되어 있다. 솔향 상태의 향유들이 목욕법으로 쓰일 때 어떤 사람들에게서는 긴장이완을 주고 어떤 사람들에게서는 오히려 흥분을 준다는 것은 이러한 결과로 유추될 수 있다. 사이프러스 향유는 5%의 희석 용도로는 어떤 부작용도 일으키지 않는 것으로 되어 있다. 그러나 알파 피엔은 때때로 알레르기를 일으키는 알러젠으로 작용할 수도 있기 때문에 어떠한 피부 자극의 징후가 있으면 사용을 중지해야 된다.

이 향유는 즐겁고 달콤하며 자극적인 향유로서 무기력증에 시달리는 사람의 기분을 상승시킬 때 좋으며 감기라든가 기관지염 치료에도 효과가 있다. 또한 이것은 불안증을 치료하는 데도 효과가 있는 것으로 알려져 있다.

증기 흡입법으로 사이프러스 향유를 사용하면 방부 효과와 진경 효과가 있어 특히 천식이라든지 기관지염에 좋은 것으로 되어 있다. 몇 방울의 사이프러스 향유는 심야에 기침이 심할 때 호흡을 편하게 하는 효과가 있다.

13. 유칼립투스(Eucalyptus)

유칼립투스는 500종 이상의 변종들이 있다. 이 나무는 호주가 원산지이다. 그러나 지금은 세계 각국에서 자라고 있다. 향유는 이 나무의 잎을 증류해서 만들며 약 1~4%를 생산할 수 있다.

유칼립투스의 냄새는 너무나 독특하여 잘 알려져 있으며, 이미 기침 치료용 캔디 등 제약 산업에서 여러 가지로 사용되고 있다.

일찍이 유럽에서는 유칼립투스 잎을 기름에 담가 열병의 치료나 여러 가지 감염증에 사용했다. 또는 잎을 태워 천식 환자를 안정시키는 데 쓰기도 했다. 이것은 항균 효과가 강하여 결핵이라든가 병실의 균을 죽이는데 사용되기도 했다. 또한 가글이라든가 여러 가지 인후염에 쓰이기도 하였다. 역사적으로도 유칼립투스는 200년 이상 의료용으로 사용되어 온 것이다.

박테리아의 증식 억제가 실험적으로 관찰되었으며 그것은 유칼립투스의 주성분인 유칼립톨만의 작용이라기보다는 여러 가지 복합된 자연성분의 종합 작용으로 판단된다.

피부에 10%의 유칼립투스 오일을 적용시킬 경우 정상적인 피부에서는 부작용을 일으키지 않는다. 그러나 드물게 접촉성 알레르기 염증을 일으키는 것으로 보고되었다. 그리고 이것은 독성이 강해서 약 5ml 정도 음용하면 사망할 수도 있다. 그러므로 유칼립투스를 과량 복용하는 것은 절대 금물이다. 단기적으로 사용할 때는 매우 유용한 것이나 장기적으로 사용할 때에는 전문가의 처방을 받는 것이 좋다.

증기 흡입법으로 유칼립투스는 콧물이라든가 기침, 만성 기관지염에 탁월한 효과가 있으며 소나무향과 배합될 때는 아주 유용한 치료제로 쓰일 수 있다. 목욕법으로는 3~4방울의 유칼립투스 향유를 욕조에 떨어뜨려서 흡입하면 앞의 증상 완화에 효과가 있다. 피부에 도포할 경우 가슴 부위에 유칼립투스 향유를 문지르면 위의 증상을 완화시킬 수 있으며 류머티스 치료에도 도움이 된다. 그러나 유칼립투스의 자극성 작용으로 인하여 전신 마사지에는 권할 만한 것이 되지 못한다.

14. 페넬(Fennel)

페넬은 고대로부터 재배가 되었고 스페인이나 모로코에서는 아직도 야생 변종들이 자라고 있다. 페넬 향유의 주된 원산지는 중국, 인도, 러시아, 불가리아, 그리스, 북아프리카, 프랑스, 이탈리아, 스페인 등이다. 페넬의 씨는 으깨어 증류하면 1~6%의 향유를 생산할 수 있다. 페넬 향유는 무색 또는 약간 노란색을 띄며 달콤하고 스파이시한 향을 낸다. 역사적으로 페넬 식물과 그 씨는 의료용과 조리용으로 오랫동안 쓰여 왔다. 고대 그리스에서 페넬은 비만증 치료에 쓰이기도 했다. 그러나 이는 식물 자체를 다린다거나 담가서 치료한 것이고 페넬 오일이 비만증 치료에 효과가 있다는 근거는 없다.

페넬은 요통이라든가 구토증, 야뇨증, 기침, 대장염, 소화 불량에 광범위하게 쓰일 수 있다. 민간 요법적으로 페넬의 씨는 산모에게 있어 젖의 분비를 촉진시키는 것으로 알려져 있으며 여성 호르몬인 에스트로겐의 작용과 비슷한 것으로 알려져 있다. 그러나 그는 페넬 식물 자체를 먹는다든지 할 때의 작용이고 페넬에서 추출한 향료가 그러한 여성 호르몬의 작용을 하는지는 매우 불분명하다. 더욱이 페넬 향유를 마사지해서 외부에 도포했을 때 비만증이 치료된다는 것은 근거가 매우 희박하다고 할 수 있다.

페넬은 흡입할 때 거담 효과가 있다는 것이 증명이 되었고 항박테리아, 항진균 작용이 있는 것으로 알려져 있다. 또한 응용하였을 때 진경 작용과 구풍 작용이 있는 것이 입증되었다. 4%의 페넬유를 피부에 도포했을 때 아무런 부작용을 일으키지 않는다.

공기 발향으로 페넬 오일은 단독으로 쓰일 수도 있으며 제라늄, 라벤더, 레몬, 로즈, 샌달우드와 배합하여 쓰면 더욱 좋은 냄새가 난다. 페넬의 향은 식욕을 자극한다. 증기 흡입을 하면 딸꾹질이나 기침, 기관지염, 콧물 등에 효과가 있으며 거담 작용을 할 수 있다.

목욕법으로 권해지지 않으나 일시적으로 어쩌다가 한 번 목욕을 할 경우 기관지염이라든가 기침, 생리통의 완화를 기대할 수 있다. 전신 마사지로는 적당하지 않지만 국소의 피부도포에는 권할 만하다.

15. 유향(Frankincense)

유향은 역사적으로 가장 오래된 향 중 하나다. 유향은 수지로부터 얻어지는 것이며, 자연적으로 흘러나오는 진액이나 인위적으로 나무에 흠을 내서 흘러내리는 수지를 얻기도 한다. 이러한 수지를 증류한 것이 우리가 쓰고 있는 유향 향유인 것이다. 색깔을 연한 노란색을 띠며 아주 풍부하고 자연스런 향을 낸다.

유향은 수천 년 동안 사용된 기록이 있으며 성경에도 자주 등장하고 있다. 고대 이집트 시대의 사원에서 많은 양의 유향이 쓰였으며 미이라를 보존하고 향을 풍기게 하는 데도 쓰였다. 또한 미용이나 치료에도 쓰였다.

유향은 주로 소말리아와 아라비아 지방에서 생산되고 있다. 11세기 아라비아의 의사였던 아비첸은 유향을 요도의 염증과 질병에 적용하기도 했으며, 인도에서는 류머티스나 상처에 사용하기도 했다. 중국에서는 다양한 피부 질환의 치료제로 쓰기도 했다. 유향은 역사적으로 피부 치료제로 쓰여 왔던 것이며 이것은 유향이 갖고 있는 항균 작용에 기인한 것이다.

피부에 약 8% 농도의 유향을 도포해도 아무런 부작용이 발견되지 않는다. 공기 발향으로는 놀라운 이완 효과를 가지고 있으며, 밤에 심한 기침, 발작을 하는 환자의 경우 호흡을 안정시키고 편안한 수면을 유도한다. 유향은 공기 발향으로 적당한 것 중 하나이며, 목이 막힐 때라든가 호흡기가 불편할 때 편안하게 해주고 잠을 이루지 못하여 뒤척일 때 효과가 있다. 증기 흡입으로 유향은 거담이나 기관지 계통의 코에 염증이 있을 때 증상을 완화시키며 정신을 이완시키는 효과가 있다. 마사지로도 사용되며 긴장 완화나 불안 감소, 스트레스 감소에 사용되고 있다.

16. 제라늄(Geranium)

제라늄은 펠라고니움(pelagonium)에 속하는 것으로서, 주된 향유의 생산지로는 이집트, 북아프리카, 중국, 인도, 남아메리카, 유럽 등이 있다. 제라늄은 증류 시 약 1~3%의 향유를 생산하고 있다. 이집트산 제라늄은 신선하고 레몬이나 장미 같은 냄새가 나며, 지금은 이집트산 제라늄을 가장 품질이 좋은 것으로 평가하고 있다. 버본 제라늄이 한때 제일 좋은 것으로 인식이 되었으나, 순수한 버본 제라늄이 있는 지는 의문시되고 있다. 제라늄 향유는 합성 물질과 혼합되는 경우도 더러 있으므로 주의를 요한다.

제라늄에 대해서 고대에는 별 뚜렷한 기록이 없다. 제라늄 향유의 주된 용도는 역사적으로 미용과 향수 산업에 쓰여 왔다. 또한 제라늄에서 추출한 일부 화학 물질은 식품향료라든가, 주류 향료에 쓰이기도 했다. 제라늄의 의학적인 작용은 항균 작용으로서 광범위한 항균 작용이 있다는 연구 결과가 보고되기도 했다, 또한 항진균 작용도 있는 것으로 알려져 있다. 피부에 10%의 제라늄 향유를 도포할 때에 어떠한 부작용도 일으키지 않는 것으로 알려져 있다. 그러나 제라늄 식물에 대해서 알레르기를 일으키는 사람은 제라늄 향유의 사용을 피하는 것이 좋다.

공기 발향으로 제라늄은 매우 안정된 분위기를 연출하며 진정시키는 역할을 한다. 긴장을 완화시키며 정신적으로 편안하게 해준다. 증기 흡입으로 코와 기관지의 질병을 완화시켜 준다. 어느 정도 항균 작용을 하기 때문이다.

목욕법으로 라벤더와 매우 잘 배합되며 긴장을 완화시키고 대하에 의한 피부 자극이 있을 때 자극을 완화시켜 준다. 마사지를 할 때 광범위하게 쓰이는 향유이며, 신경의 긴장을 이완시키고 생리 전 긴장 증후군이나 산후 우울증, 스트레스와 연관된 질병에 놀라운 치료 효과가 있다. 또한 여성의 호르몬을 조절하고 피부 세포를 재생시키는 것으로도 마사지 치료사들 사이에서는 널리 알려져 있다.

17. 진저(Ginger)

이 식물은 동남 아시아, 중국, 인도, 나이지리아 등에서 생산되며, 카리브해 연안국 또는 남아메리카, 적도 지방의 아시아, 호주 지방에서도 생산되고 있다. 생강의 구근을 증류하여 약1~3%의 생강 향유를 추출한다. 생강 향유는 연한 노랑빛을 띠며 공기에 노출되거나 오래될수록 점점 딱딱해진다. 생강의 향은 독특하고 스파이시하며 따뜻한 향을 갖고 있다.

역사적으로 생강은 수천 년 동안 치료용으로 쓰여 왔으며, 특히 서양보다 동양에서 더욱 사용 역사가 길다. 주된 사용처는 위장 계통이나 식욕 촉진제로 쓰였으며, 대장염, 근육통, 류머티스에도 쓰였다. 또한 감기를 퇴치하는 데도 오랫동안 민간 요법으로 쓰여 왔으며 기침이라든지 기관지염에도 사용되어 왔다.

생강을 캔디로 만든 제품들은 멀미라든가 두통을 치료하는데 사용되고 있고, 생강에 대한 많은 연구가 있었으나 생강의 피부에 대한 뚜렷한 적용 연구 결과는 발표되지 않았다. 피부에 4%의 용액을 적용했을 때 부작용은 발견되지 않았지만 과민성 피부의 경우 드물게 피부염을 일으킬 수도 있으니 주의를 요한다. 공기 발향으로 생강은 그렇게 썩 좋은 것이 아니다. 자극적인 냄새가 있기 때문에 생강만으로 공기 발향시키는 것은 권할 바가 못 된다.

증기 흡입법으로 유칼립투스나 라벤더와 배합하면 기관지염이나 코에 염증이 있을 때 증상의 완화를 기대할 수 있다. 마사지법으로 근육통이나 관절통에 쓰일 수 있으나 자극을 줄 수 있기 때문에 전신 마사지로는 그렇게 썩 적당하지 않지만, 국소 도포에는 적당하다.

18. 그레이프프루트(Grapefruit)

자몽류는 주로 미국, 서인도 제도, 아프리카, 브라질에서 생산된다. 자몽은 최근에 개발된 감귤류의 일종으로서, 1830년 자메이카에서 자몽은 '바르바도 자몽'으로 기록되어 있었다.

자몽은 껍질을 압착해서 얻어지는 것이다. 색은 노랑에서 연한 초록빛을 띠며 상큼하고 달콤하며 프레시한 향을 낸다. 자몽의 성분 중에는 누트카톤(Nootkatone)이라는 성분이 있는데 이것은 대단히 중요한 것이다. 이것은 0.5~0.75%의 비율밖에 안되나 자몽 향에서 가장 중요한 부분을 차지하고 있다. 즉 자몽 특유의 향은 이 누트카톤으로부터 나오는 것이다. 따라서 향유의 성분 중에 높은 비율의 성분이 꼭 중요한 것은 아니다. 적은 비율의 성분이라도 그 향유에서 중요한 역할을 하는 것이 있는데 그중 대표적인 것이 자몽이다.

자몽은 최근에 개발된 것이기 때문에 역사적으로 의료용에 쓰였다는 기록은 거의 없다. 그러나 항균 작용이 있다는 것이 연구되어 있고 특히 뇌와 감정에 영향을 준다는 것은 널리 알려져 있다. 이것은 매우 강력한 것으로서 우울증 치료에 효과가 있으리라 기대된다. 피부의 10%의 농도로서는 어떤 뚜렷한 부작용이 나타나지 않으나 다른 감귤류와 마찬가지로 역시 햇볕에 노출되었을 때 광과민성이 일어날 수 있다. 따라서 자몽류 역시 피부에 전신 도포하는 것은 삼가는 게 좋다. 공기 발향으로 자몽은 기분을 상승시키며 항우울 작용이 있으며 신선하게 하므로 공기 발향제로서 아주 우수한 향유이다.

목욕법으로 자몽은 기분을 상쾌하게 하고 에너지를 발생시키며 상승시키는 역할을 한다. 마사지로는 긴장을 완화시키며 정신이 쇠약해졌을 때 항우울 작용을 하나 역시 전신 마사지는 피하는 것이 좋겠다. 또한 식욕을 촉진시키기 때문에 식욕 부진증에도 뚜렷한 효과가 있는 것이다.

19. 재스민(Jasmine)

재스민의 주산지는 이집트, 모로코, 남부 프랑스, 인도, 중국으로서, 프랑스산 재스민을 가장 고급으로 여기긴 하지만 현재 프랑스산 재스민은 전시용일 뿐 상업적으로 유통되지는 않는다. 현재 이집트산 재스민을 가장 질이 높은 것으로 평가하고 있다. 반면에 인도산 재스민은 질이 떨어지고 냄새도 그다지 좋지 않아 이집트산 재스민만큼 좋은 것이라고 볼 수는 없다. 재스민은 수확할 때 해지기 전, 새벽에 꽃을 따며 그때 재스민 특유의 향기가 가장 강하다.

재스민은 증류법으로는 특유의 상향이 추출되지 않기 때문에 솔벤트로 추출한다. 따라서 재스민은 재스민 압솔루트(jasmine absolute)라고 부르게 된다. 재스민은 연한 노랑에서부터 오렌지색을 띠기도 하고 갈색을 띠기도 한다. 그 향은 강력하여 매우 풍부하고 과일 또는 꽃향기를 낸다. 재스민은 오랜 역사적인 사용 기록이 있으며 치료나 식품, 향수, 미용에 쓰여 온 것이다. 고대 이집트에서는 목욕 시에 흔히 쓰였으며 종교적인 행사에도 신과의 교류를 위하여 사용되었다.

재스민은 사람의 뇌파에 흡입을 통해 영향을 준다는 실험 근거가 있으며, 어떤 사람에게 투여하면 진정 효과가 나타나지만 어떤 사람에게는 상승효과가 나타나기도 한다. 이러한 한 가지 향유의 양극 작용은 향유에 있어서 흔히 일어날 수 있는 것이다. 그것은 적용되는 개인의 정서 상태나 체질에 따라 반응이 다르게 나타날 수 있다. 3%의 재스민 압솔루트는 피부에 부작용을 일으키지는 않는다. 그러나 재스민 압솔루트는 솔벤트가 미량이라도 함유되어 있기 때문에 역시 피부에 예측할 수 없는 반응이 일어날 수 있으므로 전신 도포 시에는 주의를 요한다.

공기 발향 시 재스민은 정신 및 신체 질환에 매우 효과적인 것이다. 특히 최음 효과에 유용하게 쓰일 수 있다. 목욕법으로 재스민은 부부간의 성적인 흥분을 유도하고 위해서 쓰이기도 한다. 생리 전 긴장 증후군이나 우울증 또는 생리통, 기관지염 같은 데에 전신 마사지로서 사용하여 효과를 볼 수도 있으며, 성욕이 저하된 남녀에게서 성욕의 항진에 쓰일 수도 있다. 또한 재스민은 류머티스에 사용될 수도 있다.

20. 주니퍼(Juniper)

주니퍼 향유는 주니퍼의 열매를 증류한 것이며 약 1~3%의 향유를 생산한다. 색깔은 투명하거나 연한 녹색을 띠기도 한다. 품질이 좋은 주니퍼의 향은 달콤하며 상큼한 솔향이 나지만 급이 낮은 저질의 주니퍼 향유에서는 불쾌한 테르펜(terpene)같은 냄새가 나기도 한다. 즉 고무 타는 냄새가 나기도 하는 것이다. 또는 휘발유 같은 냄새가 날 수도 있다. 대부분의 주니퍼 향유는 발칸 제국이라든지 동유럽, 프랑스, 이탈리아, 포르투갈, 인도, 중국에서 생산된다.

주니퍼 향유 가운데 열매로부터 추출한 것이 제일 좋은 향유로 알려져 있으나 때로는 잎이라든가 가지, 나무로부터 추출된 것이 혼용되기도 한다.

주니퍼는 역사적으로 음식의 향료로서 수천 년 동안 쓰여 왔고 향수에도 쓰였다는 오랜 기록이 있다. 그리고 내복하여 치료하는데도 쓰였는데 이뇨 작용이라든지 항류머티스 작용을 기대하면서 쓰여 왔으며 방부 작용이나 구풍 역할도 했다. 또한 관절이나 근육 계통의 질환에도 쓰여 왔다. 주니퍼는 드라이진이라는 술의 독특한 향내를 내는 데도 쓰여 왔다. 그리고 항염 작용이 강하며 항진균 작용도 있는 것으로 알려져 있다.

8%의 주니퍼 액은 정상적인 피부에 부작용을 일으키지 않는 것으로 알려져 있다. 그러나 테르펜 성분이 함유되어 있는 질이 낮은 주니퍼 향유는 피부에 자극을 줄 수가 있으므로 상급의 주니퍼를 쓰는 것이 좋다.

공기 발향으로 주니퍼는 라벤더와 배합되어 아주 좋은 향을 낼 수 있으며, 신체와 정신을 이완시키는 효과를 갖고 있다. 증기 흡입법으로 항균 작용이 있기 때문에 코나 기관지의 염증치료에 효과가 있으며 감기에도 쓰일 수가 있다. 또한 주니퍼를 흡입하면 이뇨 작용도 기대할 수 있다. 목욕법으로 주니퍼는 심신을 이완시키고 근육을 풀어주는 효과가 있다. 피부를 전신 마사지하면 불면증이라든지 불안, 스트레스성 질환에 탁월한 효과가 있으며, 근육통이라든가 비염 증상, 관절염의 통증 완화에도 상당한 효과를 기대할 수 있다. 또한 여드름이라든지 피부 질환에도 효과를 기대하고 사용할 수가 있다.

21. 라벤더(Lavender)

라벤더 향유는 라벤둘라 오피시날리스(lavendula officinalis), 라벤둘라 베라(lavendula vera), 라벤둘라 앙구스티폴리아(lavendula angustifolia) 등 세 가지로 분류할 수 있다. 많은 변형이 있지만 이 세 가지가 흔히 쓰일 수 있는 라벤더 향유가 되겠다. 이 향유는 증류 시 0.5~2%가 추출되는 것이며, 색깔은 투명한 것으로부터 노란 색조를 띤 녹색까지 다양하다.

향은 아주 독특하며 그 산지라든가 식물의 변형, 또 증류 방법에 따라서 조금씩 차이가 날 수도 있다.

라벤더는 민간요법으로 수천 년 동안 쓰여 온 것이며, 중세 시대에는 신경과민이라든가 히스테리 발작을 일으킬 때 정신을 깨게 하는 목적으로 쓰이기도 했다. 라벤더는 화학적으로 볼 때, 40%의 리날룰 성분이 들어 있으며 이 리날룰은 흡입될 때 강력한 진정 작용을 하는 것으로 알려져 있다. 또한 이 리날룰은 항진균, 항박테리아 작용을 한다. 라벤더가 사람의 불면증이나 긴장 이완에 효과가 있다는 것이 많은 연구 논문들을 통해 입증되어 왔다.

16%의 라벤더 향유는 피부에 아무런 부작용을 일으키지 않는 것으로 되어 있지만 더러 과민성 피부에서 피부염을 일으킨다는 보고도 있다.

공기 발향으로 라벤더는 긴장 이완 효과를 주는 아주 적당한 향유이며 포푸리를 만드는 데도 주로 쓰이고 있다. 욕조에 6~8방울의 라벤더를 떨어뜨리고 몸을 담가 흡입하면 심신을 안정시키는 데 뚜렷한 효과가 있다. 또한 콧물이라든지 코나 기관지의 염증에도 효과가 있다. 전신 도포 마사지를 하면 긴장 이완, 생리 전 긴장 증후군, 불안증, 불면증에 효과를 볼 수 있다. 또한 가벼운 화상 같은 데 놀라운 효과를 나타낼 수도 있다. 라벤더를 희석하지 않고 그대로 화상에 적용할 수도 있으며 티 트리 오일 몇 방울과 혼합하면 더욱 상승 작용을 기대할 수가 있다.

22. 레몬(Lemon)

레몬에서는 약 2.5%의 향유가 생산되고 껍질을 압착해서 만드는 것이다. 레몬의 생산지는 세계 각지에 넓게 퍼져 있으나 이탈리아, 시실리, 키프러스 등과 같이 지중해 연안이 특히 독특한 레몬 향유로 명성이 있다. 또한 북남미, 아프리카의 일부 지방에서도 레몬 향유를 생산하고 있다.

색깔은 투명한 것으로부터 연한 노란색 또는 연한 녹색을 띠기도 한다. 향은 독특한 레몬향을 풍기고 있으며 품질이 좋은 레몬 향유는 아주 기분 좋은 상큼한 향이 나지만 질이 떨어지거나 오래된 레몬 향유는 톡 쏘지 않으며 불쾌한 화장실 세척제 같은 냄새가 나기도 한다. 따라서 불쾌한 화장실 세척제 냄새가 나는 레몬은 오래 됐다든지 질이 낮은 것으로 생각하면 된다.

레몬은 역사적으로 오랫동안 약리 작용을 갖고 있는 것으로 알려져 있으며, 식품이나 주류, 향료에도 많이 쓰여 왔다. 또한 향수라든가 화장품, 비누 등 가정생활 용품에도 많이 쓰여 왔다. 의료적으로는 박테리아의 번식을 억제하는 것으로 알려져 있다. 주의해야 될 점은 신선한 레몬 향유가 박테리아 작용이 있다는 것일 뿐, 레몬을 비롯한 감귤류는 쉽게 산화되기 때문에 일단 산화된 레몬 향유는 박테리아에 대한 억제 작용이 아주 미약하다는 것이다.

10% 레몬 향유를 피부에 적용했을 때 부작용은 보고되지 않았다. 그러나 압착법에 의해서 짜낸 레몬유는 다른 감귤류와 마찬가지로 광과민성을 일으킬 수 있으므로 전신 도포는 하지 않는 것이 좋다.

공기 발향으로 레몬은 기분을 신선하게 하며 상승 작용을 일으킨다. 또한 멀미라든지 메스꺼움을 억제시키는 데도 유용하게 쓰이고 있다. 증기 흡입법으로는 에너지를 충전시키며 신경 쇠약과 피로를 풀어주고 근육을 이완시킨다. 마사지법으로는 피부 질환에 효과가 있다고 알려져 있으나 레몬 주스의 작용과 혼동해서는 안 되겠다. 레몬 주스를 피부에 적용했을 때 좋다고 해서 레몬 오일이 반드시 좋은 것은 아니다. 레몬 오일은 류머티스나 항불안 작용에 효과가 있는 것으로 알려져 있다.

23. 레몬그래스(Lemongrass)

 레몬그래스 향유는 레몬 향유와는 달리 레몬그래스라는 풀에서 추출한 향유이다. 대부분의 레몬그래스 향유는 인도, 서인도 제도, 아프리카, 남미에서 생산되고 있다. 증류법으로 추출되며 약 3%의 에센셜 오일을 생산한다. 색깔은 연한 노랑 또는 불그스름한 노란색이며 생육 기간이라든가 원산지에 따라서 조금씩 다르기도 하다. 생육 기간이 길어지면서 레몬그래스 향유는 점점 두꺼워지기도 한다. 냄새는 신선하고 상큼한 레몬향을 낸다.

 역사적으로 레몬그래스 티(lemongrass tea)는 전통 민간요법으로 여러 나라에서 쓰여 왔으며 구풍 작용이라든가 약간의 진정 작용이 있으며 전통 작용, 전경 작용, 소화기 계통의 질환에도 쓰여 왔다. 인도에서 이것은 거담 작용이라든지 항류머티스 작용으로도 치료에 이용되어 왔다. 레몬그래스 향유는 스트레스 완화라든가 불면증, 소화기 계통의 질환, 근육통에도 쓰일 수 있다. 의료적으로 볼 때 강력한 항박테리아 작용을 보이고 있으며 또한 강력한 항진균 작용도 보이고 있다. 그러나 시간이 지나서 산화되면 기대할 만한 항균 작용은 나타나지 않는다.

 4%의 레몬그래스 향유는 피부에 문제를 일으키지 않는 것으로 알려져 있으나 피부에 발진이 생긴다든가 가려움증이 생기는 알레르기 반응이 있으면 투약을 중단해야 한다.

 공기 발향으로 레몬그래스는 기분을 신선하게 하며 심신을 안정시키는 효과가 있다. 그것은 램프 확산법에서 아주 유용하게 쓰이는 향유이다. 증기 흡입법으로는 항박테리아 작용이 있기 때문에 기관지염이라든지 인후염에도 효과가 있다. 또한 천식에도 사용해 볼만한다. 목욕법에 사용하면 기분을 상승시키며 긴장을 이완시킨다. 마사지법으로 사용하면 우울증이라든지 만성 스트레스에 효과가 있다. 또한 식물유에 희석해서 근육통이나 근육의 긴장을 푸는 데도 좋다.

24. 라임(Lime)

 대부분의 라임 향유는 도미니카, 멕시코, 과테말라, 페루, 브라질, 플로리다, 서인도 제도 및 아프리카에서 생산되고 있다. 라임 역시 다른 감귤류와 마찬가지로 내피를 압착해서 만드는 것이다. 색깔은 연한 노랑에서부터 녹색을 띠지만 때로는 투명할 수도 있다. 향은 독특한 라임향이 나며 아주 신선하고 찌르는 듯한 감귤류의 냄새를 갖고 있다. 신선한 라임향은 매우 휘발성이 강하기 때문에 향수 산업에도 많이 이용되고 있다.

역사적으로 이 향유는 전통 의학에 많이 쓰여 왔으며 향수 산업에서도 오데코롱, 토일렛 워터 등의 주요 성분으로 쓰여져 왔으며 식품 향료로도 쓰이고 있다. 라임의 시네올, 테르피네올, 테르핀 같은 주요 성분들은 항박테리아 작용을 갖고 있다. 또 라임 향유를 이용한 많은 실험 결과 라임향은 두뇌에 강력한 영향을 주는 것으로 알려져 있다.

압착된 라임유는 매우 강력한 광과민성을 갖고 있기 때문에 피부에 적용하는 것은 적당치 않다. 단지 일시적으로 국소에 도포할 수 있을 뿐이다. 또한 6개월 이상 지난 감귤류 향유는 쓰지 않는 것이 좋다. 라임 역시 감귤류의 일종이기 때문에 6개월 이상이 되면 산화가 많이 진행되어 더 이상 치료 효과를 기대할 수 없을 뿐만 아니라 피부에 과민 작용이나 자극 반응을 일으킬 수가 있는 것이다.

공기 발향으로 라임은 기분을 신선하게 하고 상쾌한 향으로 뇌를 자극하여 정신을 상승시키는 작용을 한다. 베이 향유와 혼합하면 매우 상쾌하고 기분 좋은 실내 향을 만들 수 있다. 라임에 유칼립투스나 티 트리를 배합하여 증기 흡입법으로 코나 기관지의 질환에 쓸 수도 있다. 목욕법에 사용할 때 압착된 라임은 적당치 않다. 마사지법 역시 광과민성 때문에 전신적인 도포는 적당치는 않다. 이 라임 향유는 식욕 촉진제로써 흡입하여 소화기 계통의 효소를 자극하는 데 이용될 수도 있다.

25. 만다린(mandarin)

만다린은 흔히 우리가 먹는 귤을 말한다. 탄저린(tangerin) 역시 만다린과 같은 종으로서 동일하게 생각하면 된다. 주로 지중해 지방의 국가들이나 동부 유럽, 북남미, 아프리카, 일본, 중국 그리고 한국에서 생산되고 있다. 만다린 향유는 다른 감귤류와 마찬가지로 내피를 압착해서 만든다.

만다린 향유는 세 가지의 색깔로 나누어지는데, 열매의 성숙도에 따라서 색깔이 달라진다. 즉 노란 색조를 띠는 옐로 만다린, 오렌지 색조를 띠는 레드 만다린, 녹색을 띠는 그린 만다린으로 나눌 수 있다. 이 세 가지 만다린은 각각 특유의 향을 갖고 있다. 옐로와 그린 만다린은 더 신선한 냄새가 나며 레드 만다린은 달콤한 냄새가 난다.

만다린은 오렌지 향유만큼 치료적으로 긴 역사를 갖고 있지는 않다. 그러나 그 작용은 오렌지와 비슷하다고 생각하면 되겠고, 소화기 계통의 기능을 촉진시킨다. 식품 향료나 주류 산업, 또 향수 산업에서 광범위하게 쓰이고 있다. 의학적으로 모든 감귤류 향유와 같이 만다린 향유는 항박테리아 효과에 대해서 상반된 설이 있다. 즉 항박테리아 효과가 강하다는 실험이 있는가 하면 항박테리아 효과가 없다는 실험도 있다. 감귤류의 향유는 시간이 지나면서 급속히 산화되기 때문에 몇 주만 지나더라도 효과가 없어질 수 있기 때문이다.

피부에 8%의 만다린유는 부작용을 일으키지 않지만 다른 감귤류와 마찬가지로 햇빛에 노출되면 광과민성이 있기 때문에 피부에 적용하지 않는 것이 좋겠고, 6개월이 지난 것 역시 산화가 진행이 되었다고 봐야하기 때문에 자연적인 화학 성분이 다 변질된 것이므로 피부에 과민 반응이나 자극 반응을 일으킬 수 있다.

공기 발향으로 만다린은 아주 놀라운 위력을 갖고 있다. 정신을 이완시키며, 심신을 편안하게 하고 진정시키는 향을 갖고 있다. 목욕법으로 몇 방울의 만다린유를 사용하면 놀라울 만큼 긴장을 풀어주는 작용을 한다. 또한 네롤리와 배합하면 더욱 상승효과를 낼 수 있다. 마사지법으로 사용하면 불안을 감소시키고 스트레스와 연관된 문제를 해결하는 데 도움을 줄 수 있다. 마사지를 통해서 심신을 진정시키고 과호흡 증후군이나 불면증 치료에도 쓰일 수 있다. 버가못, 클로브, 진저, 라벤더, 주니퍼, 네롤리, 로즈, 샌달우드 등과 잘 배합된다.

26. 마조람(majoram)

이 향유는 러시아, 불가리아, 남유럽, 이집트, 튀니지 등 여러 나라에서 생산되고 있다. 증류하여 약 3%의 향유를 생산한다. 색깔은 투명하거나 연한 노란색이며, 향은 즐겁고 스파이시하고 톡 쏘며 따뜻한 느낌을 준다. 그러나 마조람 향유는 지역에 따라서 또는 종에 따라서 많은 다른 화학 성분들이 있기 때문에 일괄적으로 화학적인 구조를 얘기하기는 매우 어렵다.

역사적으로 마조람은 고대 이집트에서 미이라나 향고를 하는데 쓰이기도 했고 로마나 그리스 시대에는 식품 향유로 쓰이기도 했다. 마조람이라는 식물 자체는 민간적으로 식욕촉진을 하는데 쓰였고, 열을 내리는 데 쓰이기도 했으며 천식을 완화하거나 구풍제, 거담제, 진통제로 쓰이기도 했다. 마조람 향유는 혈액 순환 촉진이라든가 근육통, 류머티스에 사용될 수도 있겠다. 의학적으로 항박테리아 효과와 항진균 효과가 강한 것이 입증되었다.

피부는 약 6%의 희석 농도로는 아무런 부작용을 일으키지 않는 것으로 나타나 있다. 공기 발향법으로 사용할 때 마조람은 특유의 쏘는 냄새 때문에 적당치는 않다. 그러나 살균 작용을 하기 때문에 감기라든가 기관지염 같은 데 일시적으로 사용할 수는 있겠다. 증기 흡입법으로 역시 기침이나 감기에 사용하여 효과를 볼 수 있으며 목욕법으로 긴장 이완과 근육통 치료를 위해서 사용할 수 있다. 마사지로는 정서 불안이라든지 두통, 편두통, 불안증의 치료에 사용할 수 있으며 류머티스나 근육통 치료에도 효과를 볼 수 있다.

27. 몰약(myrrh)

몰약 나무는 최소한 185가지의 종류가 있으며 주로 수단, 소말리아, 케냐, 에티오피아, 아라비아 등에서 자라고 있다. 몰약 향유는 줄기에 상처를 냈을 때 흘러나오는 수지를 증류해서 만드는 것이다. 이 수지 증류법에 의해서 약 3~10%의 향유를 만들어낼 수 있다. 이 향유의 색깔은 연한 노랑에서 오렌지 혹은 갈색을 띠며 시간이 흐를수록 점점 점성이 강하고 두꺼워진다. 냄새는 가볍게 스파이시하며 특징적인 훈증향이 난다.

역사적으로 볼 때 몰약은 고대 문명과 많은 연관이 있다. 고대 이집트와 메소포타미아에서 몰약은 유향과 배합되어 많은 종교 행사에 쓰여 왔다. 이집트 시대에는 미용이라든가 화장품, 의료용, 미이라 보존에도 쓰여 왔다. 성경에도 많은 언급이 있는데 성경에서 쓰인 용도로는 악령을 퇴치한다든가 시체 보존, 옷이나 침실에서도 썼고, 또 환경을 정화하는 데도 몰약과 유향이 사용되었다. 중국과 인도의 전통 의학에서는 몰약이 기침이나 기관지염, 가슴 통증, 또 구강이라든가 피부 질환에 쓰여 왔다. 의료적으로 몰약에 대해서는 많은 연구가 있었다. 그러나 대부분의 이런 연구들은 중세 시대부터 근대에 이르기까지 주로 몰약을 알콜로 추출하여 내복한 것에 대한 연구였고, 몰약 향유에 대한 연구는 아닌 것이다. 따라서 몰약을 내복했을 때와 몰약 향유를 흡입했을 때 효과가 동일하지 않기 때문에 내복한 결과를 가지고 그대로 적용하기는 어렵겠다.

몰약의 팅처(tincture)는 주로 입을 가글한다던가 구강염, 인후염 등에 쓰일 수가 있다. 8%의 몰약 농도는 인간의 피부에 별다른 부작용을 나타내지 않는 걸로 되어 있다. 공기 발향법으로 몰약은 유향과 잘 배합되며 또 계피, 생강 등의 오일과도 잘 배합된다. 감기나 기침, 기관지염, 축농증, 콧물 등에 증기 흡입을 통해서 치료 효과를 볼 수 있다. 그리고 감정과 정서에서 영향을 미치며 긴장을 풀어준다. 또한 과거의 기억을 되살리는 효과도 있다. 마사지를 통해서도 피부 질환에 쓰일 수 있다. 특히 상처 난 피부나 헌 데에 효과를 나타낸다. 기타 몰약은 그 맛이 좀 이상하긴 하지만 잇몸의 질환이라든가 구내염의 치료에도 쓰일 수 있다.

28. 네롤리(neroli)

네롤리 향유는 오렌지 꽃을 증류한 향유이다. 대부분의 네롤리 향유는 남부 유럽, 북아프리카, 특히 모로코, 알제리아, 튀니지에서 생산되고 있다. 이 향유는 오렌지 나무의 꽃을 증류해서 추출한 것이며 매우 귀하고 비싼 것 이다. 색깔은 연한 노란색을 띠고 있으며 독특하며 달콤하고 신선한 오렌지꽃 향이 난다.

역사적으로 오렌지꽃 향은 수천 년 동안 전통 의학에서 쓰여 왔으며, 또한 식품 향료라든가 위장 질환의 치료에도 쓰여 왔다. 네롤리 향유는 민간요법으로 정신 및 신체장애에 안정을 가져다주며 불면증이나 신경 질환에도 좋은 것으로 알려져 있다.

네롤리는 장미와 마찬가지로 증류를 할 때 위에 향유가 뜨고 밑에 우러난 물이 분리되는데 이중 밑물을 미용수로 쓰기도 한다. 네롤리 향유는 항박테리아와 항진균 작용이 있는 것으로 알려져 있으며, 의학적으로 안정 효과와 진경 효과가 강력한 것으로 알려져 있다.

피부에 4%의 농도로는 전혀 부작용이 없는 것으로 알려져 있다. 순수 네롤리 향유는 값이 매우 비싸고 귀하기 때문에 합성 물질이 혼합된 불량품들이 흔히 시중에 유통되고 있으며, 이런 불량품은 피부에 예기치 못한 자극과 반응을 일으킬 수 있으니 주의를 요한다. 네롤리 향유는 일반적으로 진정효과가 있다. 증기 흡입으로 안정 효과와 진경 효과가 있으며 감기라든가 기관지염에도 효과가 있다. 목욕법으로는 심신의 긴장을 풀어주고 편안하게 만들며 만성 스트레스 질환과 현대인의 짜증난 생활을 이완시키는 데에도 좋다. 마사지법으로 이용할 때는 완벽한 향유이며, 특히 어린 아이들에게도 안심하고 쓸 수 있다. 또한 항우울 작용과 상승 작용을 갖고 있으며, 생리 전 긴장 증후군에도 효과가 있으며 최음제로도 효력이 있다. 심장이 빨리 뛰는 심계항진증이나 고혈압 치료에도 사용될 수 있다.

29. 오렌지(orange)

 오렌지 향유는 오렌지 열매를 압착해서 짜낸 향유를 말한다. 오렌지는 수백 가지의 변종이 있기 때문에 오렌지의 식물학적인 이름이 그렇게 중요한 것은 아니다. 오렌지 향유는 미국의 캘리포니아와 플로리다, 남미, 카리브해, 지중해, 러시아, 동유럽, 중국 등에서 생산되고 있다.

 내피는 짜내면 약 0.5%의 향유가 생산된다. 색깔은 연한 노랑에서 오렌지 갈색을 띤다. 오렌지 향유는 독특한 열매의 냄새와 달콤한 향을 갖고 있다.

 오렌지 나무는 9세기경에 인도에서 아라비아로 유입된 것으로 알려져 있으며, 거기서 지중해의 섬을 통해 스페인과 이탈리아로 전파되었는데 그 시기는 대략 11세기로 추측된다. 그런 오렌지 나무들은 13세기경에 세빌리와 팔레르모에서 경작이 되었으며 1818년 리소(Risso)라는 사람은 이러한 감귤류의 종류를 169가지로 나누어 기술한 적이 있다.

 역사적으로 오렌지 향유는 약리 작용에 널리 쓰였으며 식품과 주류 향료에도 쓰여 왔다. 오렌지 향유로부터 화학물질을 추출하여 향수라든가 소독제로도 써온 것이다. 오렌지 향유는 강력한 항박테리아 작용이 있는 것으로 알려져 있지만 다른 감귤류처럼 쉽게 산화가 되어 변질되기 때문에 그 점을 분명히 알고 시일이 6주 이상 경과된 것은 항박테리아 작용이 없는 것으로 판단해야 한다.

 8% 농도의 향유는 피부에 뚜렷한 부작용을 일으키지 않지만 때로는 과민성피부인 사람에게 피부염을 일으킨다는 것이 알려져 있고 다른 감귤류와 마찬가지로 광과민성이 있기 때문에 역시 피부에 전체적으로 도포하는 것은 금기시되어 있다. 또한 6개월 이상 지난 것은 사용하지 않는 것이 좋다.

 공기 발향제로 오렌지는 매우 효과적인 것이며 클로브, 블랙페퍼, 진저 등의 향과 잘 배합된다. 진정 효과가 있으며 우울증이 있을 때 기분을 상승시켜 준다. 목욕법에도 쓰일 수 있으나, 심신을 진정시키는 데는 오렌지보다 만다린이 더욱 효과적이다. 오렌지는 광과민성 때문에 전신 마사지에는 사용하지 않는 것이 좋겠으나, 일시적으로 우울증이나 불안증이 있을 때 기분을 상승시키기 위해서 간혹 시도해 볼 수는 있겠다.

30. 팔마로사(palmarosa)

 팔마로사는 인도, 시칠리, 인도네시아, 자바, 마다가스카르, 아프리카, 남미에서 대부분이 생산되고 있다. 연한 노랑에서 연한 올리브 색깔을 띠며 향내는 부드럽고 달콤하며 꽃향을 낸다. 역사적으로 팔마로사는 인도의 전통적인 의학에서 쓰여 왔는데 열을 내리거나 소화기 계통의 질환에 쓰여 왔다. 이 팔마로사 향유는 향수 산업이나 미용 산업과 비누, 식품 향료에 빼놓을 수 없는 성분이며, 특히 팔마로사 안에 있는 제라놀이라는 화학 성분이 추출되어 향수 산업에 널리 이용되고 있다.

팔마로사 향유는 항균 작용이 보고된 바 있는데 그것은 제라놀이라는 성분이 들어있기 때문이다. 피부에 8%의 농도로 적용할 때 뚜렷한 부작용이 발견되지 않았으나 팔마로사와 시트로넬라 향유 사이에 교차 반응이 있기 때문에 과민한 피부에서는 더러 알레르기 반응을 일으킬 수 있으므로 주의를 요한다.

공기 발향으로 사용할 경우 부드럽고 젠틀한 향을 내며 긴장을 이완시키고 기분을 신선하게 해준다. 목욕법으로 사용하면 긴장을 이완시키며 마사지로는 피부 질환, 여드름, 헌 데에 사용할 수 있다. 또한 팔미로사는 제라늄 향유와 배합하여 제라늄 향이 더욱 오랫동안 지속될 수 있도록 해준다.

31. 파출리(patchouli)

파출리는 대략 70가지의 종이 있다. 대부분 인도네시아, 필리핀, 수마트라, 시칠리, 마다가스카르, 브라질, 아프리카, 차이나에서 공급된다. 파출리의 잎을 증류하면 약 2%의 향유가 생산된다.

파출리 향유는 매우 점성이 강하며 두꺼운 향유이다. 파출리는 수령이 오래될수록 더욱 짙은 갈색으로 변한다. 향은 나무 냄새나는 향이고 풍부하며 자연스럽고 매우 오래 지속된다. 파출리 향 한 방울이 몇 달 이상 지속되기 때문에 시간이 갈수록 더욱 가치가 높아지는 향유 중 하나이다.

역사적으로 인도에서 파출리는 곤충을 쫓는다거나 신경 질환 치료제로 쓰여 왔다. 말레이시아 지방에서는 곤충으로부터 방어하기 위해서 옷에 파출리 잎을 걸고 다녔다고 한다. 파출리는 항박테리아 작용이 어느 정도 있는 것으로 알려져 있다. 파출리 향유는 다른 향유들과 잘 배합되기 때문에 향수 산업에서 고정제로 쓰이고 있다.

10%의 파출리 향유는 피부에 아무런 부작용도 일으키지 않는 것으로 알려져 있지만, 일부에서는 습진이라든가 피부염이 보고된 바도 있다. 따라서 파출리 향유에 과민한 사람은 투여를 중단해야 한다. 공기 발향으로 사용할 경우 아주 훌륭하여 매우 신비로운 향을 풍기며 정신을 이완시키거나 집중시킨다. 목욕법으로 사용할 경우 긴장을 이완시키고 스트레스 해소에 도움을 준다. 마사지를 통해서 정서 상태를 상승시키는 데 도움을 주고 있으며 불안을 감소시킨다.

파출리 향유 역시 양극 작용이 있는 것으로서 어떤 사람 또는 어떤 상태에서는 정신을 이완시킨다. 이러면 양극 작용은 식물에서 흔히 일어날 수 있는 것이다.

32. 블랙 페퍼(black pepper)

오늘날 대부분의 블랙 페퍼는 재배되고 있으며 인도네시아, 중국, 말레이시아, 인도, 코모로섬, 마다가스카르, 스리랑카, 브라질 등에서 공급되고 있다. 블랙 페퍼는 후추로서 녹색의 덜 익은 열매로부터 생산되며, 그것을 으깨어 증류하여 약 1~3% 정도의 향유를 만든다. 색깔은 투명한 것부터 연한 노란색이 있으며 옅은 푸른색을 띠기도 한다. 증류된 향유는 스파이시하며 따뜻하고 달콤한 느낌을 준다.

 역사적으로 3천 년 전부터 후추는 인도에서 의료적으로 이용되어 왔다. 또한 그리스와 로마에서도 광범위하게 쓰였고 이집트에서도 미이라에 사용되었다는 보고가 있다. 중국에서는 이 블랙 페퍼가 7세기경 민간요법으로 사용되었다는 기록이 있다. 여러 가지 유형으로 민간요법에 쓰여 왔는데 소화기 질환이라든가 위통, 구토, 설사, 이질, 식욕 부진에도 쓰여 왔다. 관절염 치료에도 쓰여 왔으며, 또한 말라리아나 콜레라에도 쓰였다는 기록이 있으며, 인후염이라든가 소화, 천식, 치통에도 쓰였다는 기록이 있다.

 최근의 의학적인 연구로는 블랙 페퍼 향유가 담배를 끊고 나서 금단 증상을 완화시키는 데 도움을 준다고 보고도 있다. 4%의 블랙 페퍼 향유는 피부에 아무런 부작용을 일으키지 않는다. 그러나 사람의 체질에 따라서 습진이나 피부염을 유발한다는 많은 보고도 있으므로 순수한 블랙 페퍼 향유보다 더욱 희석해야 한다.

 공기 발향으로 블랙 페퍼는 다른 향유들과 매우 잘 배합된다. 이 블랙 페퍼 향유는 정신 각성제로 작용하며, 또한 소화기 계통의 효소 분비를 촉진시킨다. 따라서 만성적이고 반복된 질병의 회복에 도움이 된다. 증기 흡입법으로 사용하면 기관지염이라든가 코의 질환을 낫게 하고 회복하는데 도움을 주며 거담 작용 역시 갖고 있으므로 콧물이라든가 축농증에 도움을 줄 수 있다. 목욕법으로는 피부에 자극을 줄 수 있어서 썩 권할 바는 못 되나 소량, 즉 2~3방울을 다른 향유와 배합하여 사용할 수도 있다. 블랙 페퍼를 마사지에 사용하면 몸을 따뜻하게 하고 부드럽게 하는 작용이 있으므로 근육통이나 관절통에 효과를 볼 수 있으나 전신 도포 마사지는 역시 하지 않는 것이 좋겠다. 블랙 페퍼를 국소에 문지를 경우 국소 혈류를 증가시킨다는 보고가 있다.

33. 페퍼민트(peppermint)

 박하는 스많은 변종들이 있는데 그 중에서 인간이 쓸 수 있는 민트는 페퍼민트 이외에 몇 가지가 있다. 미국과 중국에서 대부분의 민트를 생산하고 있다. 페퍼민트는 민트 중에서 주성분인 멘톨 성분이 가장 높은 비율로 들어 있는 것이기 때문에 민트 계열에서 주로 의료적으로 이용된다. 페퍼민트의 잎이라든가 꽃은 증류되어서 약 1%의 향유가 생산된다. 이 향유는 맑거나 연한 노란색을 띠며 연한 녹색을 띠기도 한다. 향은 누구나 기억할 수 있을 정도로 대중적이고 독특하고 신선하고 상쾌한 민트향이 난다.

 역사적으로 수천 년 동안 여러 가지 위장병이나 소화기 계통에 쓰여 왔으며, 식욕 부진, 구토, 멀미, 식중독, 대장염, 설사 등에 쓰여 왔으며, 두통, 치통, 신경성 질환, 복통에도 쓰여 왔다. 의학적으로 페퍼민트 향유는 약리적인 산업에 많이 이용돼 왔다. 이러한 페퍼민트 향유는 피곤함을 줄이고 정신을 맑게 하는 것으로 알려져 있다. 피부에 자극을 주기가 쉽기 때문에 피부에 적용할 때는 1% 이하의 저농도로 희석하여 적용해야 하며, 그마저도 웬만하면 적용하지 않는 것이 원칙으로 되어 있다.

페퍼민트 향유는 사람의 눈에 들어가면 매우 고통스러운 통증을 주기 때문에 대단히 주의를 요하며 아이들의 손길이 닿지 않는 곳에서 보관해야 한다. 만약 페퍼민트 향유가 눈에 잘못해서 들어갔을 경우 우유를 부어서 잘 닦아낸 후 다시 냉수로 세척해야 한다.

　공기 발향으로 페퍼민트는 피곤한 정신을 맑고 상쾌하게 해주기 때문에 정신 집중을 요하는 일을 할 때 긴요하게 쓰일 수 있다. 즉 의사의 진료, 운전, 학생의 공부, 또는 작품을 만든다거나 컴퓨터 작업을 한다든가 할 때 유용하게 쓰일 수 있다. 그러나 지나치게 많이 흡입할 경우 오히려 정신을 멍하게 하고 불안하게 할 수도 있으니 적당량을 사용해야 한다. 증기 흡입법으로 페퍼민트 향은 콧물이 날 때라든가 축농증, 기관지염 같은 데 뚜렷한 효과가 있다. 목욕법으로는 사람의 피부에 자극을 주기 때문에 직접 욕조에 투여하는 것은 바람직하지 않다. 우유라든가 다른 식물유에 희석을 해서 사용하는 것이 좋겠다. 마사지법으로 페퍼민트 향유는 그다지 권해지는 것이 아니다. 왜냐하면 피부에 심한 자극을 줄 수 있기 때문이다. 그러나 국소적인 화상을 입었다거나 통증이 있을 때 한 두 방울의 페퍼민트 향을 적용하는 것은 치유에 도움이 된다.

34. 로즈마리(rosemary)

　로즈마리도 역시 많은 변종이 있다. 지중해 지방이 원산지이며 알제리, 프랑스, 그리스, 이탈리아, 모로코, 스페인, 튀니지, 터키 등에서 주로 자란다. 로즈마리를 증류해서 1%의 향유를 만들게 된다. 색깔은 무색 투명으로부터 약간 노란색을 띠기도 한다.

　로즈마리는 어원상 '바다의 이슬'이라는 뜻으로서, 역사적으로 그리스와 로마 시대로부터 약초로 쓰여 왔던 역사가 깊은 식물이다. 이미 고대 그리스 사람들은 정신을 각성시키는 효과가 있다고 알고 있었으며 그러한 효과는 현대에도 이용되고 있다. 또한 그리스 시대에 로즈마리는 기억력을 강화시키고 두뇌에 활력을 준다고 알려져 있었으며 심장을 강하게 하는 것으로 알려져 있었다.

　의학적으로 로즈마리가 내장 근육의 긴장을 풀어준다는 보고도 있다. 또한 항박테리아 효과도 있어서 기침이라든가 기관지염, 축농증에도 시도해 볼만한 것이다. 이러한 것은 많은 현대적인 실험, 연구에 의해서 입증된 것이다. 로즈마리 10%의 용액은 정상적인 피부에 부작용을 일으키지 않는 것으로 되어있다. 그러나 일부 과민 반응이 있는 사람들이 있으므로 사용 시 조심해야 한다.

　공기 발향으로 이용하면 정신을 각성시킨다. 또한 증기 흡입법으로 로즈마리는 기관지염이나 기침, 감기, 콧물 등에 효과가 있다. 목욕법으로 이용하면 정신을 상승시키며 로즈마리 몇 방울은 마음을 새롭게 충전시킨다. 마사지법으로 로즈마리는 딱딱한 관절이라든가 류머티스에 이상적인 마사지 오일이다. 또한 국소의 혈류를 증가시키는 작용이 있다. 로즈마리는 가벼운 우울증이나 신경 쇠약, 신경 피로를 치료해 주는 효과가 있으며, 생리 전 긴장 증후군이나 폐경기 증후군, 산후 우울증에도 시도해 볼 수 있다. 또한 로즈마리는 고대로부터 탈모 방지 및 발모촉진에도 효과가 있는 것으로 많이 쓰여 왔다.

35. 세이지(sage)

세이지 향유는 살비아(salvia)에서 약 0.5~2%의 향유가 증류를 통해서 생산된다. 색깔은 노란색으로부터 좀 더 진한 오렌지색을 띠기도 한다.

역사적으로 세이지는 의료용으로 많이 쓰여 왔으며 식품 향료나 주류 향료에도 쓰여 왔다. 강력한 거담 및 구풍 작용이 있는 것으로 알려져 있다. 또한 의학적인 연구에 있어 항진균 및 항박테리아 작용이 있는 것으로 밝혀져 있다. 과거에 여성 호르몬과 구조가 비슷하다고 하여 폐경기 질환에 쓰이기도 했으나 현재 뚜렷한 임상적인 효과가 입증된 것은 아니다. 식품 가운데 케이크라든가 과자의 향료로도 많이 쓰이고 있다.

과거에 세이지는 독성이 있는 것으로 알려져서 한때 사용이 금지되었으나 실제로 현대에 와서는 독성이 미미한 것으로 밝혀져 다시 사용이 증가하고 있다.

피부에 8%의 세이지는 아무런 부작용을 일으키지 않는다. 세이지 향유는 유칼립투스 향의 대용으로 쓰일 수 있으며, 정신 및 신체 쇠약에 자극제로 사용될 수 있다.

증기 흡입법으로 사용하면 기관지염이나 감기, 목이 막힌데, 만성 콧물에 좋다. 역시 호흡기 질환 또는 만성 콧물에 목욕법으로 쓰일 수 있다. 근육통이라든지 근육이 경직된 곳에 마사지로서 사용될 수 있으며, 신경을 자극시키는 데 쓰일 수도 있고 식욕을 촉진시키는 데 이용할 수도 있다. 그러나 전신적인 도포 마사지는 자극을 줄 수 있으므로 바람직하지 않다.

36. 스피아민트(spearmint)

이 식물은 민트류의 한 가지로 지중해가 원산지이며 지금은 세계 각지에서 자라고 있다. 북아메리카, 스페인, 이탈리아, 동유럽 및 중국에서 주로 생산되고 있다. 증류 시 약 1%의 향유를 생산하며 색깔은 약간 녹색으로부터 노란색을 띠기도 한다. 향은 독특한 민트향이며 신선하고 달콤하고 강력한 남새를 풍긴다. 역사적으로 스피아민트 및 다른 민트들은 전통 의학에 많이 쓰여 왔으며 또한 식품에도 많이 이용되어 왔다.

대부분의 민트들과 마찬가지로 스피아민트 역시 소화기 계통을 안정시키고 소화기 계통 질환의 치료에 쓰여 왔으며, 소화를 촉진시키고 구토나 메스꺼움을 억제하는 데도 쓰여 왔으며 정신을 상승시키는 데 쓰여 왔다. 의료적으로 많은 연구가 되어 있는 것은 아니지만 페퍼민트의 성질과 비슷하다고 할 수 있다.

4%의 스피아민트 오일은 피부에 부작용을 일으키지 않는다. 그러나 다른 민트류와 마찬가지로 피부에 자극을 줄 수 있으니 주의를 해야겠다. 역시 다른 민트류와 마찬가지로 눈에 들어가면 강력한 통증을 유발하므로 주의를 요한다. 만약에 눈에 이 오일이 들어갔을 경우 우유로 눈을 닦아내고 다시 찬물로 세척을 해야 된다.

공기 발향으로 이용하면 정신 각성제로서 훌륭한 것이며 주의 집중을 돕는다. 또한 스트레스와 연관된 두통을 완화시킨다. 이것은 페퍼민트보다 덜 자극적이기 때문에 페퍼민트보다 공기발향으로 더 적당하다. 또한 여행 중에 아이들에게 생기는 멀미에도 도움을 줄 수 있다. 스피아민트의 농도가 너무 진하면 눈에 염증이 생길 수 있으므로 잦은 환기를 요한다. 증기 흡입법으로 스피아민트는 생리통을 완화시킬 수 있으며 기침이나 기관지염의 치료에도 도움을 줄 수 있다. 목욕법으로는 다른 민트류와 마찬가지로 피부에 자극을 주기 때문에 한 방울이나 두 방울 정도의 극소량을 사용하는 것이 좋겠으며, 정기적으로 목욕법을 사용하는 것은 권할 바가 못 된다. 정신을 각성시키기 위해 마사지법을 사용할 수 있는데 1% 이하로 희석을 하는 것이 바람직하다. 전신적인 도포 마사지는 피하는 것이 좋으나 두통이라든가 구토증, 축농증, 신경통 등에 국소 마사지로 이용할 수는 있다.

37. 페티그레인(petigrain)

페티그레인은 오렌지 식물의 잎에서 증류하여 추출한 것이다. 대부분의 페티그레인 향유는 남부 유럽, 북부 아프리카, 서부 아프리카, 파라과이, 남아메리카 및 이스라엘 지방에서 생산되고 있으며, 증류 시 약 1.7%의 향유가 생산된다.

엷은 노란색에서 진노란색 또는 올리브 갈색의 색조를 띠기도 한다. 향은 신선하고 나무향과 꽃향이 섞인 듯한 냄새가 나며 라벤더와 비슷한 냄새가 느껴질 때도 있다. 역사적으로 오렌지 식물의 잎은 위장 계통에 경련이 있을 때 진경제로 쓰여 왔다. 또한 이 페티그레인 향유는 오렌지 꽃으로부터 추출한 네롤리 향유와 마찬가지로 교감 신경계를 완화시켜서 안정 작용 및 진경 작용을 하는 것으로 알려져 있다. 또한 우울증 치료 및 신경 안정에도 많이 쓰여 왔다. 그러한 작용은 라벤더 향유와 매우 비슷하다. 왜냐하면 라벤더 향유와 같은 리날릴 아세테이트(linalyl acetate) 성분이 공유되어 있기 때문이다. 따라서 라벤더 향유의 향에 호감을 갖지 못한 사람에게는 페티그레인 향유를 권하는 것이 더 효과적일 수 있다. 또한 페티그레인 향유는 주로 향수 산업이라든가 비누, 미용 산업에도 널리 이용되고 있다.

페티그레인에 있는 리날룰(linalool) 또는 리날릴 아세테이트는 강력한 안정 작용 및 항균 작용, 항진균 작용이 있는 것으로 알려져 있다. 8%의 페티그레인 향유는 정상적인 피부에 부작용을 일으키지 않는 것으로 알려져 있으나 드물게 체질에 따라서 자극을 주거나 광과민성이 일어나기도 한다.

페티그레인은 공기 발향으로 다른 많은 향유들과 잘 섞인다. 특히 불면증이 문제가 될 때 유용하게 쓰일 수 있다. 목욕법으로 이용하면 긴장을 이완시키며 주로 기분을 상승시키는 작용을 할 수 있다. 네롤리와 비슷하지만 값이 저렴하기 때문에 네롤리 대용으로 쓸 수도 있으며, 지성 피부를 치료하는 데도 효과가 있다. 마사지법으로 아주 유용하게 쓰일 수 있으며, 전신 마사지를 이용하여 불안이나 불면증, 신경 쇠약에 많은 도움을 줄 수도 있다. 또한 천식이나 신경성 두통에도 도움을 줄 수 있다.

38. 파인(pine, 솔)

 솔향은 세계 각국에서 다 생산되며 특히 러시아, 시베리아, 발트 국가들과 유럽에서 생산되고 있다. 이 솔잎 향유는 잎에서부터 주로 생산되고 있다. 그 향은 누구나 시원하게 느낄 수 있을 정도로 상쾌한 느낌을 갖고 있다.

 역사적으로 가장 오랜 원시 시대부터 인류는 솔향을 사용해 왔다. 또한 솔의 변종들의 어떤 씨 같은 것은 식량으로도 쓰여 왔으며, 열매는 식품 향료로 쓰이기도 했다. 솔의 추출물은 전통 의학의 여러 범위에서 치료용으로 쓰여 왔다. 예를 들면 코나 기관지질환, 근육이나 관절염, 류머티스, 또 정신을 맑게 하는 데 사용되어 왔으며 여러 가지 전신 쇠약증을 회복하는 데도 쓰여 왔다. 의학적으로 솔은 항균 작용이 있으며, 또한 거담 작용도 강력한 것으로 알려져 있다.

 12%의 용액으로는 정상적인 피부에 아무런 부작용을 일으키지 않는다. 그러나 드물게 체질에 따라서 피부염이나 습진을 일으키는 알레르기 반응을 나타낼 수도 있다. 시일이 경과되어 오라된 솔향은 더 피부에 과민반응을 일으킬 수 있다.

 공기 발향으로 솔향은 아주 놀랍도록 상쾌한 느낌을 주며 정신 상승 작용을 한다. 또한 코와 기관지 질환의 치료에 효과가 있으며 호흡에도 도움이 된다. 목이 막히거나 기침, 기관지염에 증기 흡입법으로 이용하면 매우 효과가 좋다. 목욕법으로 솔향은 하루의 피로를 풀어주고 정신을 상쾌하게 하고 머리를 맑게 한다. 또한 주니퍼향과 같이 릴랙스시키며 근육의 피로를 풀어주고 류머티스에도 좋은 효과를 나타낸다. 마사지법으로 할 때 역시 류머티스에 효과가 있으며 전신적인 통증에도 유효하다. 솔향 역시 일부 사람들에게는 정신의 상승효과를 주고 일부 사람들에게는 정신의 안정 효과를 준다.

39. 장미유(rose otto)

 장미유는 주로 불가리아, 터키, 모로코, 인도, 동유럽 및 중국에서 생산되고 있다. 장미는 증류법으로 뽑아낸 로즈 오토(rose otto)와 솔벤트법으로 뽑아낸 로즈압솔루트(absolute)가 있는데 이 두 가지 향유가 보편화되어 있다. 로즈 오토는 주로 아로마 치료용으로 쓰이며, 솔벤트법으로 뽑아낸 로즈 압솔루트는 주로 향수 산업에서 사용되고 있다.

 로즈 압솔루트는 갈색으로부터 녹색을 띠며, 로즈 오토는 노란색에서 연갈색을 띠기도 한다. 로즈 압솔루트에서 오히려 더 자연 상태의 장미향이 느껴지기도 하는데, 이것은 로즈오토는 증류법으로 가열하는 것이고 로즈 압솔루트는 실온에서 솔벤트로 뽑아내기 때문에 자연향이 좀 더 살아 있다고 볼 수 있기 때문이다. 그러나 로즈 압솔루트에는 솔벤트가 미량이라도 잔존해 있기 때문에 치료용으로는 역시 로즈 오토가 더욱 안전하다고 하겠다. 로즈 오토 오일은 15°C 이하의 저온에서는 젤 상태의 반고체화된다. 로즈 오토 오일 성분에 스테아로푸텐이라는 성분이 고도로 함유되어 있기 때문이다.

역사적으로 장미유는 의학에서 오래 전부터 쓰여 왔으며 또한 미용 목적으로 고대로부터 쓰여 왔다. 의학적으로 장미유의 한 가지 성분인 파네졸(farnesol)은 피부에 세균의 번식을 억제하기 때문에 피부 미용 치료제로서 매우 효과적으로 쓰여 왔다. 즉 박테리아의 번식으로 땀을 분비시키는 모공이 망가져서 땀 분비가 안 되는 피부의 경우 장미유는 치료 효과가 대단히 위력적일 수 있다. 장미유에 있는 시트로넬롤(citronellol)이라는 성분은 여러 박테리아에 대해서 항균 작용을 갖고 있다. 또한 장미유는 사람의 정신에 긴장 이완 효과를 주는 동시에 집중력을 높이기도 한다.

2%의 장미유는 정상적인 피부에 특별한 부작용을 일으키는 것으로 되어 있지는 않다. 그러나 솔벤트로 뽑아낸 로즈 압솔루트는 피부에 자극을 줄 수 있고 광과민성을 일으킬 수도 있으니 주의를 요한다.

공기 발향법에 의한 장미유의 향은 매우 환상적이며 정신을 릴랙스시킨다. 증기 흡입법으로 코나 감기에 효과를 볼 수 있으며, 스트레스 질환에 위력을 발휘한다. 목욕법으로 매우 놀라운 릴랙싱 효과가 있지만 가격이 비싸 사치스럽다는 비판을 받을 수 있다. 하루의 피로를 깨끗이 풀어주는 효과가 있으며 잔향 효과가 매우 길어 며칠간 계속 몸에서 향이 날 수도 있다. 마사지법으로 장미유는 이상적인 것이며 스트레스 이완에 매우 효과적이다. 또한 감정을 이완시키며 자유로운 생각을 가능하게 해주며 상상력을 다양하게 한다. 불안증을 완화하고 생리 전 긴장 증후군, 폐경기 증후군에도 효과적이며, 불면증, 두통에도 효력을 발휘할 수 있다. 또한 신경성 질환이라든가 우울증 치료에도 도움을 되며 알레르기나 과민성 피부에도 효과가 있다.

40. 티 트리(tea tree)

티 트리는 약 150가지의 변종이 있다. 주로 호주, 뉴질랜드, 북아메리카 등에서 생산되며, 잎을 증류해서 약 1.5~3%의 향유를 생산한다.

티 트리는 역사적으로 인플루엔자 같은 바이러스 감염증, 상처 또는 피부의 염증 질환, 곰팡이 질환에 주로 사용되어 왔다. 이 향유는 주로 호주에서 수세기 동안에 걸쳐서 사용되어 왔으며, 또한 호주에서 금세기 초부터 무좀이라든가 피부의 물집, 헤르페스 질환, 피부 궤양, 피부의 농가진, 인후염, 벌레 물린 데, 여드름, 과민성 피부, 소양증, 경도의 화상, 근육통 등과 같은 질환에 광범위하게 쓰여 왔다. 현재에도 많은 제약 산업에서 주성분으로 이용되고 있다.

의학적으로 티 트리 향유는 다른 향유보다 더 과학적이고 실험적으로 연구된 결과가 나와 있다. 여드름에 티 트리 향유를 써서 124명의 환자를 치료했더니 상당히 높은 비율의 환자에게 호전이 있었다는 기록이 있다. 또한 무좀을 치료하는 데도 효과적인 것으로 기록되어 있다. 연구 결과 트리코모나스 지염에 있어서도 효과가 있는 것으로 나와 있으며, 현대의 다른 약물보다도 더 효과가 우수한 것으로 결과가 나온 논문이 있다.

티 트리는 1%의 용액으로 피부에 적용 시 아무런 부작용도 나타나지 않는다. 그러나 외상이라든가 습진과 같은 손상된 부분에는 적용하지 않도록 해야 한다. 공기 흡입법으로 적용할 경우 티 트리는 유칼립투스와 같은 조건으로 생각하면 되고, 그렇게 공기 발향으로는 썩 적당한 향이 아니다. 그러나 손수건이나 티슈에 묻혀서 코에다 약 5분 정도 대는 건식 흡입법으로 감기라든가 콧물, 기관지염에 유용하게 쓰일 수도 있으며, 증기 흡입법으로 호흡기 질환이라든지 얼굴의 염증에 유용하게 쓰일 수 있다. 목욕법으로 티 트리는 위에서 말한 증상들을 완화하는 데 도움을 줄 수 있다. 마사지법을 이용한 전신 마사지는 자극을 주기 때문에 적당치 않지만 국소적으로 염증이라든지 항균 작용을 위해서는 쓰일 수 있다. 또한 가벼운 화상 치료에 쓰일 수 있다. 티 트리는 카에푸트(cajeput)라든가 카모마일, 히솝, 프란킨센스와 잘 배합된다.

41. 타임(thyme)

타임 향유는 스페인, 모로코, 러시아, 중국, 발칸 반도에서 생산되고 있다. 증류를 하면 0.5~2%의 향유가 생산된다. 타임 중에서 레드 타임과 화이트 타임이 주로 사용되고 있다. 레드 타임은 오렌지에서 갈색 색조를 띠며 풀 냄새가 더 나고 화이트 타임은 증류를 두 번 한 것이기 때문에 풀 냄새가 덜 나며 색깔은 더 맑다.

역사적으로 타임 식물 자체가 수천 년 동안 전통 의학에서 쓰여 왔지만, 타임의 에센셜 오일의 자체 효능이 타임 식물과 동일시될 수는 없다. 수천 년 동안 이어져온 것은 타임 식물 자체이고 타임으로부터 추출된 에센셜 오일도 그렇다는 것은 다른 문제이다.

타임 향유의 주된 성분은 타이몰(thymol)과 카바크롤(carvac-rol)이며, 제약업계에서 이미 많이 이용되어 왔다. 구강 청정 성분, 크림, 연고, 샴푸, 비누에 쓰여 온 게 그 증거다. 또한 기침이나 거담제에 필수 성분으로도 이용되어 왔다. 살균 작용이 강해서 요도 감염이라든지 기관지염의 치료용으로 쓰여 오기도 했다. 타임 향유는 강력한 항균 작용이 있는 것으로 밝혀졌다.

8%의 향유를 정상적인 피부에 도포했을 때 부작용은 발견되지 않았다. 그러나 일부에서 피부염이라든가 심한 자극성 반응이 있는 것이 발견되었다. 따라서 타임 향유는 사용 전에 다른 향유보다 더욱 농도를 희석해서 사용해야 한다.

공기 발향으로 이용 시 향이 즐거운 것이 아니지만 항박테리아 효과가 강하기 때문에 다른 향과 배합하여 유용하게 쓰일 수 있다. 레몬그라스나 샌달우드와 배합하여 공기 발향을 하면 된다. 타임 향유는 증기 흡입법으로 이용하면 기관지염이나 인후염, 기침, 콧물 등에 효과적으로 쓰일 수 있다. 목욕법으로 타임 향유를 이용하면 피부에 자극을 주기 때문에 권해지지는 않는다. 그러나 한두 방울을 일시적으로 가끔 쓴다면 항박테리아 작용을 기대하면서 피부의 염증 제거에 도움을 줄 수가 있지만, 눈에 들어가지 않도록 대단한 주의를 요한다. 마사지법으로 이용할 때 타임 향유는 다른 향유보다 더욱 희석해야 하며 근육통이나 관절통을 완화하는 데 도움을 줄 수 있다. 또는 정신 쇠약이나 우울증을 향상시키는 데 도움을 주기도 한다. 무좀을 치료할 때 티

트리 향유가 도움이 되지 않을 경우 타임 향유 두세 방울을 식물유에 섞어서 환부에 문지르면 때로는 난치성 진균증을 치료 할 수 있다.

42. 일랑일랑(ylangylang)

 일랑일랑 향유는 필리핀의 '일랑일랑'에서 유래된 말로, '매달려 있다.' 또는 '떨린다'는 뜻이다. 이것은 꽃이 밑으로 주렁주렁 매달려 있기 때문에 유래된 말이다. 이 일랑일랑은 필리핀이 원산지이며, 마다가스카르, 인도양 제도의 국가들로 소개되었다.

 일랑일랑은 노란 색조를 띠며 증류 온도와 시간에 따라서 여러 가지 등급으로 나눌 수 있다. 가장 좋은 등급을 엑스트라 타입이라고 부르는데, 그것은 증류 시에 저온에서 최초로 나오는 것이다. 그 이후의 순서에 따라 퍼스트, 세컨드, 서드로 나눈다. 따라서 서드 등급이 가장 낮은 등급이다. 가장 낮은 등급은 아로마 치료용으로는 적당치 않다. 또한 모든 등급이 섞여 있는 경우를 일랑일랑 컴플리트 타입이라고 부르기도 한다.

 역사적으로 볼 때 일랑일랑은 잘 기록되어 있지 않다. 일랑일랑 향유는 향수 산업이라든가 미용 산업에 널리 이용되어 왔다. 의학적으로 일랑일랑의 효과에 대해서 기록된 것은 없다.

그러나 아로마 치료사들에 의해서 경험적으로 스트레스와 연관된 질환에 일랑일랑이 수십 년 동안 실제로 사용되어 왔다.

 10%의 향유는 피부에 아무런 부작용도 일으키지 않는다. 그러나 과민 반응이 있는 경우에는 피부에 습진이나 부작용을 일으키는 것으로 알려져 있다. 일랑일랑에 대한 알레르기는 특히 극동 지방의 사람들에 많이 나타났다. 향을 맡게 하면 머리가 아프다거나 메스껍다는 호소를 하는 사람들도 때로 있으니 이런 사람들에게는 투여하지 않는 것이 바람직하다.

 공기 발향에 사용할 경우 소량만 사용하는 것이 좋다. 어떤 사람에게는 일랑일랑의 향이 썩 좋게 느껴지지 않기 때문이다.

 이 향유는 스트레스를 완화하기 위해 마사지법으로 널리 쓰여 왔으며 우울증, 불안증, 정신 산만증 등에도 널리 쓰여 왔다. 혈압을 낮추는 데도 쓰여 왔으며 부정맥 치료에도 쓰여 왔다. 또한 남성의 발기 부전을 치료하는 데도 명성이 있고, 여성의 불감증 치료에도 이용되어 왔다. 그러나 이런 모든 것들은 스트레스와 관련된 경우에 해당되는 것이다.

 일랑일랑은 향수에도 광범위하게 사용되고 있는데 개인용으로 직접 만들어서 쓸 수도 있다. 5CC의 코코넛 오일에 10바울의 일랑일랑 향유를 배합하면 훌륭한 개인 향수가 될 수 있다.

***기초오일**

　기초 오일은 캐리어 오일(carrier oil) 또는 베지터블 오일(vegetable oil)이라고 불리는 것으로서 식물의 씨를 압착해서 짜낸 것이다. 이것은 향유를 희석하는 데 쓰이기 때문에 향유를 운반하는 뜻에서 캐리어 오일이라고 부르며 성분을 식물로부터 짜내기 때문에 식물유라고도 한다.

　베이스 오일, 즉 기초 오일은 대부분 그렇게 뚜렷한 냄새를 갖고 있지 않으며, 냄새가 있더라도 그 냄새는 기초 오일로서 좋은 것은 아니다. 왜냐하면 기초 오일은 향유를 희석하는 것이기 때문에 기초 오일 자체에 냄새가 있다면 다른 향유의 효과에 영향을 미쳐서 좋지 않다. 이러한 기초 오일은 그 자체가 치료 목적을 가지고 있을 뿐만 아니라 훌륭한 영양분이기도 하다. 주로 피부에 국소 도포 또는 전신 마사지할 때 사용되며 이러한 기초 오일에 1~3%의 향유를 섞어서 향기 치료를 하게 된다.

그러면 기초 오일의 종류를 알아보자.

1) 아몬드 오일(almond Oil)
아몬드 유는 로마 시대부터 피부 관리에 유용하게 쓰여 왔으며, 이 오일은 영양분이 매우 많고 불포화 지방산이 많으며 미네랄이 풍부하다. 피부에 촉촉하게 스며드는 작용으로 거칠거나 건조한 피부에 영양분을 준다. 특히 튼살이나 기저귀로 인한 땀띠나 가려움증 같은 데 효과적이다.

2) 살구씨 오일(apricot kemel oil)
살구씨 오일은 불포화 지방산이 고농도로 들어있고 피부에 쉽게 흡수되어 피부를 부드럽게 하고 윤기와 탄력을 준다. 피부의 건조를 막아주기 때문에 얼굴 마사지용으로 탁월하며 민감한 피부를 가진 어린 아이에게도 좋다. 또한 살구씨 오일은 나이가 들어서 탄력이 없어진 피부나 민감성 피부에 사용하면 좋다.

3) 아보카도 오일(avocado oil)
아보카도 나무는 남미에서 처음으로 발견되었다. 비타민 A, D, 레시틴, 칼륨 등이 풍부하고 전통적으로 피부 관리에 많이 쓰이는 오일이며 부드러운 땅콩 냄새가 난다. 이 아보카도 오일은 농도가 짙으며 피부에 깊이 스며든다. 이 아보카도는 노화한 피부에 수분을 유지해 주고 건조한 날씨에 피부의 건조를 방지해 준다.

4) 달맞이유(evening primrose oil)

아메리칸 인디언의 민간요법에서 사용되기 시작했으며 이 오일은 불포화 지방산이 풍부하고 특히 감마 리놀릭산이 풍부하다. 따라서 우리 몸의 사화를 방지해 주며 여러 가지 프로스타글랜디(prostaglandin)같은 효소의 활성과 관련이 있다. 이 달맞이유는 콜레스테롤을 억제하고 또한 알레르기 체질을 바꾸는 효과가 있는 것으로 알려져 있다. 달맞이유는 류머티스나 생리 전 긴장 증후군, 건선, 습진 같은 질환에도 그 자체로서 뛰어난 효과를 보이고 있다.

5) 호호바유(jojova)

호호바유 역시 아메리칸 인디언이 사용하기 시작한 것으로서 피부의 수분을 자연스럽게 유지시켜주는 좋은 기름이다. 쉽게 산화되지 않으며 박테리아에도 저항력이 강하다. 호호바유는 건성, 지성, 중성의 모든 피부 형태에 적용될 수 있다. 또한 전신 도포 마사지의 기초 오일로서 각광을 받고 있다.

6) 맥아유(wheat grem oil)

맥아유는 풍부한 비타민과 미네랄이 함유되어 있으며 특히 천연 토코페롤이 풍부하여 아로마 치료를 할 때 다른 기초 오일에 약 5% 정도를 첨가하면 산화를 방지하여 오랫동안 보존할 수 있다. 그러나 비릿한 냄새 때문에 그렇게 선호하여 사용되는 편은 아니다.

7) 그레이프시드 오일(grapessed Oil)

비타민, 미네랄, 철분이 풍부하며 모든 종류의 피부에 사용할 수 있는 부드러운 오일이다

8) 코코넛유(coconut Oil)

모든 피부 타입에 적절하며 모든 향유를 잘 용해시켜 아로마 치료에 아주 좋은 기초 오일이다. 점성이 약하여 매우 부드러우며 모든 사람에게 거부감 없이 적용될 수 있다.

9) 올리브유(olive Oil)

과거에는 올리브유가 많이 쓰였으나 점성이 너무 강하여 최근에는 많이 쓰이지 않는다. 지성 피부에는 적당치 않으며 튼살과 심한 건성 피부에 기초유로서 사용될 수 있다.

10) 알로에 베라(aloe Vera)

알로에 베라는 점성이 아주 약하기 때문에 지성 피부에 적당하다. 그러나 향유를 충분히 용해시키지 못하기 때문에 사용할 때마다 흔들어 주어야 하는 불편함도 있다. 그러나 알로에 베라 자체로도 피부에 훌륭한 치료제가 될 수 있다.

11) 참기름(sesame)

참기름 역시 향기 치료의 기초 오일로 사용될 수가 있다.

특히 고대 인도의 민간요법으로부터 유용하게 쓰여져 온 기름이다. 그러나 참기름은 독특한 냄새 때문에 아로마 치료에서 흔히 사용되지는 않는다. 우리나라에서 전래적으로 사용하는 참기름은 참깨를 볶아서 짜내기 때문에 특유의 강한 냄새가 난다. 그렇기 때문에 아로마 치료에 적당치 않고, 굳이 아로마 치료의 기초 오일로 사용하려면 외국산을 써야한다.

참고문헌

향기치료의 기적, 지은이 조성준, 펴낸이 金石中, 펴낸곳 도서출판 宇石, 펴낸날 2001, p107~178

부록 2

에센셜 오일의 적용 시 주의사항

에센셜 오일은 자연 성분 그대로 추출된 것이므로 정확한 기준에 따라 적정량을 정확한 용법에 따라 사용할 경우 매우 안전하다. 그러나 과용하거나 오용하는 경우 부작용이 생길 수도 있고, 주의가 필요한 오일이나 아로마테라피에 사용할 수 없는 오일도 있다.

후각이 발달한 반려동물은 에센셜 오일에 예민하게 반응을 할 수 있으므로 강한 농도로 자극적인 오일은 피한다. 반려동물에게 아로마테라피를 적용할 때 사람 역시 영향을 받을 수도 있다. 특히 고양이와 함께 있는 장소에서는 에센셜 오일을 사용하지 않도록 한다.

일반적으로 주의할 사항은 다음과 같다.

1. 아로마테라피에서 주의해야 할 오일

(1) 아로마테라피로 사용이 금지된 오일

아래의 오일은 사용 시 신체 기관, 신경계 등에 손상을 입을 수 있는 독성이 함유되어 있는 오일이므로 에센셜 오일의 형태로는 절대 사용해서는 안 된다.

· 애니시드, 아니카, 비터아몬드, 비터펜넬, 캄포 옐로 & 브라운, 카시아, 시나몬 바크, 드워프파인, 머그워트, 오리가넘, 페니로열, 루, 세이지, 사사프라스, 타라곤, 탄지, 투자, 윈터그린, 웜시드, 웜우드, 사빈, 사보리, 사우던우드, 엘리캠페인, 호스래디시, 머스터드, 칼라무스

(2) 임신 중 조심해야 할 오일

· 통경 오일(emmenagogue oil)

바질, 캐롯시드, 카모마일, 클라리세이지, 펜넬, 프랑킨센스, 라벤더, 마조람, 멜리사, 로즈, 로즈마리

- 이뇨 오일(diuretics oil)
  시더우드, 카모마일, 사이프러스, 펜넬, 제라늄, 그레이프프룻, 주니퍼 베리, 파인, 로즈, 로즈마리, 샌달우드
- 해산 오일(parturients oil)
  클라리 세이지, 멜리샤, 쟈스민, 프랑킨센스. 주니퍼 베리, 멀, 로즈
- 유산 촉진 오일(abortifacient oil)
  머그워트, 파슬리시드, 페니로열, 루, 사사프라스, 사빈, 투자, 탄지, 웜우드
- 자궁 자극 오일(Uterine stimilants oil)
  세이지, 클로브, 프랑킨센스, 쟈스민, 멀, 로즈
- 에스트로겐 오일(oestrogenic oil)
  펜넬, 쟈스민

(3) 뇌전증일 경우 금해야 할 오일
유칼립투스, 펜넬, 히솝, 로즈마리, 세이지

(4) 민감성 피부 또는 피부 알러지가 있는 경우 금해야 할 오일
바질, 블랙페퍼, 클로브, 진저, 레몬, 레몬그라스, 멜리사, 오렌지 스윗, 페퍼민트, 타임, 티트리

(5) 광감성 오일
버가못, 그레이프프룻, 레몬, 라임, 오렌지 스윗, 패출리, 만다린

(6) 고혈압일 경우 금해야 할 오일
히솝, 로즈마리, 세이지, 타임

(7) 저혈압일 경우 금해야 할 오일
라벤더, 멜리사, 일랑일랑, 클라리 세이지, 마조람

(8) 신장관련 질환이 있는 경우 금해야 할 오일

주니퍼 베리

(9) 간질환인 경우 금해야 할 오일

펜넬, 바질, 시나몬, 클로브

(10) 식물성 에스트로겐(Phyto-oestrogens)성분으로 여성암에 금해야 할 오일

펜넬, 애니시드, 세이지, 사이프러스, 안젤리카, 카라웨이, 클라리 세이지

(11) 동종 요법 적용 중에는 금해야 할 오일

페퍼민트, 로즈마리, 블랙페퍼, 유칼립투스

※ 알러지와 패치 테스트 (patch test)

 알러지가 있는 경우 반드시 피부 테스트를 한다. 희석한 에센셜 오일 1방울을 팔꿈치 안쪽이나 귀 뒤쪽에 바르고 24~48시간 정도 피부에 미치는 자극성을 확인한 후 사용한다.

2. 반려동물에게 적용 시 주의해야 할 점

 사람에게 안전하고 긍정적인 효과를 내는 에센셜 오일이 반려동물에게도 반드시 안전한 것은 아니다. 반려동물에게는 피부자극이나 가려움을 유발하기도 하고, 동물에 따라서 화학성분을 분해할 효소가 부족하여 독성으로 작용하기도 하며, 과용하면 치명적인 부작용이 초래되기도 한다. 반려동물에게 아로마테라피를 적용할 때는 안전한 오일을 선택하여 반드시 회석하고, 소량을 단기적으로 사용한다.

(1) 작은 반려동물(아직 어린 동물, 새 등)과 아로마테라피

작은 반려동물은 에센셜 오일을 심신의 치유에 효과적으로 받아들이기 어렵기 때문에 사용하지 않는 것이 좋다. 작은 반려동물에게는 에센셜 오일보다 하이드로졸이 안전하고 더 효과적이라고 알려져 있다. 하이드로졸을 사용할 경우 증상에 따라 최대한 희석하여 사용한다.

(2) 장기간 사용 금지

한 가지 오일을 장기간 사용할 경우 내성이 생기는 등 부작용이 나타날 수 있으므로 최장 3개월 이내로 사용하고 다른 오일로 바꾸는 것이 좋다. 티 트리를 장기간 사용했을 때 반려동물이 균형을 잡지 못하거나 몸놀림이 둔해지고, 우울한 느낌을 보이는 등 부작용이 보고된 바 있고, 사람에게 비교적 안전한 라벤더도 호르몬 교란의 가능성이 우려되므로 주의한다.

(3) 과량 사용

과다 사용할 경우 부작용이 나타날 수 있으므로 적정량을 사용하는 것이 좋다. 안전한 오일로 알려진 라벤더와 티 트리도 희석하지 않은 원액을 다량으로 장기간 사용할 경우 알러지 반응을 유발할 수 있으므로 주의한다.

(4) 고양이에게 사용해서 안 되는 오일

모노터펜이나 페놀 등이 다량 함유된 에센셜 오일의 경우, 고양이의 간은 이들 화학 성분을 분해하고 배출하는 효소가 부족하여 몸에 축척되므로 간 기능 손상, 중독 등 심각한 부작용을 초래할 수 있기 때문에 특히 주의하여야 한다. 필요한 경우 에센셜 오일이 아닌 하이드로졸을 사용하도록 하며 적용하는 동안 반드시 반응을 살핀다.

- 모노터펜 함량이 높은 오일

  레몬, 라임, 오렌지 스윗, 버가못, 파인, 만다린, 그레이프프룻, 탄저린, 스프루스, 퍼 등
- 페놀 함량이 높은 오일

  시나몬, 클로브, 타임, 오레가노, 사보리 등

(5) 임신한 반려동물에게 사용해서는 안 되는 오일

임신한 반려동물에게는 아로마테라피를 가급적 자제하거나 매우 신중하게 적용해야 한다. 바질, 클라리 세이지, 일랑일랑, 시나몬, 타임, 로즈마리 등은 유산 가능성이 있으므로 사용하지 않는다. 특히, 로즈마리는 임신 중 자궁경련을 유발할 수 있기 때문에 사용하지 않는다.

(6) 자극에 민감한 부위

눈, 코 생식기 주위와 점막 등은 자극에 민감한 부위이므로 에센셜 오일이 직접 닿지 않도록 특히 주의한다.

(7) 환경 개선

반려동물에게 아로마테라피 적용 시, 비위생적이거나 소음이 있는 등 부적절한 환경에서는 편안하게 아로마테라피를 적용할 수 없으므로 우선 환경을 개선해야 한다. 심신의 상태가 매우 약한 경우나 심한 흥분, 쇼크, 통증, 공포 등의 상태에서는 피하는 것이 좋다. 이런 경우에는 먼저 수의사의 전문적인 치료를 받아야 한다.

참고문헌

반려동물을 위한 아로마테라피와 약용식물, 저자 최승완·이부균·박종무·안혜진·엄성신, 발행인 이승수, 발행처 도서출판 의학서원, 2018, p22~25

비누화 값

	오일명	가성소다값 (NaOH)	가성가리 값 (KOH)		오일명	가성소다값 (NaOH)	가성가리 값 (KOH)
1	녹차씨오일	0.137	0.192	2	아르간	0.136	0.191
3	님오일	0.139	0.195	4	에뮤	0.1359	0.191
5	달맞이꽃오일	0.135	0.19	6	올리브오일	0.134	0.1876
7	대두유	0.136	0.191	8	올리브엑스트라 버진	0.133	0.188
9	동백오일	0.139	0.195	10	월넛오일	0.135	0.189
11	라놀린	0.076	0.106	12	윗점오일	0.13	0.183
13	라드	0.141	0.198	14	유채유	0.133	0.186
15	로즈힙	0.133	0.187	16	아르간오일	0.136	0.191
17	마카다미아넛오일	0.139	0.195	18	체리씨드오일	0.135	0.19
19	망고버터	0.137	0.192	20	칸데릴라왁스	0.038	0.0534
21	메도품씨드 오일	0.12	0.169	22	커피버터	0.128	0.18
23	면실유	0.138	0.194	24	코코넛오일	0.183	0.257
25	미강유	0.128	0.179	26	코코아오일	0.138	0.194
27	미리스틱산	0.176	0.247	28	쿠쿠이넛오일	0.135	0.189
29	밍크오일	0.14	0.196	30	타조오일	0.135	0.191
31	바바수오일	0.176	0.248	32	팜오일	0.142	0.199
33	보리지오일	0.1357	0.19	34	팜핵오일	0.156	0.2184
35	비즈왁스	0.069	0.9666	36	페닐라오일	0.1369	0.1916
37	살구씨유	0.135	0.189	38	포도씨오일	0.1265	0.177
39	세서미오일	0.134	0.188	40	피넛오일	0.136	0.1904
41	쇼트닝	0.136	0.1904	42	피마자오일	0.1286	0.18
43	스위트아몬드오일	0.136	0.1904	44	해바라기오일	0.134	0.1876
45	스테아르산	0.148	0.208	46	햄프씨드오일	0.1345	0.1883
47	시어버터	0.128	0.179	48	헤이즐넛옹리	0.1356	0.1898
49	아마씨오일	0.135	0.1883	50	호두오일	0.1353	0.191
51	아보카도오일	0.133	0.1862	52	호호바오일	0.069	0.1966
53	바오밥오일	0.143	0.202	54	홍아씨오일	0.136	0.1904

오일과 지방산

지방산의 종류	라우르산	리놀레산	미리스트산	올레인산	팔미트산	리시놀레산	스테아르산	아이오다인 수치
스윗아몬드		8~28%		64~82%	6~8%			93~106
살구씨유		20~34%		58~74%	4~7%			92~108
아보카도		6~18%		36~80%	7~32%		1.5%	80~90
피마자		3~4%		3~4%		90%		82~90
코코아버터		3%		34~36%	25~30%		31~35%	33~42
코코넛	39~54%	1~2%	15~23%	4~11%	6~11%		1~4%	<10
카놀라유		15%		32%	1%			105~120
에뮤		14%	0.4%	50%	21%		9%	75
면실유		52%		18%	13%		13%	80
옥수수유		45~56%		28~37%	12~14%		2~3%	103~130
대마씨유		7~19%		14~39%	4~9%		2~4%	105~115
포도씨유		58~78%		12~28%	5~11%		3~6%	125~142
헤이즐넛		7~11%		65~85%	4~6%		1~4%	90~103
아마씨		57%		13%	6%		2%	166.5
호호바유				10~13%				80~85
쿠쿠이넛		42%		20%	6%			155~175
라드		6%	1%	46%	28%		13%	43~45
마카다미아		1~3%		54~63%	7~10%		2~6%	73~79
망고		1~13%		34~56%	3~18%		26~57%	55~65
올리브		5~15%		63~81%	7~14%		3~5%	79~95
팜		9~11%		38~40%	43~45%		4~5%	45~57
팜 커널	47%		14%	18%	9%			37
동백		1~4%		82~88%	8~10%			
미강유		32~47%		32~38%	13~23%		2~3%	105~115
홍화씨유		70~80%		10~20%	6~7%			86~119
참깨		39~47%		37~42%	8~11%		4~6%	105~115
시어버터		3~8%		40~55%	3~7%		35~45%	55~71
해바라기		70%		16%	7%		4%	119~138
쇠기름		2~3%	3~6%	37~43%	24~32%		20~25%	43~45
윗점		55~60%		13~21%	13~20%		2%	125~135
콩기름		46~53%		21~27%	9~12%		4~6%	124~132
복숭아		15~35%		55~75%	5~8%			108~118

지방산의 특징

	지방산 이름	지방산 특징
1	라우르산 Lauric	단단하고 세정력이 풍성하며 큰 거품을 냄
2	리놀레산 Linoleic	컨디셔닝 효과
3	미리스트산 Myristic	단단하고 세정력이 크고 큰 거품을 냄
4	올렌산 Oleic	컨디셔닝 효과
5	팔미트산 Palmitic	단단하고 지속력 있는 작고 오밀조밀한 거품을 냄
6	리시놀레산 Ricinoleic	컨디셔닝 효과와 지속력 있는 오밀조밀한 거품을 냄
7	스테아르산 Stearic	단단하고 지속되는 오밀조밀한 거품을 냄
8	리놀렌산 Linolenic	유연작용
9	팔미톨렌산 Palmitoleic	유연작용

비누화된 오일 (지방산)의 특

	단단함 (Hard Bar)	세정력 (Cleansing)	풍부한 가벼운거품 (Fluffy Lather)	안정된 무거운거품 (Stable Lather)	피부 조정능력 (Conditioning)	비누화 속도
Almond oil				0	0	
apricot kermel oil				0	0	
Babassu oil	0	0	0			0
Borage oil				0	0	
Calendula oil				0	0	
Canola rapeseed				0	0	
Castor oil				0	0	0
Cocoa butter	0			0	0	0
Cocoa oil	0	0	0			0
Corn oil				0	0	
Cottonseed oil				0	0	
Evening primrose oil				0	0	
Kukui nut oil				0	0	
Hemp seed oil				0	0	
Neem oil				0	0	
Hazelnut oil				0	0	
Macadamia nut oil				0	0	
Jojoba oil				0	0	
Olive oil				0	0	
Palm kernel oil	0	0	0			0
Palm oil	0			0		0
peanut oil				0	0	
Safflower oil(홍화)				0	0	
Wheat germ oil				0	0	
Shea butter	0			0	0	0
Sunflower oil				0	0	
Soybean oil				0	0	
Sesame oil				0	0	
Vegetable shortening (베지터블 쇼트닝, 대두와 면실유로 만든 고체의 식물성 유지)				0	0	

부록 3

알아 두어야 할 용어들

교반 [Agitation, 攪拌] 과 가용화 [Solubilization, 可溶化]

교반 [Agitation, 攪拌]

화장품 프로세스를 설명하다보면 중복해서 많이 쓰이는 언어 중 하나가 '교반'과 '가용화'라는 단어이다. 이론적으로 본다면 교반이라 함은 물리적 또는 화학적 성질이 다른 고체, 액체, 기체 중 2종이상의 물질을 외부적인 기계 즉, 블렌더나 주걱등의 에너지를 이용하여 균일한 혼합 상태를 만들어 내는 것을 말한다. 화장품 제작과정에서는 서로 섞이지 않는 오일류와 워터류를 유화제를 이용해서 에멀젼타입으로 만드는 작업을 교반이라 한다. 이때 안정적인 교반을 위해서 유상층과 수상층의 온도 차이를 두지 않는 것이 좋으며 교반시 적정 온도는 60℃~75℃사이에 이루어지는 것을 권한다. 이때 주의 할 것은 사용한 유화제의 융점에 맞게 온도를 높여 유화제를 다 녹인 후 유상 층과 수상층의 온도차가 생기지 않도록 하여 교반하는 것이 좋다. 또한 기계를 사용해 너무 과속으로 블렌딩을 하거나 손에 힘을 빼고 너무 느린 속도로 교반하는 것은 점성이 풀리거나 흐트러질 수 있으니 반복적인 작업을 통해 교반의 속도감을 익히는 것도 중요하다.

가용화 [Solubilization, 可溶化]

가용화는 물에 녹지 않는 물질을 계면활성제로 투명하게 용해시키는 것을 말하며 화장품 프로세스에서는 주로 스킨, 미스트, 향수등 투명한 제품을 만드는데 이용된다. 이렇게 가용화를 목적으로 사용되는 계면활성제를 가용화제라고 부르며 화장품을 만들 때 주로 사용되는 대표적인 가용화제로는 올리브리퀴드와 솔루블라이저가있다. 솔루블라이저는 올리브리퀴드에 비해 온도에 민감해 솔루블라이저의 특징을 경험하지 못 한 초보들은 엉킴 현상에 놀랄 수도 있어 초보들이 안정적으로 사용하기에는 올리브리퀴드가 좋다.

작업시 주의 할 것은 소량의 오일류 또는 비타민e를 가용화 시킨 뒤 수상 층과 섞어야 소량의 가용화제로 안정적인 제품을 만들어 낼 수 있으며 레시피와 작업 순서를 잘 지켜주어야 수상층과 유상층이 분리되는 현상을 막을 수 있다.

전문가와 함께하는
화장품 원데이클라스

초판 1쇄 인쇄 | 2023년 6월 1일
초판 1쇄 발행 | 2023년 6월 10일

지은이   김현주

펴낸 곳   도서출판 처음
출판신고번호   제 2015-000020호
주소   경기도 고양시 일산서구 일현로 151 101-104
카카오톡 문의   lhmtoday
이메일   mrm97@naver.com

ISBN   979-11-965357-7-3 (13590)

이 책은 저작권법에 따라 보호받는 저작물이므로 무단전재와 무단복제를 금하며
이 책 내용의 전부 또는 일부를 이용하려면 저작권자와 출판사 처음의 서면동의를 받아야 합니다.

잘못된 책을 바꾸어 드립니다. 책값은 뒷 표지에 있습니다.